中国科学院华南植物园
重庆市药物种植研究所

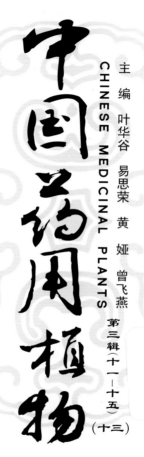

中国药用植物

CHINESE MEDICINAL PLANTS

主 编 叶华谷 易思荣 黄 娅 曾飞燕

第三辑（十一—十五）

（十三）

化学工业出版社

·北京·

本书以图文结合的形式，收录我国野生及栽培的药用植物共200种（包括亚种、变种及变型），主要从植物资源利用的角度，介绍了每种植物的中文名、别名、拉丁名、形态特征、生境、分布、采集加工、性味功能、主治用法等，有些种类还有附方。为了安全起见，在一些有毒植物的性味功能后面标明"有大毒""有毒""有小毒"等字样，提醒读者慎用。

本书可供药物研究、教育、资源开发利用及科普等领域人员参考使用。

图书在版编目（CIP）数据

中国药用植物.十三/叶华谷等主编. — 北京：化学工业出版社，2016.9
ISBN 978-7-122-27416-8

Ⅰ.①中⋯　Ⅱ.①叶⋯　Ⅲ.①药用植物–介绍–中国　Ⅳ.①R282.71

中国版本图书馆CIP数据核字（2016）第141271号

责任编辑：李　丽　　　　　　　　　　　　装帧设计：百彤文化传播
责任校对：宋　玮

出版发行：化学工业出版社（北京市东城区青年湖南街13号　邮政编码 100011）
印　　装：北京方嘉彩色印刷有限责任公司
889mm×1194mm　1/32　印张13　字数220千字　2016年10月北京第1版第1次印刷

购书咨询：010-64518888（传真：010-64519686）　售后服务：010-64518899
网　　址：http://www.cip.com.cn
凡购买本书，如有缺损质量问题，本社销售中心负责调换。

定　　价：79.00元

本书编写人员

主　　编：叶华谷　易思荣　黄　娅　曾飞燕

副 主 编：申明亮　肖　波　全　健　叶育石　郑　珺

编写人员：易思荣　叶华谷　黄　娅　申明亮　肖　波　全　健
　　　　　杨　毅　肖杰易　雷美艳　裴丽容　韩　量　扬天建
　　　　　余中莲　曹厚强　谭秋平　肖　忠　曾飞燕　叶育石
　　　　　郑　珺　金慧英　于　慧　王发国　邓乔华　刘　冰
　　　　　刘　念　吴林芳　李书渊　林汝顺　李巧林　李如良
　　　　　李泽贤　李素英　张　征　张慧晔　杜怡枫　陈海山
　　　　　陈玉笋　陈巧明　陈有卿　林锦锋　林惠蓉　杨科明
　　　　　侯惠婵　秦新生　贾宜军　黄志海　黄均成　黄珊珊
　　　　　符同浩　曹洪麟　曹照忠　曾庆钱　曾宪禹　翟俊文
　　　　　莫结丽　童　毅　袁　艺　付　琳　邹　滨　蔡　冰
　　　　　陈绍成　岳联勤

摄　　影：易思荣　王　斌　叶华谷　叶育石　曾飞燕

本书承

"中国科学院战略生物资源科技支撑体系运行专项（CZBZX-1）、财政部战略生物资源科技支撑运行专项（KSCX2-YW-Z-1004）、植物园国家标准体系建设与评估（Y421051001）、植物园迁地保护植物编目及信息标准化（2009FY120200）"项目资助出版。

重庆市科委基本科研业务费项目（2013CSTC-JBKY-01317）、川渝共建特色生物资源研究与利用重点实验室资助出版。

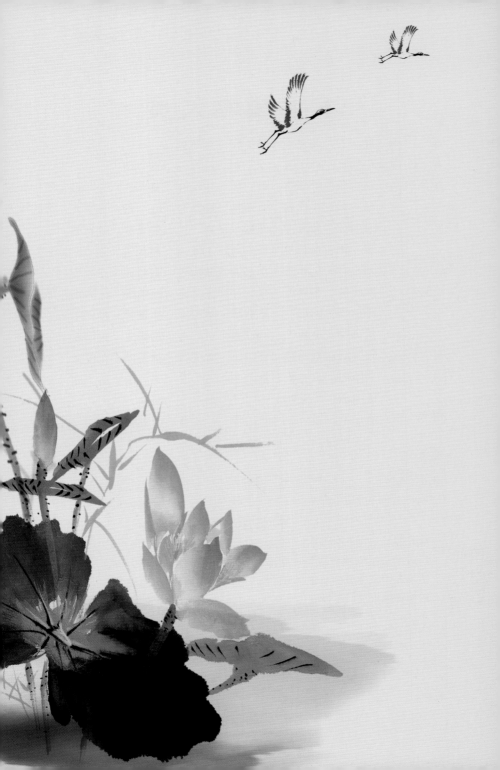

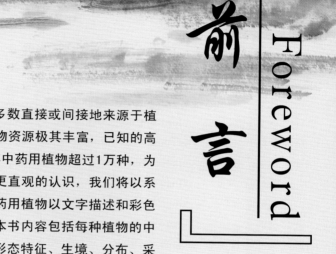

前言 Foreword

　　世界上的药品绝大多数直接或间接地来源于植物。我国地大物博，植物资源极其丰富，已知的高等植物就有3万多种，其中药用植物超过1万种，为了让人们对药用植物有更直观的认识，我们将以系列丛书的形式，把中国药用植物以文字描述和彩色照片的形式陆续出版。本书内容包括每种植物的中文名、别名、拉丁名、形态特征、生境、分布、采集加工、性味功能、主治用法，有些种类还有附方。书后附有中文名索引和拉丁名索引。书中介绍的植物种类以拉丁学名字母顺序排列，共收录我国野生及栽培的药用植物200种（包括亚种、变种和变型）。其中的性味功能与主治用法主要参考《全国中草药汇编》《广东中药志》《华南药用植物》《湖南药物志》和《广西药用植物名录》等。

　　为了避免有些有毒植物因误服或服用过量引起中毒，在该植物的性味功能后面标明"有大毒""有毒""有小毒"等字样，应慎用。

　　本书主要是从植物资源与利用的角度来阐述，可供药物研究、教育、资源开发利用及科普等领域人员参考使用。

目录 Contents

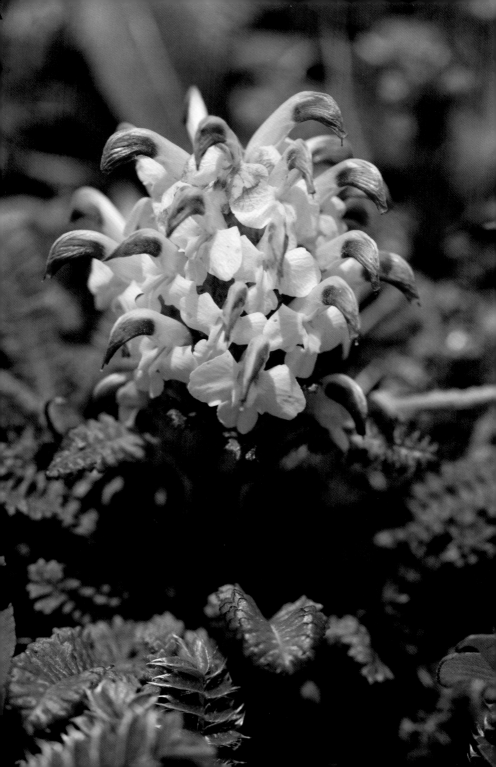

狭叶五加

Acanthopanax wiisonii Harms

【基　　原】来源于五加科五加属狭叶五加**Acanthopanax wiisonii Harms**的树皮入药。

【形态特征】灌木，高2～5 m；幼枝灰紫色，无毛或有微毛，节上常生细长下向直刺，有时节间有刚毛状刺。叶有小叶3～5，叶柄无毛，长0.5～6 cm；小叶片纸质，倒披针形至长圆状倒披针形，长4～5.5 cm，宽0.5～1.6 cm，先端尖，基部狭尖，通常偏斜而微弯，上面疏生短刺，下面无毛。伞形花序单个顶生，直径约4 cm，有花多数；总花梗长1.5～4 cm，无毛；花梗长1～1.7 cm，纤细，无毛；花黄绿色；萼无毛，边缘全缘或有5小齿；花瓣5，三角状卵形，长约1.5 mm；雄蕊5，花丝长约2 mm；子房5室，花柱5，基部合生。果实球形，5棱，直径6～7 mm，宿存花柱长约1.5 mm。花期6～7月；果期9～10月。

【生　　境】生于海拔2700～3600 m的森林下或灌木林下。

【分　　布】西藏、云南和四川。

【采集加工】夏秋季采收，趁鲜剥取茎皮和根皮，切段，晒干。

【性味功能】味辛、苦，性温。祛风湿，强筋骨，益气。

【主治用法】主治风湿关节痛，腰腿酸痛，半身不遂，跌打损伤，水肿等。内服：煎汤，15～30 g。

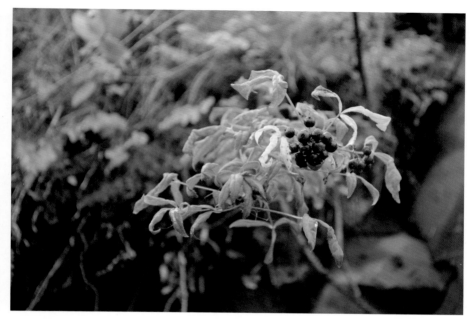

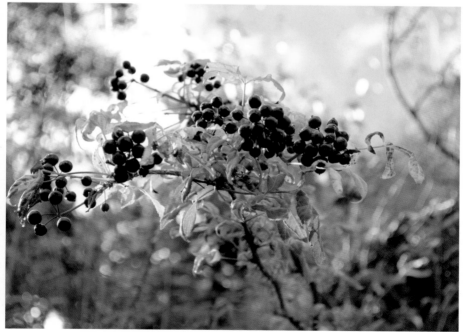

直序乌头

Aconitum richardsonianum Lauener

【基　原】来源于毛茛科乌头属直序乌头**Aconitum richardsonianum Lauener**的根入药。

【形态特征】块根圆柱形，长达10 cm，粗约1 cm。茎高70～120 cm，上部有反曲的短柔毛。茎中部叶具长柄，叶片圆五角形，长宽5～10 cm，三全裂，中央裂片菱状倒卵形，侧裂片斜扇形，比中裂片宽约2倍。花序长达60 cm；轴和花梗密被伸展的黄色短腺毛和少数白色柔毛；下部苞片叶状，上部苞片线形；萼片蓝紫色，外面被黄色短腺毛，上萼片船形或船状盔形，侧萼片长约1.4 cm，下萼片长8 mm；花瓣无毛，爪细，距近球形，长约1.5 mm，唇长约4 mm。花期8～9月；果期10月。

【生　境】生于海拔3100～4600 m的山地草坡或桦木林中。

【分　布】西藏拉萨和林芝一带。

【采集加工】秋季茎叶枯萎时采挖，除去须根及泥沙，干燥。

【性味功能】味苦，性凉，有毒。祛风除湿，温经止痛。

【主治用法】藏医用于治疗咽喉痛，咽喉炎，劳损发烧，肉食中毒，乌头中毒等《藏本草》。

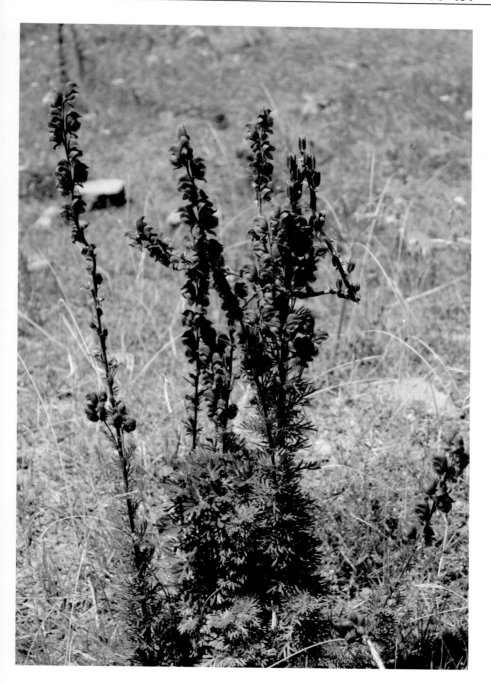

甘青乌头

Aconitum tanguticum（Maxim.）Stapf

【别　　名】雪乌、山附子

【基　　原】来源于毛茛科乌头属甘青乌头**Aconitum tanguticum**（Maxim.）Stapf的根入药。

【形态特征】块根纺锤形或倒圆锥形，长约2 cm。茎高8～50 cm，疏被短柔毛。基生叶7～9枚，圆形或圆肾形，长1.1～3 cm，宽2～6.8 cm，三深裂，裂片互相覆压；叶柄长3.5～14 cm，基部具鞘。茎生叶1～2枚，较小，具短柄。顶生总状花序有3～5花；小苞片卵形至宽线形，长2～2.5 mm；萼片蓝紫色，外面被短柔毛，上萼片船形，宽6～8 mm，长1.4～2.2 cm，侧萼片长1.1～2.1 cm，下萼片宽椭圆形或椭圆状卵形；花瓣无毛，长0.6～1.5 mm，距短而直；花丝疏被毛。蓇葖长约1 cm；种子倒卵形，长2～2.5 mm，具三纵棱，沿棱生狭翅。花期7～8月；果期9～10月。

【生　　境】生于海拔3200～4800 m的山地草坡或沼泽草地。

【分　　布】西藏东部、云南西北部、四川西部、青海东部、甘肃南部及陕西秦岭。

【采集加工】秋季茎叶枯萎时采挖，除去须根及泥沙，干燥。

【性味功能】味苦、辛，性温，有小毒。温中散寒，祛风止痛，散瘀止血。

【主治用法】主治肺炎发热，风寒湿痹，关节疼痛，心腹冷痛，寒疝作痛，麻醉止痛等。

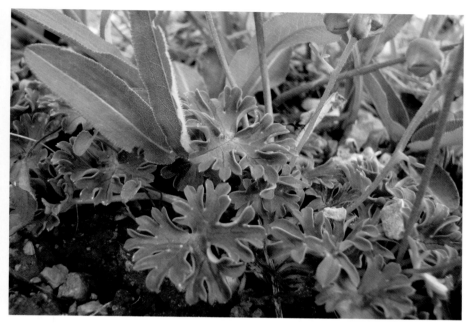

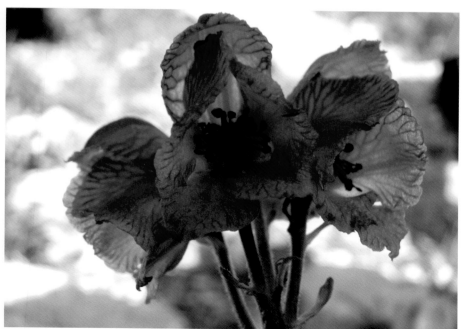

川藏沙参

Adenophora liliifolioides Pax et Hoffm.

【基　　原】来源于桔梗科沙参属川藏沙参 **Adenophora liliifolioides** Pax et Hoffm.的根入药。

【形态特征】茎常单生，不分枝，高30～100 cm，直径至3 mm，通常被长硬毛，少无毛。基生叶心形，具长柄，边缘有粗锯齿；茎生叶卵形，披针形至条形，边缘具疏齿或全缘，长2～11 cm，宽0.4～3 cm，背面常有硬毛，少完全无毛。花序常有短分枝，组成狭圆锥花序，有时全株仅数朵花。花萼无毛，筒部圆球状，裂片钻形，基部宽近1 mm，长3～5 mm，全缘，极少具瘤状齿；花冠细小，近于筒状或筒状钟形，蓝色，紫蓝色，淡紫色，极少白色，长8～12 mm；花盘细筒状，长3～6.5 mm，通常无毛；花柱长15～17 mm。蒴果卵状或长卵状，长6～8 mm，直径3～4 mm。花期6～8月；果期9～11月。

【生　　境】生于海拔2400～4600 m的山坡草地、灌丛和乱石中。

【分　　布】西藏、四川、甘肃、陕西等地。

【采集加工】春秋季采挖，去除须根和枯枝叶，晒干或低温烘干。

【性味功能】味甘、微苦，性凉。清热养阴，润肺止咳，益胃生津，祛痰。

【主治用法】主治肺热燥咳，虚劳咳嗽，咽喉痛，阴虚久咳，痨嗽痰血，虚热喉痹，津伤口渴等。内服：煎汤，10～15 g，鲜品15～30 g。

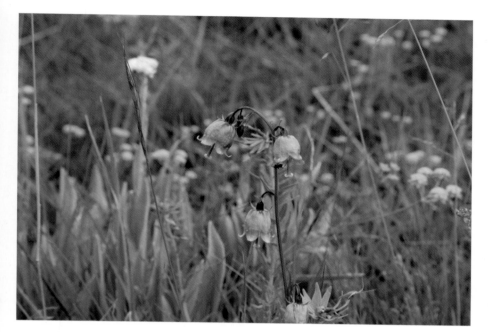

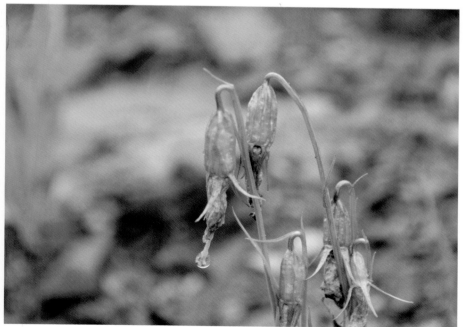

铺散亚菊

Ajania khartensis（Dunn）Shih

【基　　原】来源于菊科亚菊属铺散亚菊 **Ajania khartensis**（Dunn）Shih 的全草入药。

【形态特征】多年生铺散草本，高10～20 cm。花茎和不育茎多数，被贴伏长柔毛。叶圆形至宽楔形，长0.8～1.5 cm，宽1～1.8 cm，二回掌状或3～5全裂。两面灰白色，被密厚短柔毛。头状花序在茎顶排成直径2～4 cm的伞房花序。总苞宽钟状，直径6～10 mm。总苞片4层，外层披针形或线状披针形，长3～4 mm，中内层宽披针形，长椭圆形至倒披针形，长4～5 mm。全部苞片顶端钝或稍圆，外面被稠密或稀疏的短柔毛或细柔毛，边缘棕褐或黑褐或暗灰褐色宽膜质。边缘雌花6～8个，细管状或近细管状，顶端3～4钝裂或深裂齿。瘦果长约1.2 mm。花、果期7～9月。

【生　　境】生于海拔2500～5300 m的山坡草地、灌丛或疏林下。

【分　　布】宁夏、甘肃、青海、四川、云南和西藏。印度和俄罗斯也有分布。

【采集加工】夏季采收全草，阴干或晒干。

【性味功能】味辛、微苦，性平。清热，止咳。

【主治用法】主治肺热咳嗽等。内服：煎汤，6～9 g。藏医药中用于治疗痈疖，肾病，肺病，咽喉病，溃疡病，炭疽病，咽喉病等《中国藏药》《藏本草》。

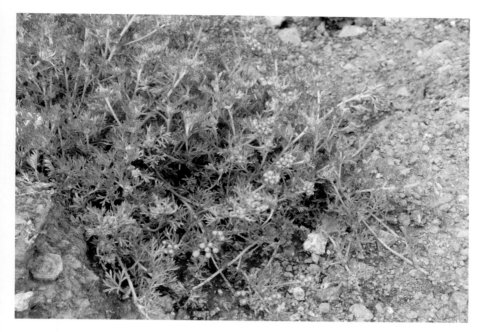

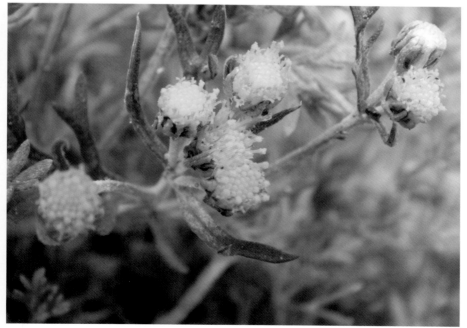

九味一枝蒿

Ajuga bracteosa Wall. ex Benth.

【别　　名】地胆草、痢疾草、痢止蒿

【基　　原】来源于唇形科筋骨草属九味一枝蒿九味一枝蒿 **Ajuga bracteosa** Wall. ex Benth. 的根入药。

【形态特征】多年生草本，基部分枝，具花的茎直立，高约 10 cm，被灰白色长柔毛或绵状长柔毛。基生叶有柄，其余叶无柄；叶片坚纸质，基生叶匙形或倒披针形，长 2～4 cm，宽 0.7～1.2 cm，茎生叶倒卵形或卵圆形，长 1～1.5 cm，宽 0.6～1 cm。轮伞花序生于茎中部以上叶腋内，向上渐密聚成穗状；苞片及小苞片匙形，长 2～8 mm，宽 1～2.5 mm。花萼钟形，长 4.5～6 mm，外面被长柔毛，内面无毛。花冠紫色，冠檐二唇形，上唇短，下唇宽大。雄蕊 4，二强，略超出于花冠，花丝粗壮。花柱先端 2 浅裂。子房 4 裂，无毛。小坚果椭圆状或椭圆倒卵状三棱形。花期 4～6 月；果期 5～6 月。

【生　　境】生于海拔 1500～3300 m 的开阔山坡的稀疏矮草丛。

【分　　布】云南、四川和西藏。阿富汗、印度、尼泊尔及缅甸也有分布。

【采集加工】4～6 月盛花期采收，洗净，晒干或鲜用。

【性味功能】味苦，性寒。清热解毒，凉血止血。

【主治用法】主治感冒，支气管炎，扁桃体炎，腮腺炎，菌痢，外伤出血等。内服：煎汤，9～15 g。

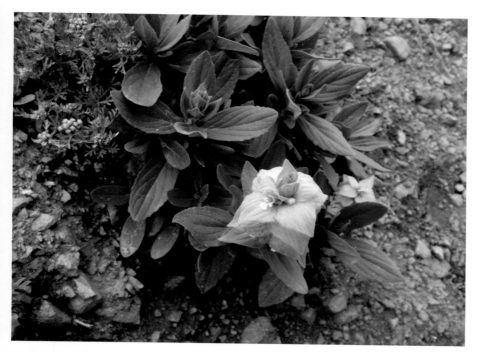

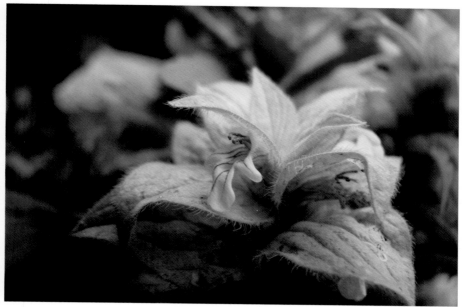

白苞筋骨草

Ajuga lupulina Maxim.

【别　　名】塔塔花、白苞筋草、参斗

【基　　原】来源于唇形科筋骨草属白苞筋骨草 **Ajuga lupulina** Maxim. 的全草入药。

【形态特征】多年生草本，具地下走茎。茎高18～25 cm，四棱形，沿棱及节上被白色具节长柔毛。叶柄具狭翅，基部抱茎；叶片披针状长圆形，长5～11 cm，宽1.8～3 cm，先端钝圆，基部楔形，下延。穗状聚伞花序顶生；苞叶卵形或阔卵形，长3.5～5 cm，宽1.8～2.7 cm。花萼钟状，长7～9 mm，基部前方略膨大，萼齿狭三角形，边缘具缘毛。花冠白色或白黄色，具紫色斑纹，狭漏斗状，长1.8～2.5 cm，冠檐二唇形，上唇2裂，裂片近圆形，下唇3裂，中裂片狭扇形，侧裂片长圆形。雄蕊4，二强，着生于冠筒中部，花药肾形，1室；花柱先端2浅裂；子房4裂，被长柔毛。小坚果倒卵状，背部具网状皱纹。花期7～9月；果期8～10月。

【生　　境】生于1300～3500 m的河滩沙地、高山草地或陡坡石缝中。

【分　　布】河北、山西、甘肃、四川、青海和西藏。

【采集加工】夏季盛花期采收，洗净，晒干或鲜用。

【性味功能】味苦，性寒。清热解毒，活血消肿。

【主治用法】主治急性热病，感冒发热，咽喉痛，咳嗽，高血压症，梅毒，炭疽，跌打肿痛等。内服：煎汤，9～15 g。

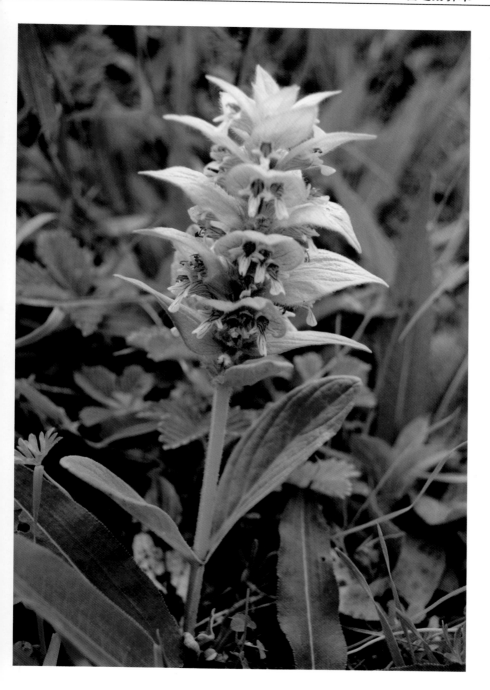

紫背金盘

Ajuga nipponensis Makino

【别　　名】破血丹、散血草、退血草

【基　　原】来源于唇形科筋骨草属紫背金盘**Ajuga nipponensis** Makino的全草入药。

【形态特征】茎高10～20 cm，被长柔毛或疏柔毛，四棱形，基部常紫色。基生叶无或少；茎生叶具柄，柄长1～1.5 cm；叶片阔椭圆形或卵状椭圆形，长2～4.5 cm，宽1.5～2.5 cm，先端钝，基部楔形，两面被疏糙伏毛，背面常紫色。轮伞花序具多花，小苞片卵形至阔披针形，长0.8～1.5 cm，绿色。花萼钟形，长3～5 mm，萼齿5，狭三角形或三角形。花冠淡蓝色或蓝紫色，长8～11 mm，基部略膨大，外面疏被短柔毛，冠檐二唇形，上唇短，2裂，下唇伸长，3裂。雄蕊4，二强，伸出，花丝粗壮。花柱先端2浅裂，裂片细尖。花盘环状。小坚果卵状三棱形。花期12月至翌年3月；果期1～5月。

【生　　境】生于海拔100～2800 m的田边、矮草地湿润处、林内及向阳坡地。

【分　　布】华东、华南及西南各省区和西北至秦岭南坡及河北等地。日本和朝鲜也有分布。

【采集加工】春、夏季采收，洗净，晒干或鲜用。

【性味功能】味苦，性寒。清热解毒，凉血散瘀，消肿止痛。

【主治用法】主治肺热咳嗽，咳血，咽喉肿痛，乳痈，肠痈，疮疖出血，跌打肿痛，外伤出血，烧烫伤，毒蛇咬伤等。内服：煎汤，15～30 g。

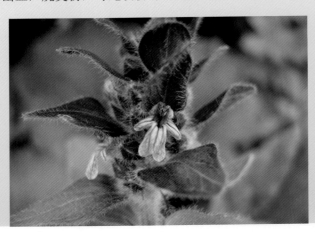

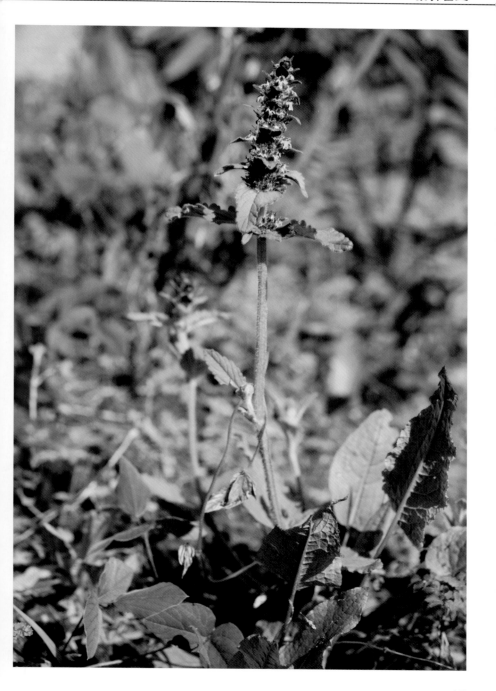

圆叶美花筋骨草

Ajuga ovalifolia Bur. et Franch. var. **calantha** (Diels ex H. Limpr.)C.Y. Wu et C. Chen

【基　　原】来源于唇形科筋骨草属圆叶美花筋骨草**Ajuga ovalifolia** Bur. et Franch. var. **calantha**（Diels ex H. Limpr.）C.Y. Wu et C. Chen的全草入药。

【形态特征】一年生草本。植株具短茎，高3～12 cm，有叶2～3对。叶柄具狭翅，长0.7～2 cm，绿白色，有时呈紫红色或绿紫色；叶片纸质，宽卵形或近菱形，长4～6 cm，宽3～7 cm，基部下延，上面黄绿或绿色，下面较淡。穗状聚伞花序顶生，长2～3 cm，由3～4轮伞花序组成。花萼管状钟形，长5～8 mm，无毛但仅萼齿边缘被长缘毛，具10脉，萼齿5，长三角形或线状披针形，长占花萼之半或较短。花冠红紫色至蓝色，筒状，微弯，长1.5～3 cm或更长，外面被疏柔毛，内面近基部有毛环，冠檐二唇形，上唇2裂，裂片圆形，相等，下唇3裂，中裂片略大，扇形，侧裂片圆形。雄蕊4，二强，内藏，着生于上唇下方的冠筒喉部，花丝粗壮，无毛。花柱被极疏的微柔毛或无毛，先端2浅裂，裂片细尖。花期6～8月；果期8～9月。

【生　　境】生于海拔3000～4300 m的沙质草坡或瘠薄的山坡上。

【分　　布】四川、甘肃和西藏。

【采集加工】6～7月采收，洗净，除去须根，晾干。

【性味功能】味苦，性寒。清热解毒，活血消肿。

【主治用法】主治感冒风热，咽喉肿痛，咳嗽，吐血，高血压，支气管炎，尿路结石，疮痈肿毒等。内服：煎汤，10～15 g。

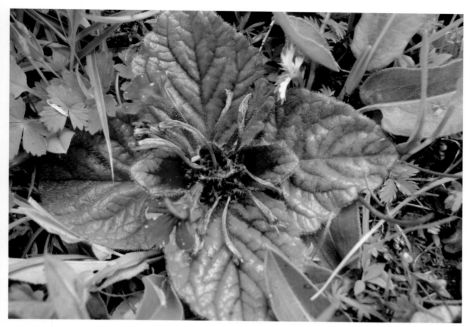

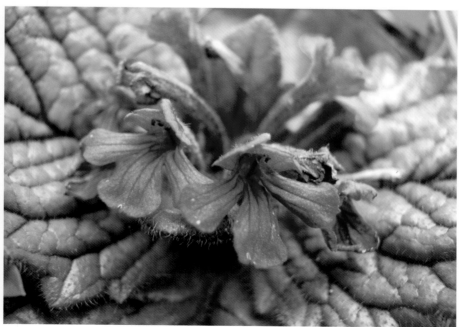

少花粉条儿菜

Aletris pauciflora（Klotzsch）Hand.-Mazz.

【别　　名】肺筋草、蛆儿草、蛆芽草

【基　　原】来源于百合科粉条儿菜属少花粉条儿菜**Aletris pauciflora**（Klotzsch）Hand.-Mazz.的带根全草入药。

【形态特征】植株较粗壮，具肉质的纤维根。叶簇生，披针形或条形，有时下弯，长5～25 cm，宽2 8 mm，先端渐尖，无毛。花葶高8～20 cm，直径1.5～2 mm，密生柔毛，中下部有几枚长1.5～5 cm的苞片状叶；总状花序长2.5～8 cm，具较稀疏的花；苞片2枚，条形或条状披针形，位于花梗的上端，长8～18 mm，其中一枚超过花1～2倍，绿色；花被近钟形，暗红色，浅黄色或白色，长5～7 mm，上端约1/4处分裂；裂片卵形，长约2 mm，宽约1.2 mm，膜质；雄蕊着生于花被筒上；花丝短，长约0.5 mm；花药椭圆形，长约0.5 mm；子房卵形，向上逐渐狭窄，无明显的花柱。蒴果圆锥形，长4～5 mm，无毛。花、果期6～9月。

【生　　境】生于海拔3500～4000 m的高山草坡。

【分　　布】四川、云南和西藏。尼泊尔，不丹，印度也有分布。

【采集加工】四季采全草，洗净晒干或鲜用。

【性味功能】味辛、微苦，性温。润肺止咳，养心安神，消积驱蛔，止血。

【主治用法】主治体虚出汗，吐血，下血，支气管炎，百日咳，神经功能症，小儿疳积，蛔虫病，腮腺炎等。内服：煎汤，20～40 g。

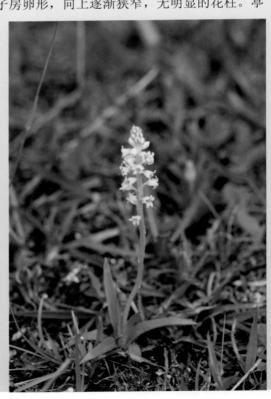

大花韭

Allium macranthum Baker

【别　　名】小根蒜、野韭菜

【基　　原】来源于百合科葱属大花韭 **Allium macranthum** Baker 的全草入药。

【形态特征】鳞茎圆柱状，具粗壮的根；鳞茎外皮白色，膜质，不裂或很少破裂成纤维状。叶条形，扁平，具明显的中脉，近与花葶等长，宽 4～10 mm。花葶棱柱状，具 2～3 纵棱或窄翅，高 20～50 cm，中部粗 2～3.5 mm，下部被叶鞘；总苞 2～3 裂，早落；伞形花序少花，松散；小花梗近等长，比花被片长 2～5 倍，顶端常俯垂，基部无小苞片；花钟状开展，红紫色至紫色；花被片长 8～12 mm，先端平截或凹缺，外轮的宽矩圆形，舟状，内轮的卵状矩圆形，比外轮的稍长而狭；花丝等长，略长于或等长于花被片，锥形，在最基部合生并与花被片贴生；子房倒卵状球形，顶端有时具 6 枚角状凸起；花柱伸出花被。花、果期 8～10 月。

【生　　境】生于海拔 2700～4200 m 的草坡、河滩或草甸上。

【分　　布】陕西、甘肃、四川、云南和西藏。印度也有分布。

【采集加工】夏秋季采收全草，洗净，鲜用或晒干。

【性味功能】味辛，性温。发汗，散寒，健胃。

【主治用法】主治伤风感冒，头痛鼻塞，脘腹冷痛，消化不良等。内服：煎汤，20～30 g。

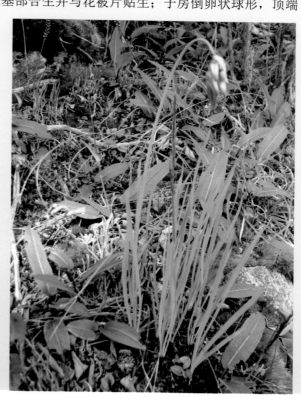

短莛韭

Allium nanodes Airy-Shaw

【别　　名】野葱、野蒜、山葱

【基　　原】来源于百合科葱属短莛韭 **Allium nanodes** Airy-Shaw 的全草入药。

【形态特征】鳞茎圆柱状，径1～1.5 cm；鳞茎外皮灰褐色，破裂成纤维状。叶2枚，对生状，深绿色带紫色，矩圆形至狭矩圆形，常向背面镰状反曲，长3.5～9 cm，宽1.5～3 cm。花葶高2～5 cm，3/4～4/5被叶鞘；总苞2裂，裂片与花序近等长；伞形花序松散，有花10～15朵；小花梗近等长，约为花被片长的1倍；花白色，外面带红色；花被片狭矩圆形，外轮舟状隆起，长5～8 mm，宽1.5～2 mm，内轮长5.5～9 mm，宽1～1.8 mm；花丝等长，狭长三角形，内轮的花丝与内轮花被片近等宽，外轮的约为外轮花被片的1/2宽；子房倒卵状，基部收狭成柄；花柱与子房近等长。花、果期6～8月。

【生　　境】生于海拔3300～5200 m的干旱山坡、草地或高山灌丛下。

【分　　布】云南、西藏和四川。

【采集加工】夏秋季采收全草，洗净，鲜用或晒干。

【性味功能】味辛，性温。活血散瘀，止血止痛，散寒解表，健胃，接骨。

【主治用法】主治伤风感冒，头痛鼻塞，脘腹冷痛，消化不良，跌打骨折，瘀血肿痛，衄血等。内服：煎汤，9～15 g。

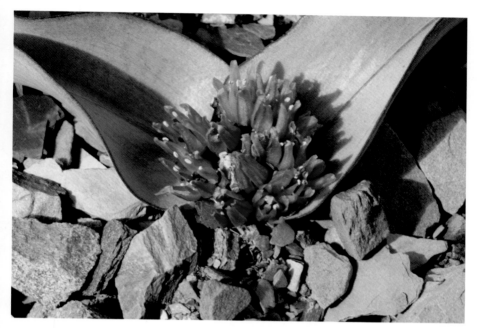

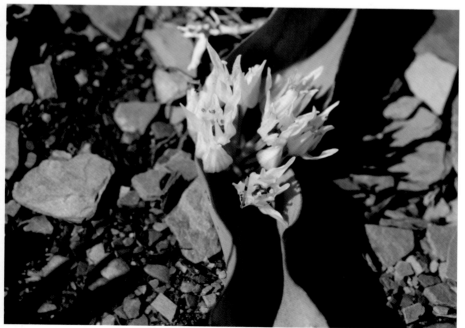

展毛银莲花

Anemone demisea Hook. f. et Thoms.

【别　　名】垂枝莲

【基　　原】来源于毛茛科银莲花属展毛银莲花**Anemone demisea** Hook. f. et Thoms.的根茎入药。

【形态特征】植株高20~45 cm。基生叶5~13，有长柄；叶片卵形，长3~4 cm，宽3.2~4.5 cm，基部心形，三全裂；叶柄长9~15 cm，与花葶都有开展的长柔毛，基部有狭鞘。花葶1~2；苞片3，无柄，长1.2~2.4 cm，三深裂，裂片线形，有长柔毛；伞辐1~5，长1.5~8.5 cm，有柔毛；萼片5~6，蓝色或紫色，偶尔白色，倒卵形或椭圆状倒卵形，长1~1.8 cm，宽0.5~1.2 cm，外面有疏柔毛；雄蕊长2.5~5 mm；心皮无毛。瘦果扁平，椭圆形或倒卵形，长5.5~7 mm，宽约5 mm。花期6~7月；果期8~9月。

【生　　境】生于海拔3200~4600 m的山地草坡或疏林中。

【分　　布】四川、甘肃、青海和西藏。不丹、印度、尼泊尔也有分布。

【采集加工】春夏采收，洗净，晒干。

【性味功能】味辛、微苦，性温。和解退热，燥湿敛疮。

【主治用法】主治少阳证，恶疮。内服：煎汤，6~9 g。

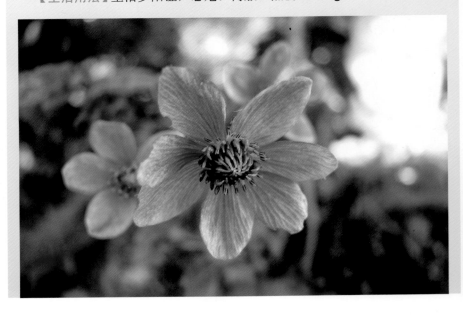

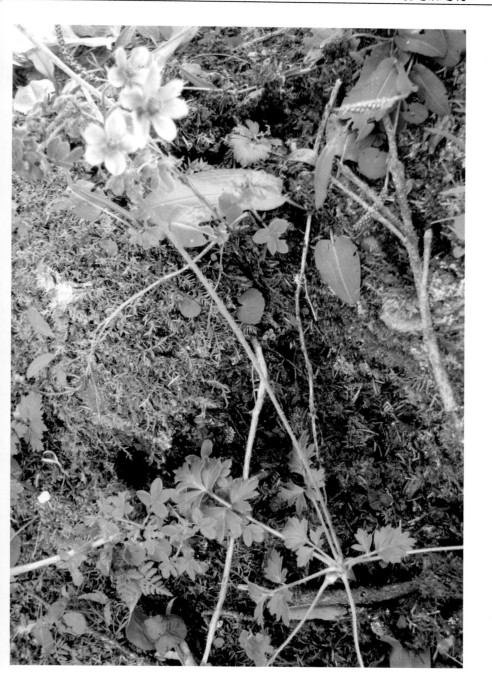

钝裂银莲花

Anemone obtusiloba D. Don

【基　　原】来源于毛茛科银莲花属钝裂银莲花 **Anemone obtusiloba** D. Don的根茎入药。

【形态特征】植株高10～30 cm。基生叶7～15，有长柄，多少密被短柔毛；叶片肾状五角形或宽卵形，长1.2～3 cm，宽1.7～5.5 cm，基部心形，三全裂或偶而三裂近基部，中全裂片菱状倒卵形，二回浅裂，侧全裂片与中全裂片近等大或稍小，各回裂片互相多少邻接或稍覆压，脉近平；叶柄长3～18 cm。花葶2～5，有开展的柔毛；苞片3，无柄，稍不等大，宽菱形或楔形，常三深裂，长1～2 cm，多少密被柔毛；花梗1～2，长1.5～8 cm；萼片5～8，白色、蓝色或黄色，倒卵形或狭倒卵形，长0.8～1.2 cm，宽5～8 mm，外面有疏毛；雄蕊长约4 mm，花药椭圆形；心皮约8，子房密被柔毛。花期5～7月；果期8～9月。

【生　　境】生于海拔2900～4000 m的高山草地或铁杉林下。

【分　　布】西藏南部和东部、四川西部。尼泊尔、不丹、印度也有分布。

【采集加工】春、夏采收，洗净，晒干。

【性味功能】味辛、微苦，性温。和解退热，燥湿敛疮。

【主治用法】藏医中用于病后体弱，体温不足，咽喉肿痛，慢性支气管炎，扁桃体炎，肝炎，胃病，痢疾，淋病，风湿疼痛，跌打瘀痛，神经麻痹等，外治虫蛇咬伤，皮肤顽癣，黄水疮，关节积黄水等《藏本草》。

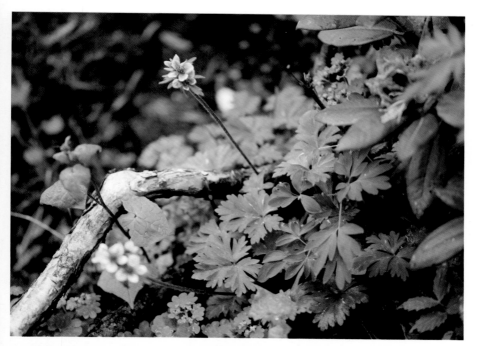

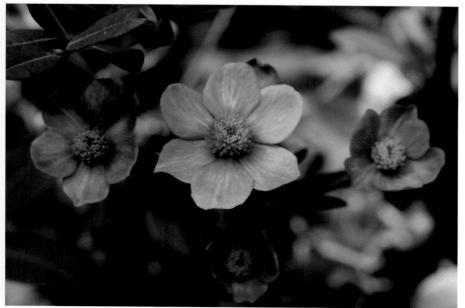

刺果峨参

Anthriscus nemorosa（M. Bieb.）Spreng

【基　　原】来源于伞形科峨参属刺果峨参 **Anthriscus nemorosa**（M. Bieb.）Spreng的根入药。

【形态特征】二年生或多年生草本，高50～120 cm。茎圆筒形，有沟纹，粗壮，中空，光滑或下部有短柔毛，上部的分枝互生，对生或轮生。叶片轮廓呈阔三角形，长7～12 cm或超过，2～3回羽状分裂，末回裂片披针形或长圆状披针形，边缘有深锯齿，两面或背面脉上有毛或无；最上部的茎生叶柄呈鞘状，顶端及边缘有白柔毛。复伞形花序顶生，总苞片无或1；伞辐6～12，长2～5 cm，无毛；小总苞片3～7，卵状披针形至披针形，边缘有白柔毛；小伞形花序有花3～11；花白色，基部窄，顶端有内折的小尖头；花柱基圆锥形；花柱长于花柱基。双悬果线状长圆形，长6～9 mm，表面有疣毛或细刺毛。花、果期6～9月。

【生　　境】生于海拔1620～3800 m的山坡草丛及林下。

【分　　布】吉林、辽宁、河北、陕西、四川、内蒙古、甘肃、新疆和西藏。亚洲北部及欧洲东部也有分布。

【采集加工】地上部分变黄时挖根，洗净煮熟，去外皮晒干或烘干。

【性味功能】味甘、微苦，性微温。补中益气，祛瘀生新，消肿止痛。

【主治用法】主治跌打损伤，腰痛，肺虚咳嗽，水肿。内服：煎汤，6～9 g。

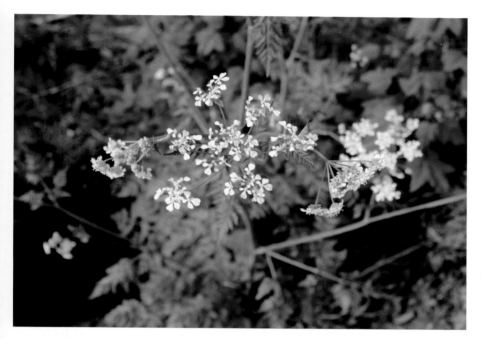

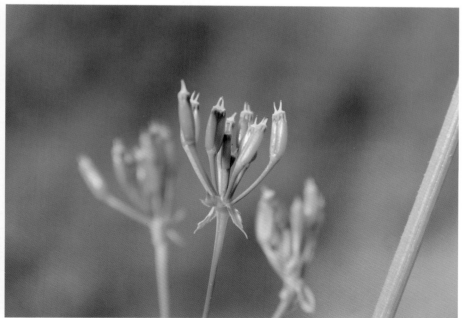

直距耧斗菜

Aquilegia rockii Munz

【基　　　原】来源于毛茛科耧斗菜属直距耧斗菜**Aquilegia rockii** Munz 的全草入药。

【形态特征】根圆柱形，粗1 cm左右，外皮黑褐色。茎高40～80 cm，径3～4 mm，基部疏被短柔毛，上部密被腺毛。基生叶为二回三出复叶；叶片宽达20 cm，中央小叶楔状倒卵形，长宽2～3.5 cm，三深裂；叶柄基部成鞘。花序含1～3朵花，花下垂；苞片三深裂；花梗密被腺毛；萼片紫红色，长椭圆状狭卵形，长2～3 cm，宽7～9 mm，顶端渐尖；花瓣紫红色，瓣片长1～1.5 cm，宽6～7 mm，顶端圆截形，距长1.6～2 cm，被短柔毛；雄蕊比瓣片短，花药黑色，长约1 mm；退化雄蕊白膜质，线状长椭圆形，长6～7 mm；心皮直立，密被短腺毛。蓇葖长1.5～2.1 cm，先端有长5～7 mm的宿存花柱；种子黑色，长约2 mm，具棱。花期6～8月；果期7～9月。

【生　　　境】生于海拔2500～3500 m的山地杂木林下或路旁。

【分　　　布】西藏东南部、云南西北部及四川西南部。

【采集加工】夏季采收，洗净切碎，熬煎至浓缩成膏用。

【性味功能】味辛、微苦，性平。生肌拔毒，清热解毒，活血调经。

【主治用法】主治烂疮，黄水疮，久不收口，溃疡，崩漏，痢疾等。内服：煎汤，3～6 g。

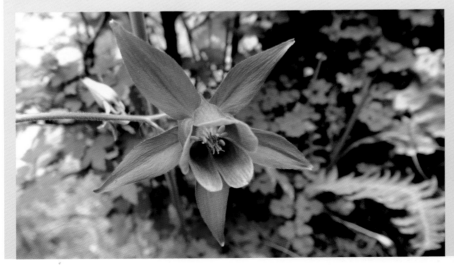

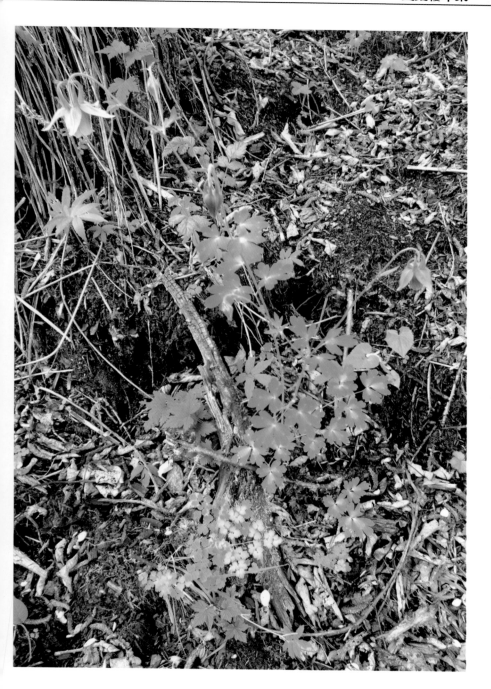

黑果土当归

Aralia melanocarpa (Lévl.) Lauener

【别　　名】九股牛、牛尾独活

【基　　原】来源于五加科楤木属黑果土当归**Aralia melanocarpa**(Lévl.) Lauener的根入药。

【形态特征】多年生草本，茎高达1.5 m。一至二回羽状复叶，长15～20 cm；托叶和叶柄基部合生，半圆形，长约4 mm，边缘有纤毛；羽片有小叶3～5；小叶片膜质，阔心形，长2～4 cm，宽2～4.5 cm，先端长渐尖，基部心形，沿脉疏生白色刺毛，边缘有重锯齿；小叶柄长0.8～2 cm。圆锥花序顶生，长15～25 cm，主轴下部常有腋生的单伞形花序；伞形花序有花12～18朵；总花梗长约2.5 cm，有短柔毛；苞片披针形，长约5 mm；花梗长至7 mm；小苞片锥形，长约1 mm；萼无毛，边缘有5个三角形小齿；花瓣5，卵形；雄蕊5；子房5室；花柱5，离生。果实球形，黑色，直径约7 mm。花期7～8月；果期9～10月。

【生　　境】生于海拔2600～3400 m的山地林缘、山坡草地或灌丛中。

【分　　布】四川、贵州和云南。

【采集加工】春秋采挖，除去地上茎及泥土，晒干。

【性味功能】味苦、微甘，性平，无毒。祛风除湿，舒筋活络，活血止痛。

【性味功能】主治风湿疼痛，腰膝酸痛，四肢痿痹，腰肌劳损，鹤膝风，手足扭伤肿痛，骨折，头风，头痛，牙痛等。内服：煎汤，3～12 g。

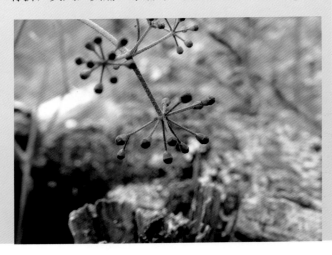

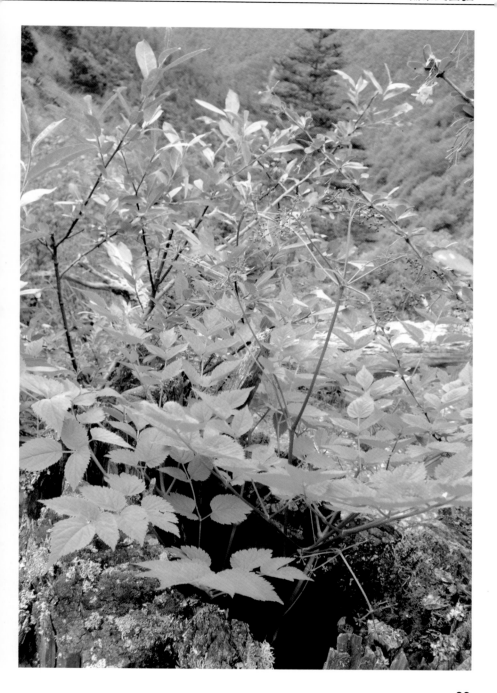

毛萼无心菜

Arenaria leucasteria Mattf.

【基　　原】来源于石竹科无心菜属毛萼无心菜 **Arenaria leucasteria** Mattf.的全草入药。

【形态特征】多年生草本，高4～7 cm。根粗壮，长达5 cm，直径约5 mm。叶片椭圆形或倒卵状椭圆形，长4～14 mm，宽2～6 mm，下部叶具短柄，上部叶无柄。聚伞花序具数花；萼片卵状披针形或披针形，长5～6 mm，宽约2 mm，边缘膜质，具3脉，外面被长柔毛；花瓣白色，倒卵形或倒卵状扇形，长7～11 mm，宽5～7 mm，顶端具不整齐的齿裂，齿长0.2～0.8 mm；雄蕊10，与萼片对生者具背部微凹的球状腺体，花丝长6 mm，花药长椭圆形，长约1.5 mm，紫色；子房卵球形，长约2 mm，直径约1.5 mm，花柱2，长约3.5 mm，顶部具乳头状凸起。花期7～8月；果期8～9月。

【生　　境】生于海拔3900～5300 m的山坡草地。

【分　　布】四川西部和西藏东南部。

【采集加工】初夏采集，晒干或鲜用。

【性味功能】味苦、辛，性凉。清热，明目，止咳。

【主治用法】主治肝热目赤，翳膜遮睛，肺痨咳嗽，咽喉肿痛，牙龈炎。内服：煎汤，15～30 g。

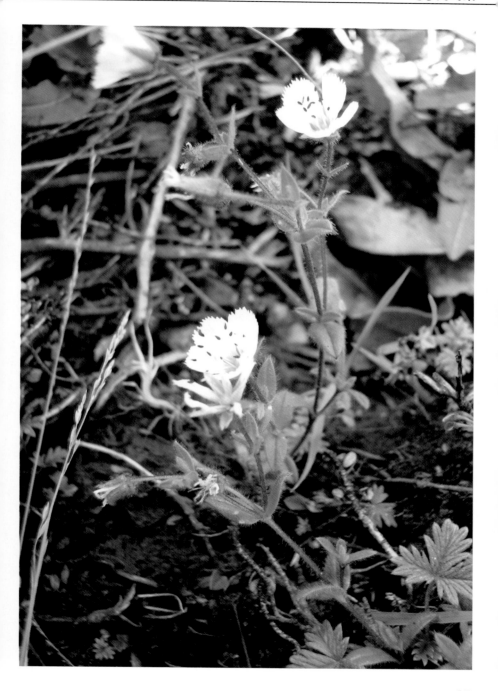

团状福禄草

Arenaria polytrichoides Edgew.

【别　　名】团状雪灵芝、盘状雪灵芝

【基　　原】来源于石竹科蚤缀属团状福禄草**Arenaria polytrichoides** Edgew.的全草入药。

【形态特征】多年生垫状草本，呈半球形，高2.5～11 cm，直径10～15 cm。主根粗壮，木质化。叶片钻形，长0.5～1 cm，宽不足1 mm，密集成覆瓦状排列，基部较宽，抱茎，顶端具硬尖，基部以上向外反曲。花单生枝端，无梗；苞片披针形，长2.5～3 mm，宽约1 mm，基部较宽，呈膜质鞘状，抱茎，边缘反卷，顶端具刺状尖头；萼片5，宽椭圆形或卵形，长约3 mm，基部较宽，顶端钝；花瓣5，白色，宽倒卵形或倒卵形；雄蕊10，花丝扁线形，长约1.5 mm，花药黄色；子房卵圆形或倒卵形，长约1 mm，花柱3，长约1 mm。蒴果卵圆形，长约1.5 mm，3瓣裂，裂瓣顶端2裂；种子椭圆形，微具棱，黑褐色。花期6～7月；果期8～9月。

【生　　境】生于海拔3500～5300 m的高山草甸、石堆和碎石带。

【分　　布】西藏、四川、青海等地。印度也有分布。

【采集加工】夏季采全草，晒干。

【性味功能】味甘、微苦，性寒。清热止咳，利湿退黄，止痛。

【主治用法】藏医药中用于治疗肺炎，支气管炎，高血压，淋巴结核，淋病，子宫病等《藏本草》。

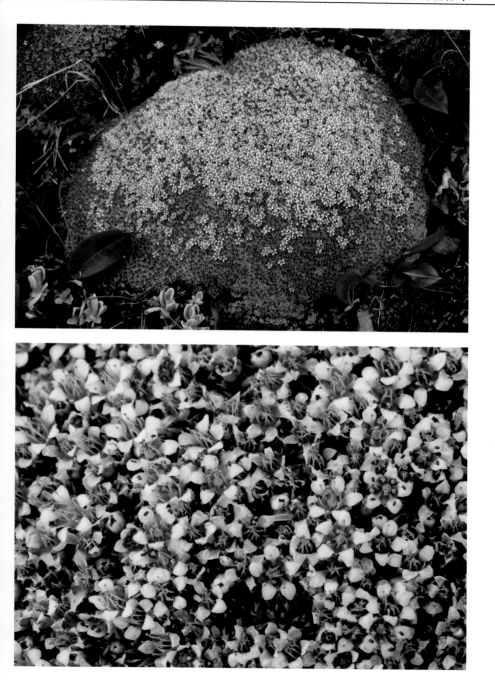

垫状雪灵芝

Arenaria pulvinata Edgew.

【基　　原】来源于石竹科蚤缀属垫状雪灵芝**Arenaria pulvinata** Edgew. 的全草入药。

【形态特征】多年生紧密的垫状草本，呈紧密的粗糙丛生的小形亚圆球形。根圆锥形，细而长，长15～20 cm，直径3～4 mm。茎高4～5 cm，紧密丛生，由基部叉状分枝，下部宿存密集的褐色枯叶。叶坚硬，具纤毛，叶片钻状披针形或卵状钻形，长3～6 mm，宽约1 mm，基部膜质，抱茎，具缘毛，上部扁平，顶端急尖，呈短尖头，下面凸起至顶点。花单生枝端，直径6～7 mm，萼片卵形或卵状披针形，长2～2.5 mm，宽约1 mm；花瓣白色，匙形或倒卵形，长4～5 mm，宽约1.5 mm；雄蕊10，花丝线形，花药米黄色；子房倒卵形，长约1.5 mm，宽约1 mm，花柱3，长不足1 mm，柱头棒状。花期7月；果期8月。

【生　　境】生于海拔4200～5000 m的高山草甸、高山砾石带和山顶滑塌处。

【分　　布】西藏南部。尼泊尔、印度也有。

【采集加工】夏季采全草，晒干。

【性味功能】味甘、微苦，性寒。清热止咳，利湿退黄，止痛。

【主治用法】藏医药中用于治疗肺炎，支气管炎，高血压，淋巴结核，淋病，子宫病《藏本草》。

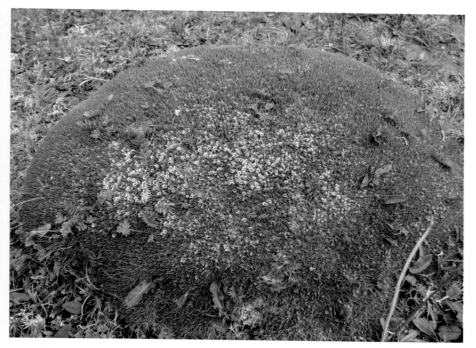

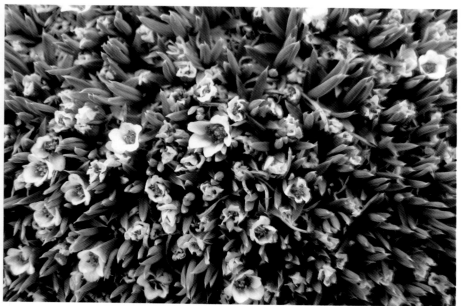

大囊马兜铃

Aristolochia forrestiana J. S. Ma

【基　　原】来源于马兜铃科马兜铃属大囊马兜铃**Aristolochia forrestiana** J. S. Ma的茎藤入药。

【形态特征】缠绕藤本，长约6 m，全体无毛；茎粗2～3 cm。叶革质，卵形或长卵形，长9～13 cm，宽3～5 cm，先端尖，基部心形，叶面具光泽，叶背无毛，侧脉6～8对，在叶背面明显，网状；叶柄长2～3 cm。花腋生，苞片卵形或在中部增宽，花梗长5～7 cm，纤细。花被筒长7～8 cm，直径约1.5 cm，干后紫色；近基部作"V"字形，下半部长约2 cm，直径约5 mm，上半部长约6 cm，直径1.5 cm，囊状，近顶端逐渐收缩，顶端3裂，裂片披针形，长约2.5 cm，宽约1 cm。子房棒状，长约1 cm，粗约2 mm，被毛；合蕊柱顶端3裂。花期5～6月；果期8～9月。

【生　　境】生于山地阔叶林中，常缠绕在树干上。

【分　　布】云南盈江、贡山等地。

【采集加工】秋季采割，切段或切片，晒干。

【性味功能】味苦、辛，性寒，有毒。祛风止痛，清热利水。

【主治用法】主治风湿关节疼痛，风湿痹痛，湿热肢体疼痛，水肿，小便不利，脚气湿肿等。内服：煎汤，5～10 g。胃虚、阴虚、肾虚者慎服。

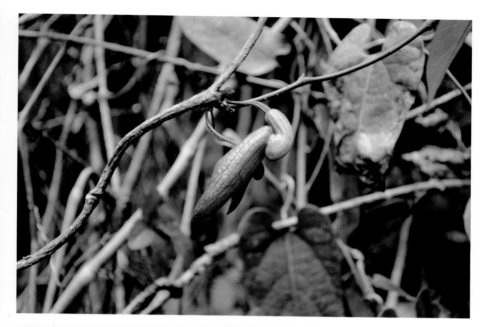

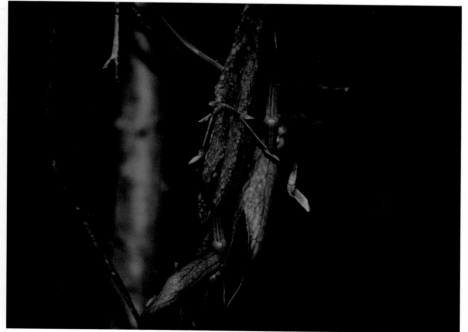

线叶马兜铃

Aristolochia neolongifolia J.L. Wu et Z.L. Yang

【基　　原】来源于马兜铃科马兜铃属线叶马兜铃**Aristolochia neolong-ifolia** J.L. Wu et Z.L. Yang的藤茎入药。

【形态特征】多年生藤本，茎圆柱形，长2～4 m，直径约5 mm，被黄褐色柔毛。根圆柱状，长20～50 cm，粗1～3 cm。叶近革质，披针形或线状披针形，长7～24 cm，宽1～4 cm，先端长渐尖，基部深心形，弯缺明显，两侧裂片耳状，叶面疏被短柔毛；叶柄长1～3 cm，基部膨大。单花，腋生，黄绿色；花柄长1～2 cm，中下部具一卵状披针形苞片，被褐色柔毛；花被管长约3 cm，近中部弯曲成V形，下部囊状，直径7～10 mm，中上部变窄，直径约4 mm，喉部收狭，喉口直径约3 mm；檐部斜展，略二唇状，花被3裂片大小不等；子房圆柱状，长4～6 mm，直径1.5～2.5 mm，被褐色长柔毛。蒴果具六棱，长4～6 cm，直径约3 cm。花期4～6月；果期7～8月。

【生　　境】生于海拔500～1700 m的山地阔叶林中。

【分　　布】湖北、重庆和四川。

【采集加工】秋季采割，切段或切片，晒干。

【性味功能】味苦、辛，性寒，有毒。祛风止痛，清热利水。

【主治用法】主治风湿关节疼痛，风湿痹痛，湿热肢体疼痛，水肿，小便不利，脚气湿肿等。内服：煎汤，5～10 g。胃虚、阴虚、肾虚者慎服。

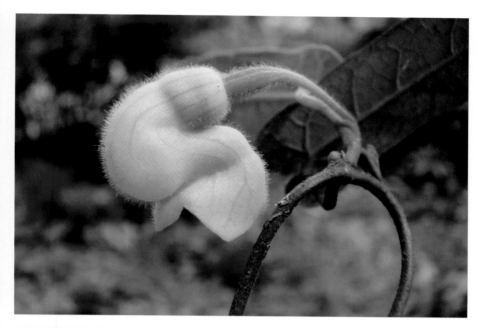

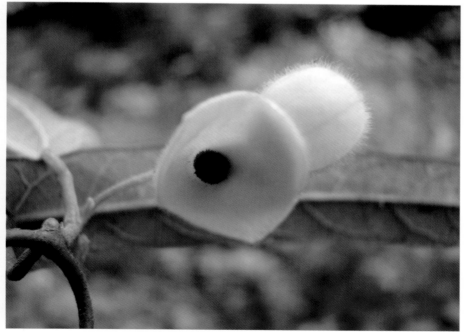

藏 杏

Armeniaca holosericea（Batal.）Kost.

【基　　原】来源于蔷薇科杏属藏杏 **Armeniaca holosericea**（Batal.）Kost.的种仁入药。

【形态特征】乔木，高4～5 m；小枝红褐色或灰褐色，幼时被短柔毛，逐渐脱落。叶片卵形或椭圆卵形，长4～6 cm，宽3～5 cm，先端渐尖，基部圆形至浅心形，叶边具细小锯齿，幼时两面被短柔毛，逐渐脱落，老时毛较稀疏；叶柄长1.5～2 cm，被柔毛，常有腺体。果实卵球形或卵状椭圆形，直径2～3 cm，密被短柔毛，稍肉质，成熟时不开裂；果梗长4～7 mm；核卵状椭圆形或椭圆形，两侧扁，顶端急尖，基部近对称或稍不对称，表面具皱纹，腹棱微钝。花期4～5月；果期8～9月。

【生　　境】生于海拔700～3300 m的向阳山坡或干旱河谷灌丛中。

【分　　布】陕西、四川至西藏东南部。

【采集加工】秋季果实成熟时采集果实去除果肉和核，将种子晒干。

【性味功能】味苦，性温。宣肺降气，止咳平喘，润肠，杀虫，解毒，开痹。

【主治用法】主治咳嗽，喘促胸满，喉痹咽痛，肠燥便秘，虫毒疮疡，外感咳嗽，喘满，喉痹，肠燥便秘等症。内服：煎汤，12～15 g。

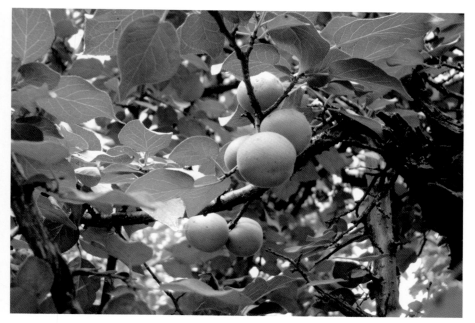

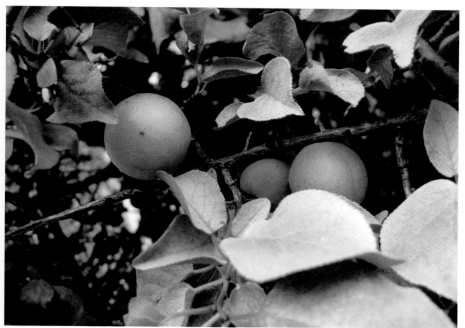

假升麻

Aruncus sylvester Kostel. ex Maxim.

【别　　名】金毛三七、升麻草

【基　　原】来源于蔷薇科假升麻属假升麻 **Aruncus sylvester** Kostel. ex Maxim.的根入药。

【形态特征】多年生草本，基部木质化，高达1～3 m；茎圆柱形，无毛，带暗紫色。大型羽状复叶，通常二回稀三回，总叶柄无毛；小叶片3～9，菱状卵形，卵状披针形或长椭圆形，长5～13 cm，宽2～8 cm；不具托叶。大型穗状圆锥花序，长10～40 cm，直径7～17 cm，外被柔毛与稀疏星状毛，逐渐脱落，果期较少；花梗长约2 mm；苞片线状披针形，微被柔毛；花直径2～4 mm；萼筒杯状，微具毛；萼片三角形，先端急尖，全缘，近于无毛；花瓣倒卵形，先端圆钝，白色；雄花具雄蕊20，着生在萼筒边缘，花丝比花瓣长约1倍，有退化雌蕊；花盘盘状，边缘有10个圆形凸起；雌花心皮3～4，稀5～8，花柱顶生，微倾斜于背部，雄蕊短于花瓣。蓇葖果并立，无毛，果梗下垂；萼片宿存，开展稀直立。花期6～7月；果期8～9月。

【生　　境】生于海拔1800～3500 m的山沟、山坡杂木林下。

【分　　布】黑龙江、吉林、辽宁、河南、甘肃、陕西、湖南、江西、安徽、浙江、四川、云南、广西和西藏。俄罗斯西伯利亚、日本、朝鲜等地也有分布。

【采集加工】夏秋季采集，洗净泥沙，去除干枯茎叶，晒干。

【性味功能】味苦，性凉。疏风解表，活血舒筋。

【主治用法】主治跌打损伤，劳伤，筋骨痛等。内服：煎汤，10～15 g。

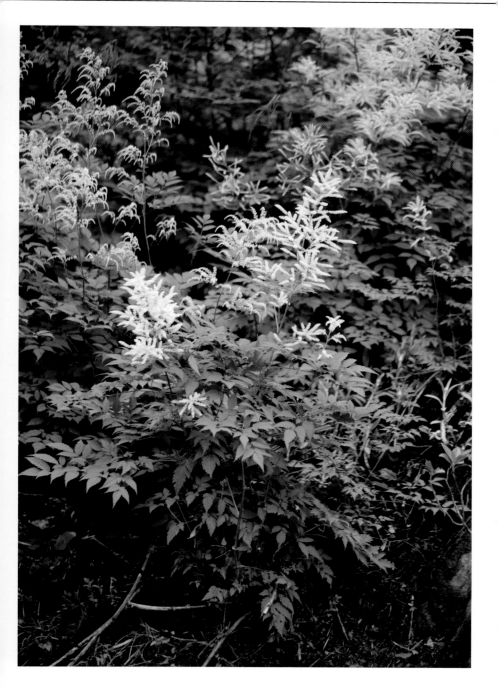

羊齿天门冬

Asparagus filicinus Ham. ex D. Don

【别　　名】滇百部、土百部、千锤打

【基　　原】来源于百合科天门冬属羊齿天门冬**Asparagus filicinus** Ham. ex D. Don的块根入药。

【形态特征】直立草本，通常高50～70 cm。根成簇，纺锤状膨大，膨大部分长2～4 cm，径5～10 mm。茎近平滑，分枝通常有棱，有时稍具软骨质齿。叶状枝每5～8枚成簇，扁平，镰刀状，长3～15 mm，宽 0.8～2 mm，有中脉；鳞片状叶基部无刺。花每1～2朵腋生，淡绿色，有时稍带紫色；花梗纤细，长12～20 mm，关节位于近中部；雄花：花被长约2.5 mm，花丝不贴生于花被片上；花药卵形，长约0.8 mm；雌花和雄花近等大或略小。浆果直径5～6 mm，有2～3颗种子。花期5～7月；果期8～9月。

【生　　境】生于海拔1200～3500 m的丛林下或山谷阴湿处。

【分　　布】山西、河南、陕西、甘肃、湖北、湖南、浙江、四川、贵州、云南和西藏。缅甸、不丹和印度也有分布。

【采集加工】秋季采挖，去处枯茎叶，洗净，去外皮晒干或蒸熟阴干。

【性味功能】味淡、微甘，性平。清热润肺，养阴润燥，止咳，杀虫，止痛消肿。

【主治用法】主治肺痨久咳，骨蒸潮热，小儿疳积，跌打损伤，疥癣，肺脓疡，百日咳，咯痰带血，支气管哮喘等。内服：煎汤，6～15 g。

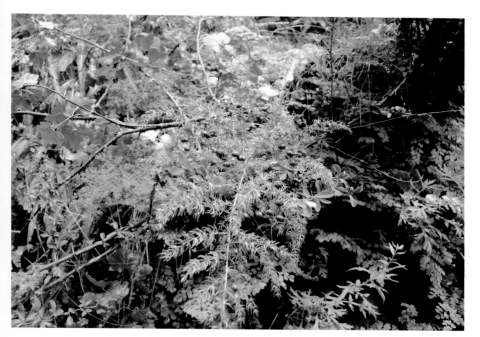

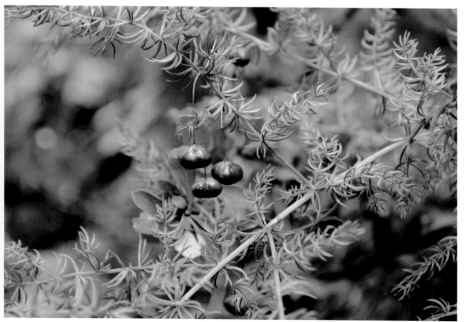

西藏天门冬

Asparagus tibeticus Wang et S. C. Chen

【基　　原】来源于百合科天门冬属西藏天门冬 **Asparagus tibeticus** Wang et S. C. Chen的块根入药。

【形态特征】多年生半灌木状草本，近直立，多刺，高30～60 cm。茎具不明显的条纹，干后淡黄色，常有纵向剥离的白色薄膜，分枝稍具条纹。叶状枝每4～7枚成簇，近扁的圆柱形，略有几条棱，长5～10 mm，粗约0.4～0.6 mm，稍弧曲，在花期通常较幼嫩；鳞片状叶基部具稍弯曲的硬刺，茎上的刺长4～6 mm，分枝上的长3.5～4 mm。雄花每2～4朵腋生，紫红色；花梗长3～4 mm，和花被近等长，关节位于下部；花丝下部约1/4贴生于花被片上。浆果直径6～7 mm。花期5～6月；果期7～8月。

【生　　境】生于海拔3800～4000 m的路旁、村边或河滩上。

【分　　布】特产于西藏。

【采集加工】秋季采挖，去除枯茎叶，洗净，去外皮晒干或蒸熟阴干。

【性味功能】味淡、微甘，性平。养阴润燥，清肺生津。

【主治用法】主治小儿疳积，跌打损伤，百日咳，咯痰带血，支气管哮喘等。内服：煎汤，5～15 g。

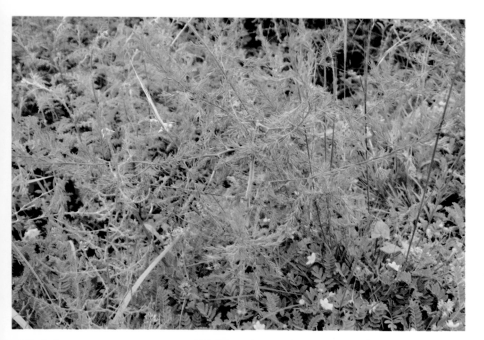

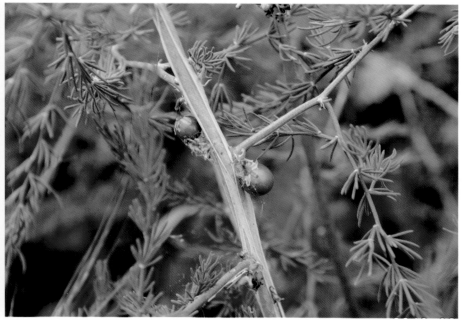

大花紫菀

Aster megalanthus Ling

【基　原】来源于菊科紫菀属大花紫菀 **Aster megalanthus** Ling 的花入药。

【形态特征】多年生草本，茎高35～45 cm，有棱及细沟，下部被错杂长毛，上部紫红色，被较密的短毛。基部叶在花期枯萎，长圆状匙形，长7～12 cm，下部渐狭成翅柄，顶端钝圆；中上部叶长圆形或长圆状披针形，顶端钝或尖，两面被稍密的短毛。头状花序单生茎端，径约6.5 cm。总苞半球形，径约2 cm；总苞片约3层，草质，下部革质，长圆状或线状披针形，长约10 mm，宽1.5～2 mm，外面被密粗毛，内面上部被短毛，边缘常稍红色。舌状花约100，舌片紫红色，长25～30 mm，宽3.4 mm。管状花黄色，长约6 mm，外面有疏短毛。冠毛1层，紫褐色。子房长约2 mm，被密短毛。花期7～8月；果期9～10月。

【生　　境】生于海拔3400～4500 m的高山草地或林缘。

【分　　布】四川和西藏。

【采集加工】夏季盛花期采收整个花序，晒干备用。

【性味功能】清热解痉。

【主治用法】用于治疗各种癣症，清瘟病时疫热，解痉挛等。用量6～9 g。

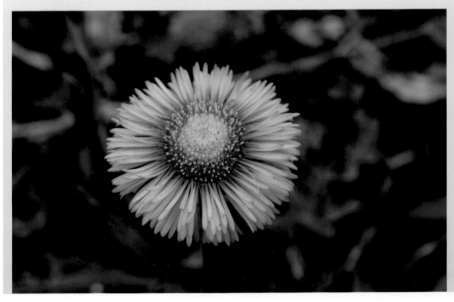

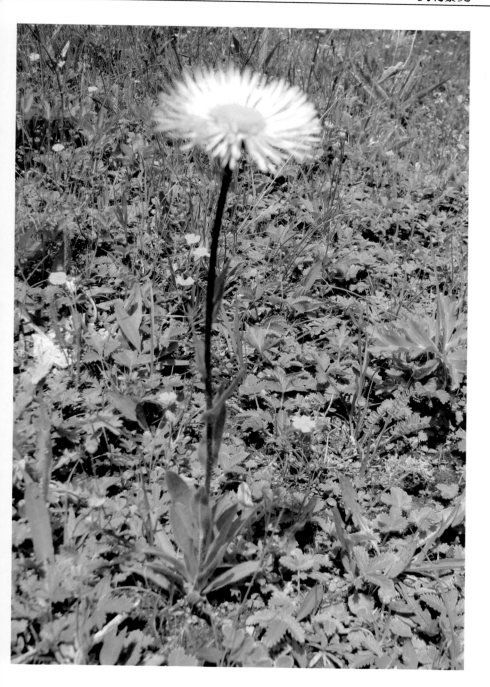

缘毛紫菀

Aster souliei Franch.

【基　　原】来源于菊科紫菀属缘毛紫菀 **Aster souliei** Franch. 的头状花序入药。

【形态特征】多年生草本，根状茎粗壮，木质。茎单生或与莲座状叶丛丛生，直立，高5～45 cm。莲座状叶与茎基部叶倒卵圆形，长圆状匙形或倒披针形，长2～7 cm，下部渐狭成翅柄；中上部叶长圆状线形，长1.5～3 cm，宽0.1～0.3 cm，两面被疏毛。头状花序单生茎端，径3～4 cm。总苞半球形，径0.8～1.5 cm；总苞片约3层，近等长或外层稍短，长7～10 mm，线状稀匙状长圆形，顶端带紫绿色。舌状花30～50，管部长1.5～2 mm；舌片蓝紫色，长12～23 mm，宽2～3 mm。管状花黄色，长3～5 mm，管部长1.2～2 mm。冠毛紫褐色，长0.8～2 mm，稍超过花冠管部。瘦果卵圆形，稍扁，基部稍狭，长2.5～3 mm，宽约1.5 mm，被密粗毛。花期5～7月；果期8月。

【生　　境】生于海拔2700～4000 m的高山针林外缘、灌丛及山坡草地。

【分　　布】四川、甘肃、云南、西藏等。不丹及缅甸北部也有分布。

【采集加工】夏季盛花期采收整个花序，晒干备用。

【主治用法】藏医药中用于治疗瘟疫热毒，头痛，眼痛，支气管炎，咳嗽气喘，咳吐脓血，小便短赤等《部藏标》《藏标》。用量5～8 g。

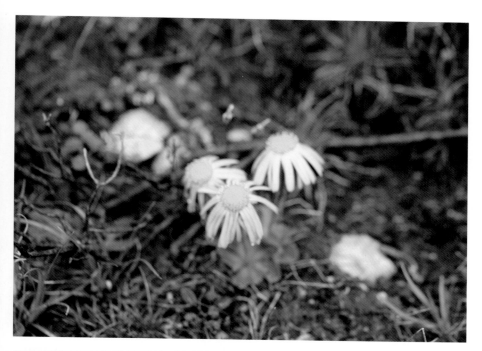

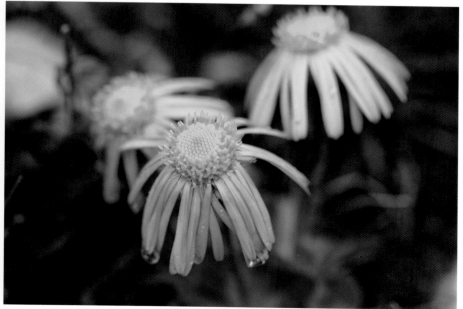

无茎黄耆

Astragalus acaulis Baker

【基　原】来源于蝶形花科黄耆属无茎黄耆**Astragalus acaulis** Baker的根入药。

【形态特征】多年生草本。根粗壮，直伸，直径约1 cm，淡褐色。茎短缩，被残存的托叶，垫状，高3～5 cm。奇数羽状复叶具21～27小叶，长5～7 cm，叶轴常紫红色，散生白色长柔毛；小叶披针形或卵状披针形，长7～9 mm，宽2～4 mm，先端长渐尖，基部近圆形。总状花序生2～4花；总花梗极短，长2～3 mm；苞片线形或狭卵形，膜质，长8～10 mm；花梗长2～4 mm，无毛；花萼管状，长8～15 mm，散生白色长柔毛或近无毛，萼齿狭三角形，长约为萼筒的1/2；花冠淡黄色，旗瓣长20～25 mm，瓣片宽卵形或近圆形，翼瓣与旗瓣近等长，瓣片狭长圆形，龙骨瓣与翼瓣近等长，瓣片半卵形；子房线形，具短柄。荚果半卵形，长35～45 cm，宽1.3～1.6 cm。种子10～16枚，圆肾形，长约4 mm。花、果期6～8月。

【生　境】生于海拔4000 m左右的高山草地及沙石滩中。

【分　布】云南、四川和西藏。印度也有分布。

【采集加工】春、秋季采挖，除去须根及根头，切段晒干。

【性味功能】味甘，性温。补气固表，利尿，敛疮收肌。

【主治用法】主治培根病，腹水，虚性水肿，腹痛，脾食积，肺炎等。内服：煎汤，15～25 g。

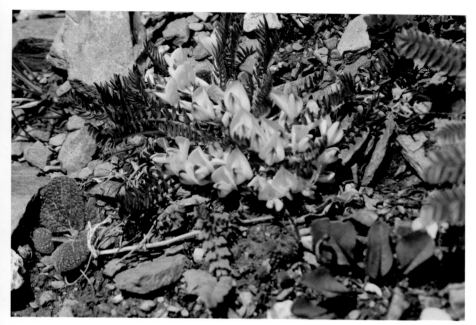

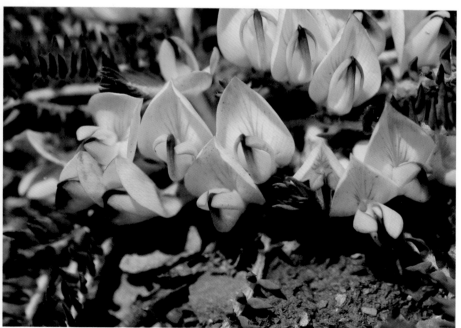

云南黄耆

Astragalus yunnanensis Franch.

【别　　名】滇黄芪

【基　　原】来源于蝶形花科黄耆属云南黄耆 *Astragalus yunnanensis* Franch. 的根入药。

【形态特征】多年生草本。根粗壮，地上茎短缩。羽状复叶基生，近莲座状，有11～27片小叶，长6～15 cm；托叶离生，卵状披针形，长8～11 mm；小叶卵形或近圆形，长4～10 mm，宽4～7 mm，先端钝圆，基部圆形。总状花序具5～12花，偏向一边；苞片线状披针形，长5～8 mm，下面被白色长柔毛；花萼狭钟状，长约14 mm，被褐色毛，萼齿狭披针形；花冠黄色，旗瓣匙形，长20～22 mm，先端微凹，基部渐狭成瓣柄，翼瓣与旗瓣近等长，瓣片长圆形，瓣柄与瓣片近等长，龙骨瓣较翼瓣短或近等长，瓣片半卵形，瓣柄与瓣片近等长；子房被长柔毛。荚果膜质，狭卵形，长约20 mm，宽8～10 mm，被褐色柔毛。花期7月；果期8～9月。

【生　　境】生于海拔3000～4300 m的山坡或草原上。

【分　　布】四川、云南和西藏。

【采集加工】春、秋季采挖，除去须根及根头，切段晒干。

【性味功能】味甘，性温。补气固表，利尿，敛疮收肌。

【主治用法】主治培根病，腹水，虚性水肿，腹痛，脾食积，肺炎等《滇省志》。内服：煎汤，15～25 g。

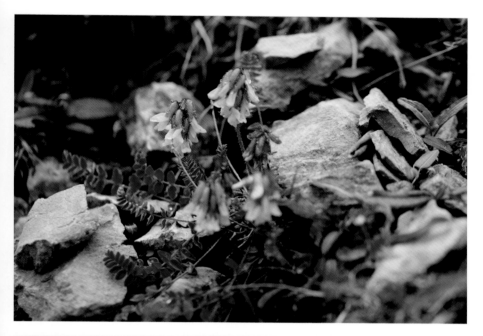

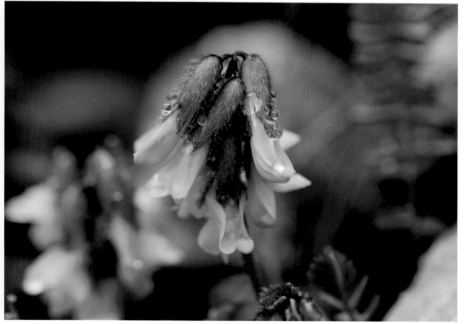

隐脉小檗

Berberis tsarica Ahrendt

【基　　原】来源于小檗科小檗属隐脉小檗**Berberis tsarica** Ahrendt的树皮入药。

【形态特征】落叶灌木，高不及1 m。老枝暗紫红色或暗黑色，幼枝被短柔毛；茎刺三至五分叉，细弱，长3～11 mm。叶倒卵形，长5～12 mm，宽2～5 mm，基部楔形，上面暗绿色，背面灰白色，被白粉。花单生；花梗长4～7 mm；小苞片卵形，红色，长约2.3 mm，宽约1 mm，先端急尖；花黄色；萼片2轮，外萼片卵形，长3.5～5 mm，宽2.5～3 mm，先端急尖，内萼片长圆状倒卵形，长5～6.5 mm，宽3.5～4 mm；花瓣长圆状倒卵形，长3.5～4 mm，宽2～2.3 mm，先端缺裂，裂片急尖，基部楔形，具2枚长圆状椭圆形腺体；雄蕊长2.5～3 mm，药隔先端稍延伸，平截或圆形；胚珠3～4枚，具短柄。浆果倒卵形，长8～9 mm，直径约6 mm，顶端具短宿存花柱。花期6月；果期10月。

【生　　境】生于海拔3900～4400 m的高山灌丛中或灌丛草甸。

【分　　布】特产于西藏。

【采集加工】春秋采挖，除去枝叶，须根及泥土，将皮剥下，分别切片，晒干备用。

【性味功能】味苦，性寒。清热燥湿，泻火解毒。

【主治用法】主治泄泻，痢疾，肝炎，胆囊炎，目赤等症。内服：煎汤，8～12 g。

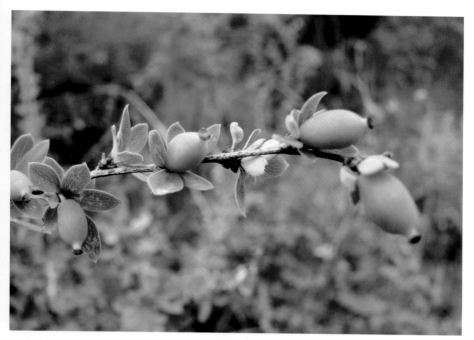

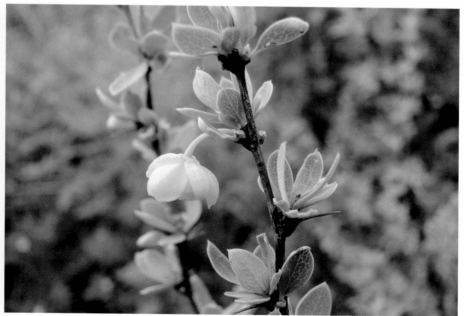

岩白菜

Bergenia purpurascens（Hook. f. et Thoms.）Engl.

【别　　名】岩菖蒲、蓝花岩陀、岩七

【基　　原】来源于虎耳草科岩白菜属岩白菜 **Bergenia purpurascens**（Hook. f. et Thoms.）Engl.的带根全草入药。

【形态特征】多年生草本，高13～52 cm。根状茎粗壮，被鳞片。叶均基生；叶片革质，倒卵形，狭倒卵形至近椭圆形，稀阔倒卵形至近长圆形，长5.5～16 cm，宽3～9 cm，先端钝圆，边缘具波状齿至近全缘，基部楔形，两面具小腺窝，无毛；叶柄长2～7 cm，托叶鞘边缘无毛。花葶疏生腺毛。聚伞花序圆锥状，长3～23 cm；花梗长8～13 mm；萼片革质，近狭卵形，长6.5～7 mm，宽2～4 mm，先端钝，腹面和边缘无毛，背面密被具长柄之腺毛；花瓣紫红色，阔卵形，长10～16.5 mm，宽7～7.8 mm，先端钝或微凹，基部变狭成长2～2.5 mm之爪，多脉；雄蕊长6～11 mm；子房卵球形，长6.7～7.5 mm，花柱2，长5.3～7.5 mm。花、果期5～10月。

【生　　境】生于海拔2700～4800 m的林下，灌丛，高山草甸和高山碎石隙。

【分　　布】四川、云南和西藏。缅甸、印度、不丹、尼泊尔也有分布。

【采集加工】夏秋季采集全草，去除枯叶和杂质，洗净晒干。

【性味功能】味甘、微辛，性平，无毒。润肺止咳，清热解毒，止血，止泻，调经。

【主治用法】主治虚弱头晕，劳伤咳嗽，吐血，咯血，淋浊，白带，肿毒，泄泻，痢疾，劳伤，黄水疮等。内服：煎汤，15～30 g。外感发烧体虚者慎用。

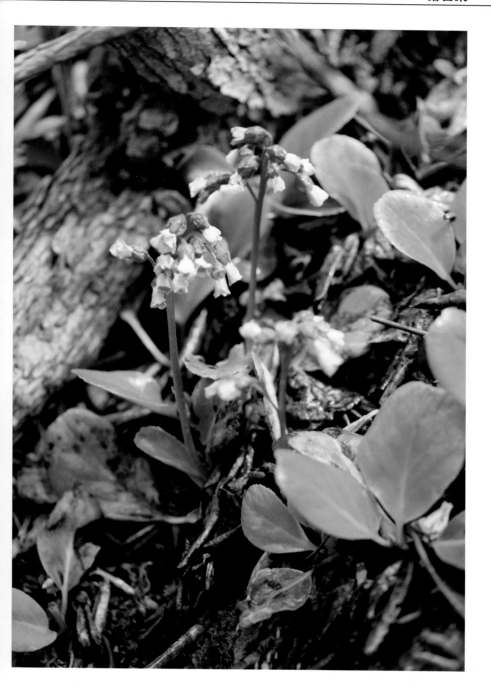

熏倒牛

Biebersteinia heterostemon Maxim.

【别　　名】臭婆娘

【基　　原】来源于牻牛儿苗科熏倒牛属熏倒牛 **Biebersteinia heterostemon** Maxim.的种子入药。

【形态特征】一年生草本，高30～90 cm，具浓烈腥臭味，全株被深褐色腺毛和白色糙毛。根为直根，粗壮，少分枝。茎单一，直立，上部分枝。叶为三回羽状全裂，末回裂片长约1 cm，狭条形或齿状；基生叶和茎下部叶具长柄，柄长为叶片的1.5～2倍，上部叶柄渐短或无柄；托叶半卵形，长约1 cm，与叶柄合生，先端撕裂。花序为圆锥聚伞花序，长于叶，由3花构成的多数聚伞花序组成；苞片披针形，长2～3 mm，每花具1枚钻状小苞片；花梗长为苞片5～6倍；萼片宽卵形，长6～7 mm，先端急尖；花瓣黄色，倒卵形，稍短于萼片，边缘具波状浅裂。蒴果肾形，不开裂，无喙。种子肾形，长约1.5 mm，宽约1 mm，具皱纹。花期7～8月；果期8～9月。

【生　　境】生于海拔1000～3500 m的黄土山坡，河滩地和杂草坡地。

【分　　布】甘肃、宁夏、青海、四川和西藏。

【采集加工】秋季种子成熟时采收，去除枝叶等杂质晒干。

【性味功能】味辛，性凉。清热镇痉，祛风解毒。

【主治用法】主治感冒，小儿高热惊厥，腹胀，腹痛。

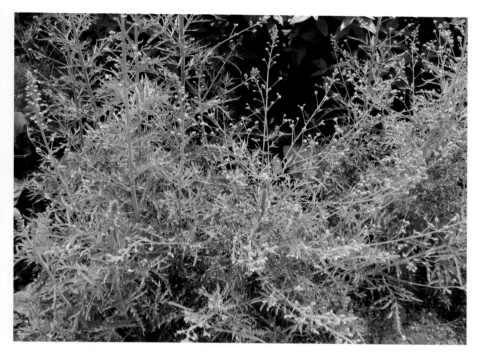

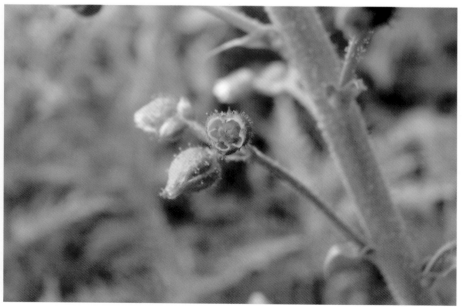

弯花醉鱼草

Buddleja curviflora Hook. et Arn.

【别　　名】台湾醉鱼草

【基　　原】来源于马钱科醉鱼草属弯花醉鱼草**Buddleja curviflora** Hook. et Arn.的花序入药。

【形态特征】灌木，高1～1.5 m。茎皮褐色；枝条圆柱形或略具钝棱角；幼枝、叶片两面、叶柄、花序以及花萼和花被外面被黄棕色星状短茸毛。叶对生，卵形至长圆状披针形，长5～16 cm，宽2～7 cm，顶端渐尖，基部圆钝。穗状聚伞花序长5～20 cm，宽2～4 cm；花萼钟状，长2～3.5 mm，花萼裂片卵状三角形；花冠紫色，长13～20 mm，内面被星状长柔毛，上部直径1.4～2.2 mm，下部直径1.2～1.5 mm；雄蕊着生于花冠管内壁中部，花丝长约0.5 mm，花药长圆形，长1.4～2 mm；子房卵形，长1.8～2.5 mm，直径1.2～1.5 mm。蒴果椭圆状，长4～6 mm，直径2～3 mm；种子斜椭圆状，长1.2～1.5 mm，直径约0.5 mm。花期6～8月，果期10～11月。

【生　　境】生于海拔50～300 m的山坡灌木丛中。

【分　　布】我国台湾东部、云南昆明等地有栽培。日本也有分布。

【采集加工】夏秋开花季节采收花序，去除杂质和枝叶，晒干。

【性味功能】味辛、苦，性温，有小毒。祛痰，截疟，解毒。

【主治用法】主治痰饮喘促，疟疾，疳积，烫伤。内服：煎汤，15～25 g。

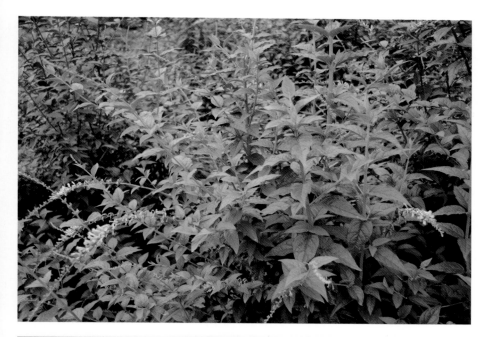

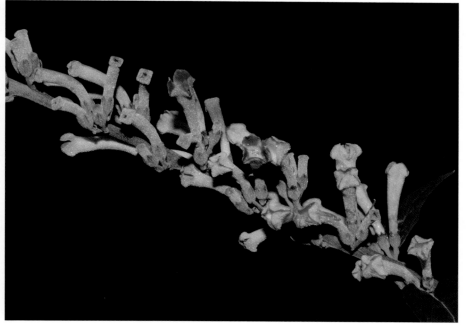

美花草

Callianthemum pimpinelloides（D. Don）
Hook. f. et Thoms.

【基　　原】来源于毛茛科美花草属美花草**Callianthemum pimpinelloides**
（D. Don）Hook. f. et Thoms.的全草入药。

【形态特征】植株全体无毛。茎高3～7 cm，无叶或有1～2叶。基生叶
与茎近等长，为一回羽状复叶；叶片卵形或狭卵形，在开花时未完全发
育，长1.5～2.5 cm，宽1.4～1.8 cm，羽片2～3对，近无柄，斜卵形或宽菱
形，掌状深裂，边缘有少数钝齿，顶生羽片扇状菱形；叶柄长1.5～6 cm，
基部有鞘。花直径1.1～1.4 cm；萼片5，椭圆形，长3～6 mm，宽1.8～
3.5 mm，基部囊状；花瓣5～7，白色、粉红色或淡紫色，倒卵状长圆形，
长5～10 mm，宽1～2.5 mm，下部橙黄色；雄蕊长约为花瓣之半，花药椭
圆形，花丝披针状线形；心皮8～14。聚合果直径约6 mm；瘦果卵球形，
长约2.8 mm，表面皱，宿存花柱短。花期4～6月；果期6～8月。

【生　　境】生于海拔3200～5600 m的高山草地。

【分　　布】西藏、云南、四川、青海等地。尼泊尔、印度也有分布。

【采集加工】夏秋采收全草，晒干。

【性味功能】味辛，性温。活血散瘀，接骨调经，止痛，解毒。

【主治用法】主治肺炎咳嗽，疮痈肿毒，月经不调等症；外治骨折，跌
打损伤，蛇咬伤。

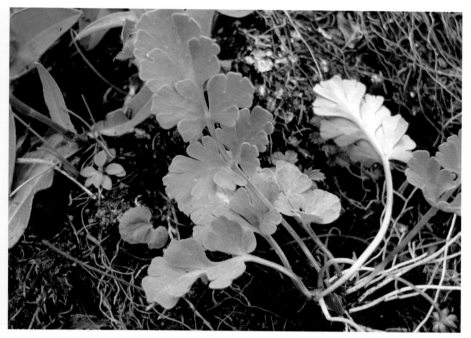

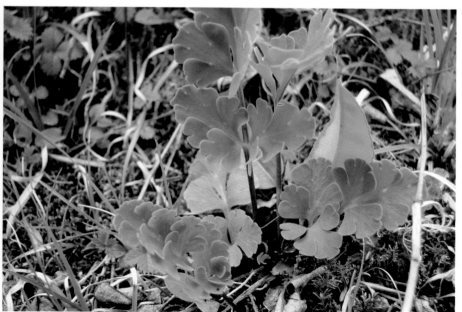

驴蹄草

Caltha palustris Linn.

【别　　名】马蹄叶、马蹄草

【基　　原】来源于毛茛科驴蹄草属驴蹄草**Caltha palustris** Linn.的全草入药。

【形态特征】多年生草本，全株无毛，有多数肉质须根。茎高20～48 cm。基生叶3～7，有长柄；叶片圆肾形或心形，长2.5～5 cm，宽3～9 cm，顶端圆形，基部深心形；茎生叶向上渐小，圆肾形或三角状心形。茎或分枝顶部有由2朵花组成的简单的单歧聚伞花序；苞片三角状心形，边缘生牙齿；花梗长2～10 cm；萼片5，黄色，倒卵形或狭倒卵形，长1～1.8 cm，宽0.6～1.2 cm，顶端圆形；雄蕊长4.5～7 mm，花药长圆形，长1～1.6 mm，花丝狭线形；心皮7～12，与雄蕊近等长，无柄，有短花柱。蓇葖长约1 cm，宽约3 mm，具横脉，喙长约1 mm；种子狭卵球形，长1.5～2 mm，黑色，有光泽，有少数纵皱纹。花期5～7月；果期7～9月。

【生　　境】生于海拔1900～4000 m的山地或山谷溪边或湿草甸。

【分　　布】西藏、云南、四川、浙江、甘肃、陕西、河南、山西、河北、内蒙古和新疆。在北半球温带及寒温带地区广布。

【采集加工】夏、秋季采集，洗净，鲜用或晒干。

【性味功能】味辛、微苦，性凉。驱风解暑，活血消肿。

【主治用法】主治头目昏眩，伤风感冒，中暑发痧，跌打损伤，烫火伤等。内服：煎汤，9～15 g。

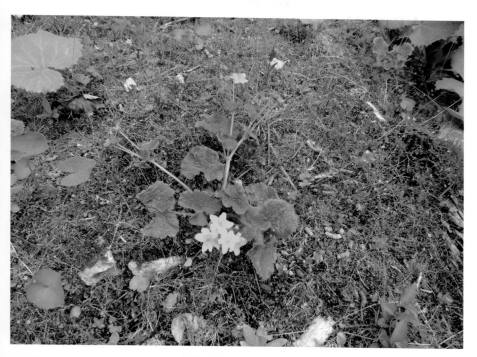

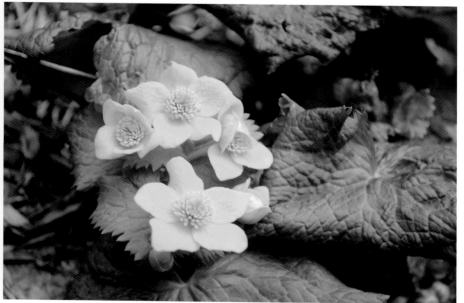

花葶驴蹄草

Caltha scaposa Hook. f. et Thoms.

【别　　名】小驴蹄草

【基　　原】来源于毛茛科驴蹄草属花葶驴蹄草**Caltha scaposa** Hook. f. et Thoms.的全草入药。

【形态特征】多年生低矮草本，全体无毛，具多数肉质须根。茎高3.5～18 cm，常只在顶端生1朵花。基生叶3～10，心状卵形或三角状卵形，长1～3 cm，宽1.2～2.8 cm，顶端圆形，基部深心形，基部具膜质长鞘。茎生叶极小或无。花单独生于茎顶，萼片5，黄色，倒卵形、椭圆形或卵形，长0.9～1.5 cm，宽0.7～1.4 cm，顶端圆形；雄蕊长3.5～7 mm，花药长圆形，花丝狭线形；心皮6～8，与雄蕊近等长，具短柄和短花柱。蓇葖长1～1.6 cm，宽2.5～3 mm，具明显的横脉，心皮柄长1.8～3 mm，喙长约1 mm；种子黑色，肾状椭圆球形，稍扁，长1.2～1.5 mm，光滑，有少数纵肋。花期6～7月；果期7～9月。

【生　　境】生于海拔2800～4100 m的高山湿草甸或山谷沟边湿草地。

【分　　布】西藏、云南、四川、青海及甘肃。尼泊尔、不丹及印度也有分布。

【采集加工】夏、秋季采集，洗净，鲜用或晒干。

【性味功能】味辛，性微温，有小毒。祛风散寒。

【主治用法】主治筋骨疼痛，头目昏眩，创伤感染，刀伤等。内服：煎汤，20～30 g，水煎服或泡酒服。藏医药中用于治疗筋骨疼痛，头晕目眩，化脓性创伤及外伤感染等《藏本草》。

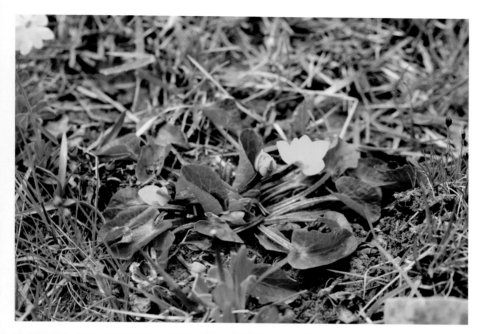

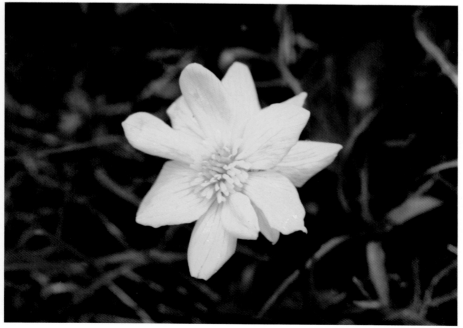

二色锦鸡儿

Caragana bicolor Kom.

【基　　原】来源于蝶形花科锦鸡儿属二色锦鸡儿**Caragana bicolor** Kom.的根入药。

【形态特征】灌木，高1～3 m。老枝灰褐色或深灰色；小枝褐色，被短柔毛。羽状复叶有4～8对小叶；托叶三角形，褐色，膜质；长枝上叶轴硬化成针刺，长1.5～5 cm；小叶倒卵状长圆形或椭圆形，长3～8 mm，宽2～4 mm，先端钝或急尖，基部楔形。花梗单生，长10～20 mm，密被短柔毛；花萼钟状，长约1 cm，萼齿披针形，长2～4 mm，先端渐尖，密被丝质柔毛；花冠黄色，长20～22 mm，倒卵形，先端微凹，翼瓣的瓣柄比瓣片短，耳细长，稍短于瓣柄；龙骨瓣较旗瓣稍短，瓣柄与瓣片近等长，耳牙齿状，短小；子房密被柔毛。荚果圆筒状，长3～4 mm，宽约3 mm，外面疏被白色柔毛，里面密被褐色柔毛。花期6～7月；果期9～10月。

【生　　境】生于海拔2400～3500 m的山坡灌丛、杂木林内。

【分　　布】四川、云南和西藏。

【采集加工】春秋季采挖树根，去除茎叶和须根，洗净，切片晒干。

【性味功能】味辛、苦，性寒。清热散肿，生肌止痛。

【主治用法】主治热病抽筋，呕吐，治胆囊炎等。

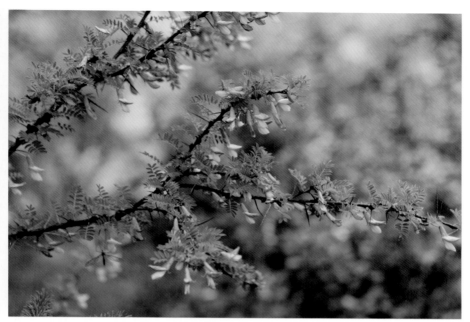

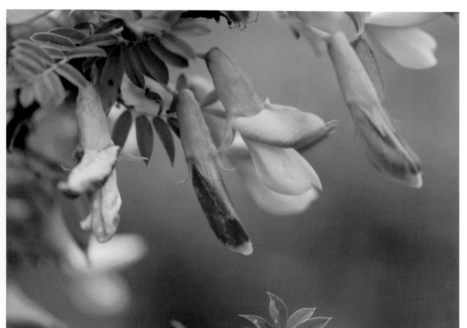

鬼箭锦鸡儿

Caragana jubata (Pall.) Poir.

【别　　名】鬼箭愁

【基　　原】来源于蝶形花科锦鸡儿属鬼箭锦鸡儿**Caragana jubata** (Pall.) Poir. 的根入药。

【形态特征】灌木，直立或伏地，高0.3～2 m，基部多分枝。树皮深褐色，绿灰色或灰褐色。羽状复叶有4～6对小叶；托叶先端刚毛状，不硬化成针刺；叶轴长5～7 cm，宿存，被疏柔毛。小叶长圆形，长11～15 mm，宽4～6 mm，先端圆或尖，具刺尖头，基部圆形，绿色，被长柔毛。花梗单生，长约0.5 mm，基部具关节，苞片线形；花萼钟状管形，长14～17 mm，被长柔毛，萼齿披针形，长为萼筒的1/2；花冠玫瑰色，淡紫色，粉红色或近白色，长27～32 mm，旗瓣宽卵形，基部渐狭成长瓣柄，翼瓣近长圆形，瓣柄长为瓣片的2/3～3/4，耳狭线形，长为瓣柄的3/4，龙骨瓣先端斜截平而稍凹，瓣柄与瓣片近等长，耳短，三角形；子房被长柔毛。荚果长约3 cm，宽6～7 mm，密被丝状长柔毛。花期6～7月；果期8～9月。

【生　　境】生于海拔2400～4000 m的山坡、林缘。

【分　　布】内蒙古、河北、山西、西藏和新疆。俄罗斯，蒙古也有分布。

【采集加工】秋季采挖根部，洗净，切片，晒干。

【性味功能】味甘，性平。祛风除湿，活血通络，消肿止痛。

【主治用法】主治跌打损伤，风湿筋骨痛，月经不调，乳房发炎等。内服：煎汤，15～20 g。藏医药中以茎叶、花等入药主治血热病，多血症，高血压，血瘀，闭经等《中国藏药》。

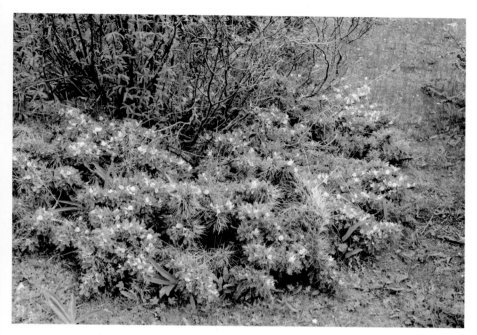

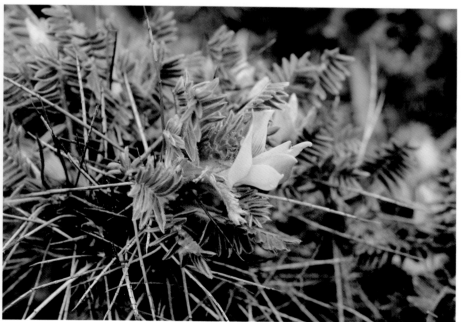

岩　须

Cassiope selaginoides Hook. f. et Thoms.

【别　　名】水麻黄、水灵芝、铁刷把

【基　　原】来源于杜鹃花科岩须属岩须 **Cassiope selaginoides** Hook. f. et Thoms.的全草入药。

【形态特征】常绿矮小半灌木，高5～25 cm；枝条多而密，小枝长5～7 cm，直径2～2.4 mm，密生交互对生的叶。叶硬革质，披针形至披针状长圆形，长2～3 mm，宽1～1.7 mm，基部稍宽，2裂叉开，顶端稍钝，具紫红色芒刺，背面龙骨状隆起。花单朵腋生；花梗长1.5～2.2 cm，被蛛丝状长柔毛，花下垂；花萼5，绿色或紫红色，裂片卵状披针形或披针形，长2.5～3 mm；花冠乳白色，宽钟状，长7～10 mm，两面无毛，5浅裂，裂片宽三角形；雄蕊10枚，较花冠短，花丝长5～7 mm，被柔毛。蒴果球形，直径5～8 mm，无毛，花柱宿存。花期4～5月；果期6～7月。

【生　　境】生于海拔2900～4500 m的灌丛中或垫状灌丛草地。

【分　　布】四川西部、云南西北部和西藏东南部。印度、不丹也有分布。

【采集加工】全年可采集全草，去除杂质，晒干。

【性味功能】味辛、微苦，性平。行气止痛，安神。

【主治用法】主治肝胃气痛，食欲不振，肾虚，头昏目眩，神衰体虚，口干烦渴，风湿疼痛，肠胃气滞，饮食无味等《彝植药续》。

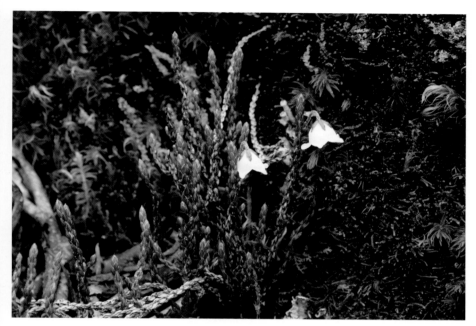

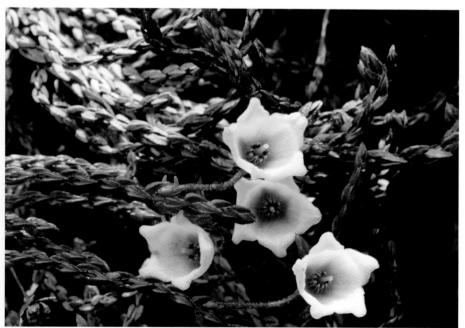

毛蓝雪花

Ceratostigma griffithii Clarke

【别　　名】角柱花、转子莲、紫金标

【基　　原】来源于蓝雪科蓝雪花属毛蓝雪花Ceratostigma griffithii Clarke的根入药。

【形态特征】常绿灌木，高0.4～1.3 m；枝较硬，老枝红褐色至暗褐色，新枝常密被锈色长硬毛而呈红褐色。叶倒卵形至近菱形，长2～7.6 cm，宽10～22 mm，先端急尖，下部渐狭成柄，两面密被长硬毛。花序顶生，有10～20花；苞片长约6～7.5 mm，宽约2～2.8 mm，长圆状披针形至长画状卵形；萼长8～9.5 mm，直径约1.5 mm，裂片长约2.5 mm；花冠长15～19 mm，筒部紫红色，花冠裂片蓝色，长约6～7 mm，宽约4.5～5 mm，心状倒三角形；子房卵形，柱头上部外露。蒴果淡黄褐色，长约6 mm；种子黑褐色，略显5棱粗糙。花期8～12月；果期9至翌年1月。

【生　　境】生于干热河谷的灌丛边和路边。

【分　　布】西藏、云南和四川。不丹也有分布。

【采集加工】夏、秋季采收，切碎，晒干或鲜用。

【性味功能】味甘，性温。活血止痛，化瘀生新。

【主治用法】主治跌打损伤，脘腹胁痛，骨折等。内服：煎汤，1.5～6 g。

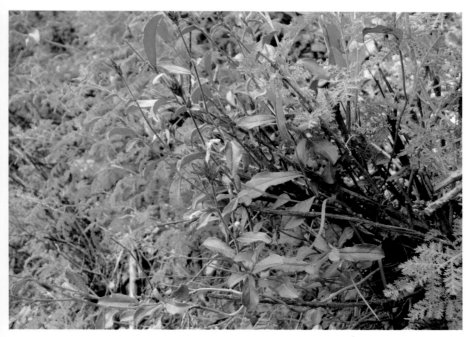

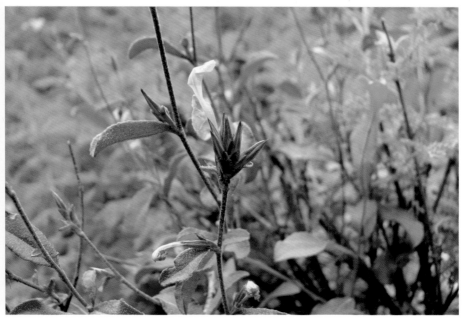

葵花大蓟

Cirsium souliei（Franch.）Mattf.

【别　　名】聚头蓟

【基　　原】来源于菊科蓟属葵花大蓟 **Cirsium souliei**（Franch.）Mattf. 的全草入药。

【形态特征】多年生铺散草本，主根粗壮。茎基粗厚，无主茎，顶生多数头状花序，叶丛密集。叶基生，莲座状，长椭圆形至倒披针形，羽状浅裂至全裂，长8～21 cm，宽2～6 cm，沿脉被多细胞长节毛，侧裂片7～11对，侧片卵状披针形至宽三角形，边缘有针刺或三角形刺齿，刺长2～5 mm。头状花序集生茎基莲座状叶丛中，总苞宽钟状，总苞片3～5层，镊合状排列。小花紫红色，花冠长1.7～2.1 cm，檐部长约8 mm，细管部长0.8～1.3 cm。瘦果浅黑色，长椭圆状倒圆锥形，长约5 mm，宽约2 mm。冠毛白色，长羽毛状，长达2 cm。花、果期7～9月。

【生　　境】生于海拔1930～4800 m的山坡路旁、林缘荒地、河滩地、水旁潮湿地。

【分　　布】甘肃、青海、四川和西藏等。

【采集加工】夏秋季采收，除去枯叶，洗净泥沙，晒干。

【性味功能】味苦，性凉。散瘀消肿，凉血止血，祛瘀生新。

【主治用法】治吐血，鼻衄，崩漏，黄疸，疮痈等。藏医药中用于治疗不消化症，培根病，疮疖，痈疽等《中国藏药》。

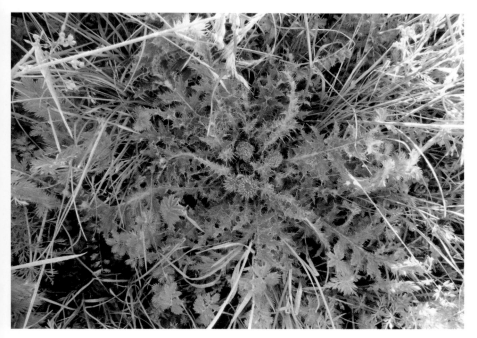

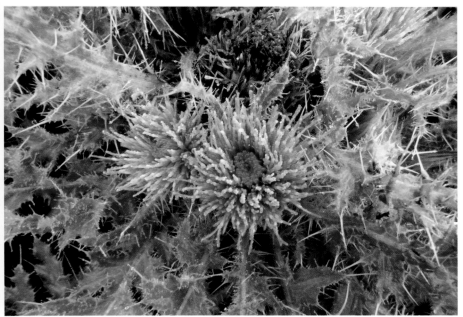

毛茛铁线莲

Clematis ranunculoides Franch.

【基　　原】来源于毛茛科铁线莲属毛茛铁线莲 Clematis ranunculoides Franch.的全株入药。

【形态特征】草质藤本，长达2 m。根表面棕黑色，内面淡黄色，茎基部常四棱形，上部六棱形。基生叶有3～5小叶，茎生叶常为三出复叶；小叶片薄纸质或亚革质，卵圆形至近圆形，长4～6 cm，宽2～4 cm，顶端钝圆，基部宽楔形，常3裂，两面被疏柔毛。聚伞花序腋生，1～3花；花梗基部有一对叶状苞片；花钟状，直径约1.5 cm；萼片4枚，紫红色，卵圆形，长1～2 cm，宽5～6 mm，边缘密被淡黄色茸毛；雄蕊与萼片近等长，花药线形，药隔背面被毛；心皮比雄蕊微短，被毛。瘦果纺锤形，长3～4 mm，宽约2 mm，两面凸起，棕红色，被短柔毛。宿存花柱长1.5～2 cm，被长柔毛。花期9～10月；果期10～11月。

【生　　境】生于海拔500～3000 m的山坡、沟边、林下及灌丛中。

【分　　布】云南、四川、广西及贵州等地。

【采集加工】秋冬采收，切段晒干。

【性味功能】味辛，性温。利尿，理气通便，活血止痛。

【主治用法】全株用于治疗角膜云翳，青光眼，小儿疳积，消化不良，痞块，脓疮，手足麻木等《滇省志》《峨彝药》《滇药录》。

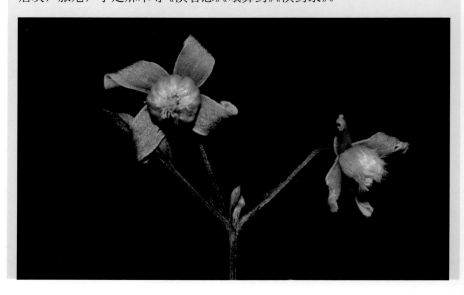

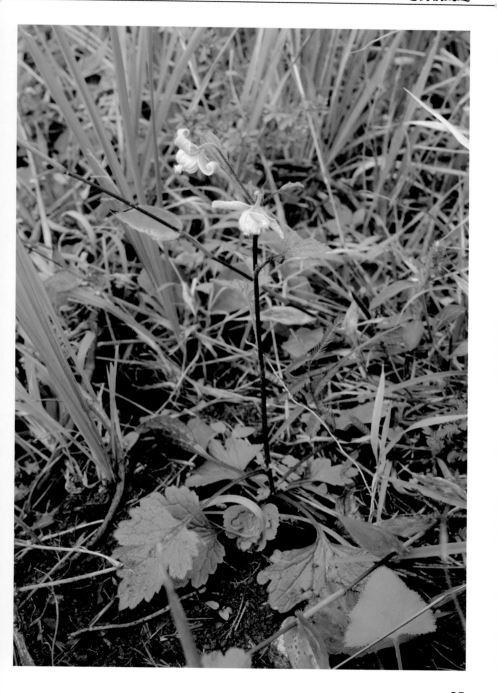

长花铁线莲

Clematis rehderiana Craib

【基　　原】来源于毛茛科铁线莲属长花铁线莲**Clematis rehderiana** Craib的藤茎入药。

【形态特征】木质藤本，长2～3 m。茎六棱形。一至二回羽状复叶，连叶柄长12～20 cm，小叶5～9，宽卵圆形或卵状椭圆形，长4～5.5 cm，宽2～5 cm，顶端钝尖，基部心形。聚伞圆锥花序腋生，花序梗长7～12 cm，苞片卵圆形或卵状椭圆形，长1.5～2 cm；花萼钟状，直径1.5～2 cm，芳香；萼片4枚，淡黄色，长方椭圆形或窄卵形，长1.5～2.5 cm，宽0.5～1 cm，外面被平伏的短柔毛，边缘被白色茸毛；花丝线形，花药黄色，心皮被短柔毛，花柱被绢状毛。瘦果扁平，宽卵形或近圆形，长约3 mm，棕红色，宿存花柱长2～2.5 cm，被长柔毛。花期7～8月；果期9月。

【生　　境】生于海拔2000～4200 m的沟边及林边的灌丛中。

【分　　布】云南、四川、青海、西藏等地。

【采集加工】夏秋采收，切段晒干。

【性味功能】味苦，性凉。散寒通络，清心降火，利尿。

【主治用法】主治口舌生疮，乳汁不通，肠炎痢疾，肾炎淋病等；内服：煎汤，10～20 g。藏医药用于治疗消化不良，胃寒，腹部包块，疮疡溃烂，痞块食积，腹泻，脓疮等；茎，清寒，通经络治跌打等《藏本草》。

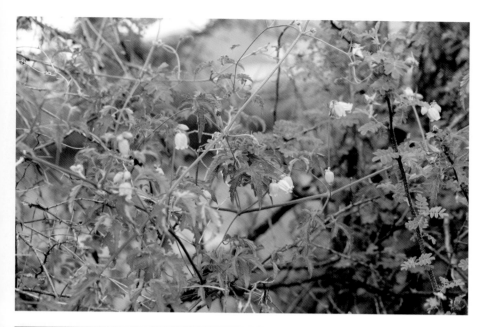

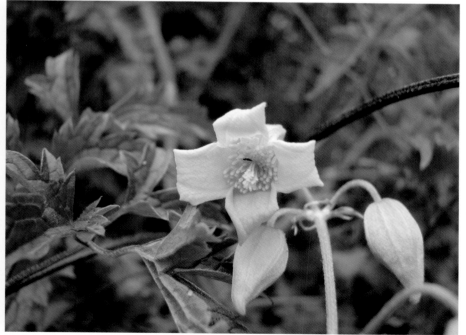

甘青铁线莲

Clematis tangutica（Maxim.）Korsh.

【别　　名】叶芒茶保、钩娃草

【基　　原】来源于毛茛科铁线莲属甘青铁线莲Clematis tangutica（Maxim.）Korsh.的藤茎入药。

【形态特征】落叶藤本，长1～4 m。主根粗壮，木质。茎有明显的棱，幼时被长柔毛。一回羽状复叶有5～7小叶；小叶片基部常浅裂至全裂，侧生裂片小，中裂片较大，卵状长圆形、狭长圆形或披针形，长3～4，宽0.5～1.5 cm。花单生，花序梗粗壮，长6～15 cm，有柔毛；萼片4，黄色外面带紫色，斜上展，狭卵形，椭圆状长圆形，长1.5～2.5 cm，顶端渐尖，外面边缘有短茸毛，中间被柔毛，内面无毛或近无毛；花丝下面稍扁平，被开展的柔毛，花药无毛；子房密生柔毛。瘦果倒卵形，长约4 mm，有长柔毛，宿存花柱长达4 cm。花期6～8月；果期9～10月。

【生　　境】生于海拔1300～4900 m的高原草地或灌丛中。

【分　　布】新疆、西藏、四川、青海、甘肃和陕西。俄罗斯中亚地区也有分布。

【采集加工】夏秋采收，切段晒干。

【性味功能】味苦，性凉。健胃消食，排脓敛疮，清热消炎，通经活络。

【主治用法】主治消化不良，恶心，痞块食积，腹泻等症；内服：煎汤，8～12 g。藏医药中主治消化不良，恶心，痞块，胃肠炎，胃痛，疮疖肿毒，风湿疼痛，黄水病，寒性肿瘤，浮肿等症《藏药志》。

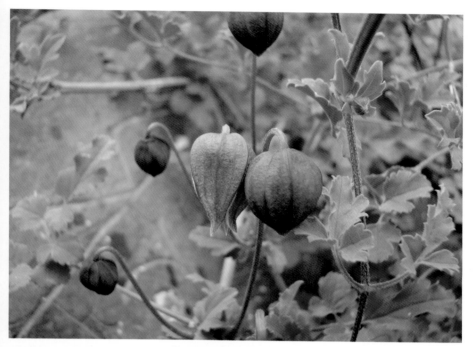

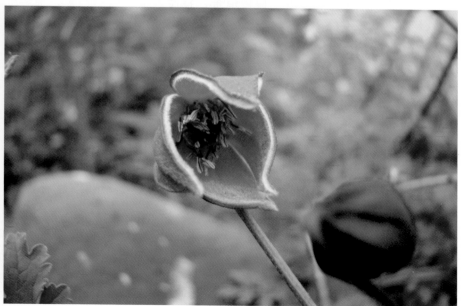

脉花党参

Codonopsis nervosa（Chipp）Nannf.

【别　　名】柴党、高山党参、臭党参

【基　　原】来源于桔梗科党参属脉花党参 **Codonopsis nervosa**（Chipp）Nannf. 的根入药。

【形态特征】根常肥大，圆柱状，长15~25 cm，直径1~2 cm，表面灰黄色。主茎直立或上升，能育，长20~30 cm，直径2~3 mm，疏生白色柔毛；侧枝集生于主茎下部，仅具叶。叶片阔心状卵形，长宽1~1.5 cm，顶端钝或急尖，叶基心形。花单朵着生于茎顶端，花微下垂；花梗长1~8 cm，被稀疏被毛；花萼贴生至子房中部，筒部半球状，裂片卵状披针形，长7~20 mm，宽2~7 mm；花冠球状钟形，淡蓝白色，内面基部有红紫色斑，长2~4.5 cm，径2.5~3 cm，裂片圆三角形；雄蕊花丝基部微扩大，长约5 mm，花药长4~5 mm。蒴果下部半球状，上部圆锥状。种子椭圆状，棕黄色，光滑无毛。花期7~9月；果期9~11月。

【生　　境】生于海拔2400~4500 m的高山草甸、灌丛、林缘或山坡疏林中。

【分　　布】甘肃、青海、重庆、四川、云南和西藏等地。

【采集加工】春秋季采挖，去除枯枝叶，晒干。

【性味功能】味甘，性平。补中益气，健脾益肺。

【主治用法】主治脾胃虚弱，气血两亏，体倦无力，食少，口渴，泄泻，脱肛等。

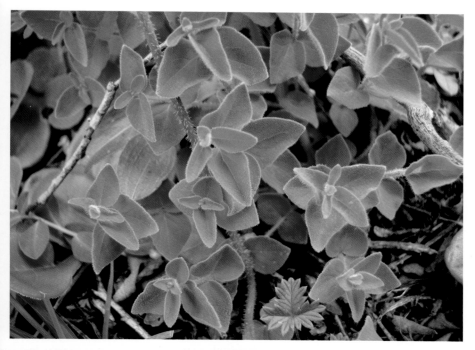

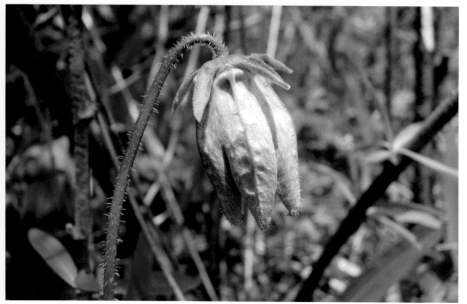

密茎贝母兰

Coelogyne nitida（Wall. ex D. Don）Lindl.

【基　　原】来源于兰科贝母兰属密茎贝母兰**Coelogyne nitida**（Wall. ex D. Don）Lindl.的全草入药。

【形态特征】根状茎粗壮，被鳞片状鞘，密生假鳞茎。假鳞茎长圆状椭圆形，长1.5～3 cm，粗1～1.5 cm，顶端生2枚叶，基部有鞘。叶狭椭圆形，革质，长4～8 cm，宽1.3～1.8 cm，基部渐狭成柄。总状花序具2～3朵花；花梗和子房长约1.6 cm；花白色稍带淡黄色，唇瓣上有彩色眼斑；萼片长圆形，长1.7～1.9 cm，宽4～5 mm；花瓣近宽线形或狭长圆形，长约1.5 cm，宽2～3 mm；唇瓣卵形，长约1.5 cm，宽约1 cm，3裂；唇盘上的3条纵脊不甚明显；蕊柱稍向前倾，长约1.2 cm，两侧边缘有翅；翅自下向上渐宽，上部一侧宽约1 mm。花期3～5月；果期7～8月。

【生　　境】生于石灰岩山地的林中树上。

【分　　布】云南南部和西北部。越南、老挝、泰国、缅甸、印度、尼泊尔、不丹也有分布。

【采集加工】秋季采挖，去处枯叶，洗净晒干。

【性味功能】味苦、辛，性凉。化痰止咳，活血祛瘀，舒筋止痛。

【主治用法】主治感冒，咳嗽痰喘，跌打损伤，病后虚弱，肺痨潮热，遗精，腰酸无力，痔疮等。内服；煎汤，用量6～10 g。

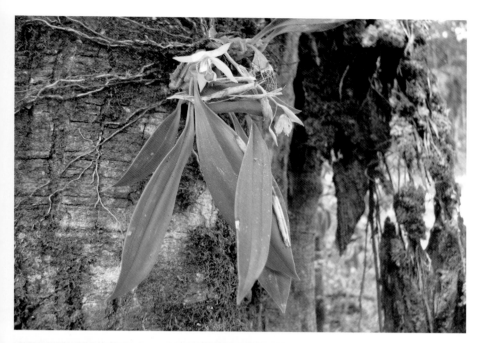

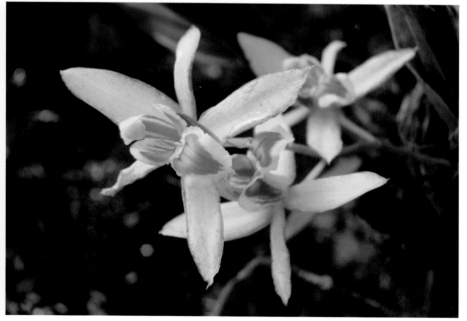

卷丝苣苔

Corallodiscus kingianus（Craib）Burtt

【别　　名】大叶珊瑚苣苔

【基　　原】来源于苦苣苔科珊瑚苣苔属卷丝苣苔**Corallodiscus kingianus**（Craib）Burtt的全草入药。

【形态特征】多年生草本。根状茎粗短。叶莲座状，革质，菱状狭卵形或卵状披针形，长2～9 cm，宽1.4～3 cm，顶端锐尖，基部楔形，下面密被锈色毡状绵毛。聚伞花序2～6条，每花序具7～20花。花萼钟状，5深裂，裂片长圆形，长2～3 mm，宽约0.6 mm。花冠筒状，淡紫色、紫蓝色，长15～16 mm，内面下唇一侧具淡褐色髯毛和两条深褐色斑纹；筒长8～12 mm，直径3～4 mm；上唇2裂，裂片半圆形，下唇3裂，裂片卵圆形或近圆形。雄蕊4，上雄蕊长约3 mm，下雄蕊长约6 mm，花丝无毛，花药长圆形，长约0.5 mm；退化雄蕊长约1.5 mm。雌蕊无毛，子房长圆形，长约3 mm，花柱长约6 mm，柱头头状。蒴果长圆形，长约2 cm。花期6～7月；果期8～9月。

【生　　境】生于海拔2800～4600 m的山坡草地或林下岩石上。

【分　　布】西藏、青海、四川和云南。印度至不丹也有分布。

【采集加工】夏季采收全草，去除枯叶和杂质，洗净晒干。

【性味功能】味甘、微苦，性寒。清热解毒，补肾，止血。

【主治用法】主治热性腹泻，阳痿早泄，月经失调，白带过多，并可解野菜，肉类及乌头中毒。内服：煎汤，20～30 g。

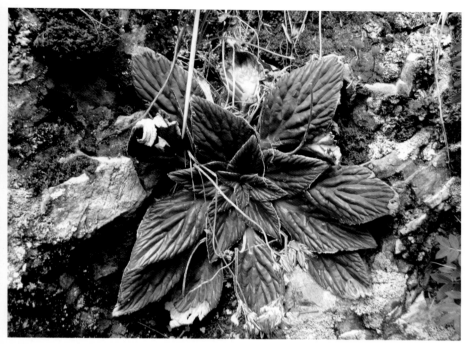

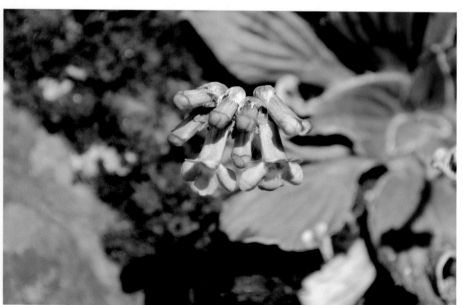

西藏珊瑚苣苔 Corallodiscus lanuginosa（Wall. ex A. DC.）Burtt

【基　　原】来源于苦苣苔科珊瑚苣苔属西藏珊瑚苣苔 **Corallodiscus lanuginosa**（Wall. ex A. DC.）Burtt的全草入药。

【形态特征】多年生草本。叶基生，莲座状；叶片卵圆形或倒卵圆形，长3～3.5 cm，宽2.8～3.5 cm，顶端圆形，基部楔形，上面疏被白色长柔毛，下面疏被淡褐色柔毛。聚伞花序5～7条，每花序具2～4花；花梗长0.6～2 cm。花萼钟状，5深裂，裂片长圆形，长约3 mm，宽约1 mm。花冠筒状，淡紫色，长约1.2 cm，径约5 mm，内面下唇一侧被淡褐色髯毛；筒部长约9 mm，直径2～3 mm；上唇2裂，裂片近圆形，长约1 mm，宽约1.2 mm，下唇3深裂，裂片长圆形，长约3 mm。雄蕊4，上雄蕊长约3 mm，着生于距花冠基部约3 mm处，下雄蕊长3 mm，着生于距花冠基部约4 mm处；退化雄蕊长约0.2 mm，着生于距花冠基部约1 mm处。雌蕊无毛，子房长圆形，长约2.5 mm，花柱长约2 mm，柱头头状。蒴果线形，长1.3～1.7 cm。花期6月；果期7月。

【生　　境】生于海拔2100～3600 m的河谷林缘岩石及石壁上。

【分　　布】西藏南部和东南部。不丹、尼泊尔及印度也有分布。

【采集加工】夏、秋季采收，鲜用或晒干。

【性味功能】味微辛，性平。健脾，止血，化瘀。

【主治用法】主治小儿疳积，跌打损伤，刀伤出血等。内服：煎汤，3～9 g。

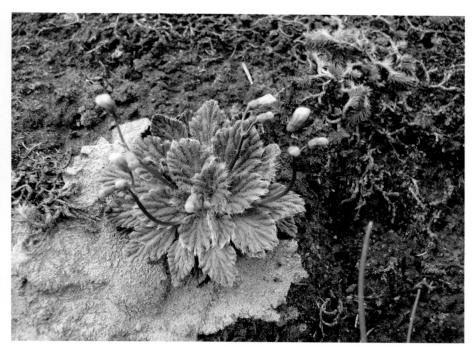

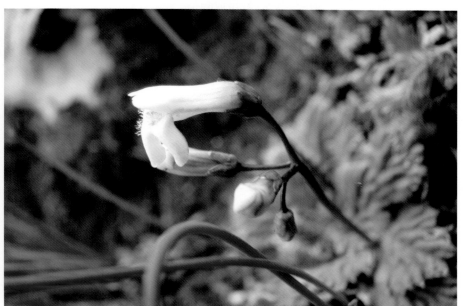

迭裂黄堇

Corydalis dasyptera Maxim.

【别　　名】黄连、鸡爪黄连

【基　　原】来源于罂粟科紫堇属迭裂黄堇 **Corydalis dasyptera** Maxim. 的全草入药。

【形态特征】多年生铅灰色草本，高10～30 cm。主根长10～15 cm，粗约1 cm。根茎长2～10 cm，粗2～3 mm。茎1至多条，发自基生叶腋，花葶状。基生叶长10～15 cm；基部鞘状宽展；叶片长圆形，一回羽状全裂，羽片5～7对。总状花序具密集多花。下部苞片长约2 cm，宽约1 cm，羽状深裂。花梗长约1 cm，果期下弯。萼片小，椭圆形，具齿。花污黄色，外花瓣龙骨凸起部位带紫褐色。上花瓣长约2 cm，鸡冠状凸起延伸至距中部；距约与瓣片等长，圆筒形，末端稍下弯。下花瓣稍向前伸出，瓣片近爪下弯。内花瓣具粗厚的鸡冠状凸起。子房长圆形，稍长于花柱；柱头扁四方形。蒴果下垂，长圆形，长1～1.4 cm，宽2.5～3.5 mm；种子近圆形，直径约2.5 mm。花期5～6月；果期7～8月。

【生　　境】生于海拔2700～4200 m的高山草地、流石滩或疏林下。

【分　　布】甘肃、青海、四川和西藏等地。

【采集加工】夏、秋季连根采挖，洗净，阴干或晒干。

【性味功能】味苦，性寒。清热解毒，消肿止痛，舒肝利胆。

【主治用法】主治四肢疼痛，高热，黄疸型肝炎，肠炎，外伤出血，疮疡等。内服：煎汤，20～30 g。藏医药中用于治疗胃肠炎，胃痛，感冒，肉食中毒等《藏本草》。

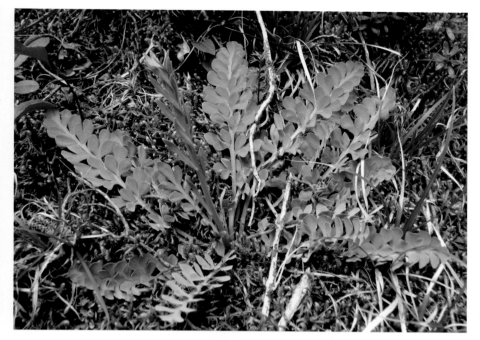

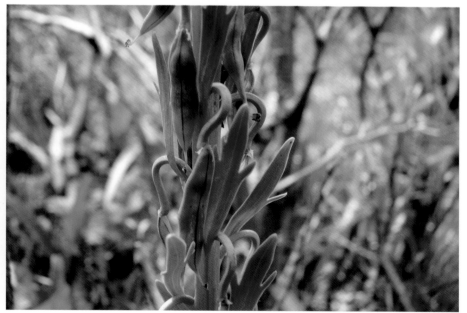

条裂黄堇

Corydalis linarioides Maxim.

【别　　名】铜棒锤、铜锤紫堇

【基　　原】来源于罂粟科紫堇属条裂黄堇 **Corydalis linarioides** Maxim. 的块根入药。

【形态特征】直立草本，高 25～50 cm。须根多数成簇，纺锤状肉质增粗，长达 6 cm，黄色，味苦，具柄。茎 2～5 条，上部具叶，下部裸露。基生叶近圆形，长约 4 cm，宽约 3.5 cm，二回羽状分裂；茎生叶一回奇数羽状全裂。顶生总状花序具多花，花时密集，果时稀疏。萼片鳞片状，边缘撕裂状；花瓣黄色，上花瓣长 1.6～1.9 cm，花瓣片舟状卵形；下花瓣倒卵形，长 0.9～1 cm；内花瓣提琴形，长 7～8 mm；雄蕊束长 6～7 mm，花药长圆形，花丝披针形；子房狭椭圆状线形，长 4～5 mm，花柱长 2～3 mm，柱头双卵形，上端具 2 乳突。蒴果长圆形，长约 1.2 cm，粗 1.5～2 mm。种子 5～6 枚，近圆形，直径约 1.5 mm，黑色，具光泽。花、果期 6～9 月。

【生　　境】生于海拔 2100～4700 m 的林下、林缘、灌丛下、草坡或石缝中。

【分　　布】陕西、宁夏、甘肃、青海、四川和西藏。

【采集加工】秋季采挖，去净泥土，晒干。

【性味功能】味辛、微苦，性平，有毒。活血散瘀，消肿止疼，除风除湿。

【主治用法】主治跌打损伤，劳伤，风湿疼痛，皮肤风痒症。内服：煎汤，2.5～5 g，或浸酒。

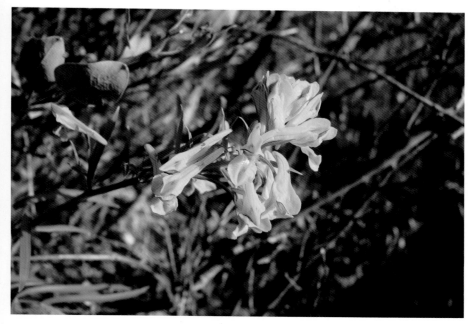

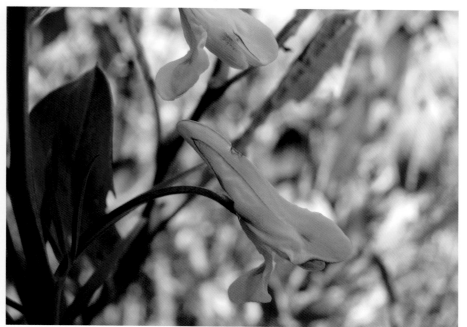

浪穹紫堇

Corydalis pachycentra Franch.

【基　　原】来源于罂粟科紫堇属浪穹紫堇 **Corydalis pachycentra** Franch. 的全草入药。

【形态特征】粗壮小草本，高10～20 cm。须根多数，中部纺锤状，长1～2.5 cm，粗1～2.5 cm。茎1～5条，带紫色，不分枝。基生叶2～5枚，叶片近圆形，直径1～2.5 cm，3全裂，裂片再次2～4深裂。总状花序顶生，长2～3 cm，有4～8花；苞片长圆状披针形至线状披针形。萼片鳞片状，卵形；花瓣蓝色或蓝紫色，上花瓣长1.3～1.5 cm，花瓣片舟状宽卵形；下花瓣长0.9～1 cm，先端钝圆，中部缢缩，下部浅囊状，基部具短爪；内花瓣提琴形，长0.7～0.8 cm；雄蕊束长0.5～0.6 cm，花丝狭椭圆形；子房长圆状线形，长2.5～3 mm，花柱与子房近等长。蒴果椭圆状长圆形，长0.8～1 cm，粗2～3 mm，具7～11枚种子，成熟时自果梗先端反折。花、果期5～9月。

【生　　境】生于海拔2700～5200 m的林下、灌丛下、草地或石隙间。

【分　　布】青海、四川、云南和西藏。

【采集加工】夏、秋季连根采挖，洗净，阴干或晒干。

【性味功能】味苦，性凉。清热解毒。

【主治用法】藏医药中以全株治疗高山多血症，热性腹症《滇省志》和脉热病，高山多血症，混病血杂，热性腹泻，神经发烧，脉管炎等《藏本草》。

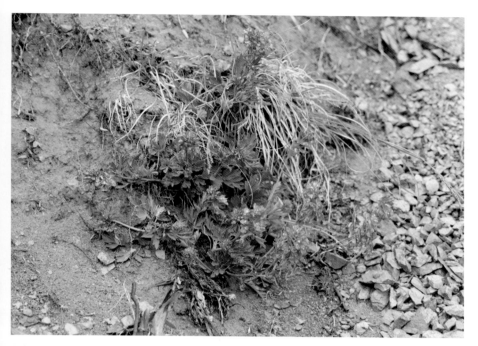

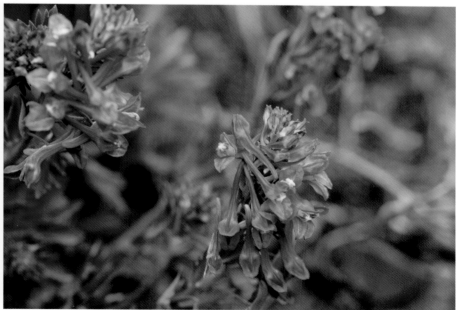

粗梗黄堇

Corydalis pachypoda（Franch.）Hand.-Mazz.

【别　　名】马尾连、土黄连

【基　　原】来源于罂粟科紫堇属粗梗黄堇**Corydalis pachypoda**（Franch.）Hand.-Mazz.的根入药。

【形态特征】多年生草本，多少具白粉，高约5～15 cm。主根粗大，长10～20 cm，粗1～2 cm。根茎长5～15 cm，粗2～4 mm，上部具黄褐色鳞片和叶柄残基。茎花葶状，无叶或基部具1叶。基生叶短于花葶，长圆形，宽约1.5 cm，一回羽状全裂，羽片3～5对。总状花序具5～10花。花梗长2～4 cm。萼片半圆形，具齿，早落。花冠橙黄色或污黄色；外花瓣具鸡冠状凸起；上花瓣长1.8～2.2 cm，两侧具1条纵肋；下花瓣稍向前伸出，瓣片近爪处下弯，基部下延成囊状；内花瓣琴形具延伸至爪中部的粗厚鸡冠状凸起。雄蕊束披针形。柱头近扁四方形，顶端2裂，具2短柱状乳突，两侧基部下延。蒴果倒卵形，长8～15 mm，宽3～4 mm；种子黑亮。花、果期5～9月。

【生　　境】生于海拔2300～4700 m的石缝或沙石地。

【分　　布】云南、四川和西藏。尼泊尔也有分布。

【采集加工】春、夏季采收，洗净，晒干或鲜用。

【性味功能】味苦，性凉。清热解毒。

【主治用法】主治痈肿疮疖。内服：煎汤,6～10 g。外用：适量，捣敷。藏医药中以全株治疗高山多血症，热性腹症《滇省志》和脉热病，高山多血症，热性腹泻，神经发烧，脉管炎等《藏本草》。

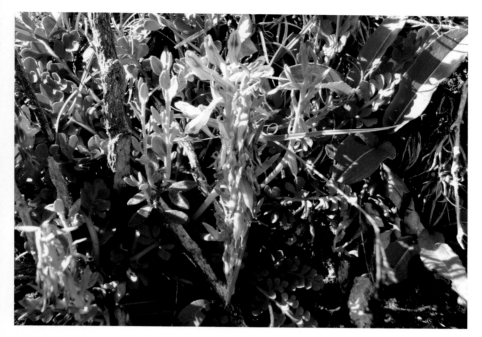

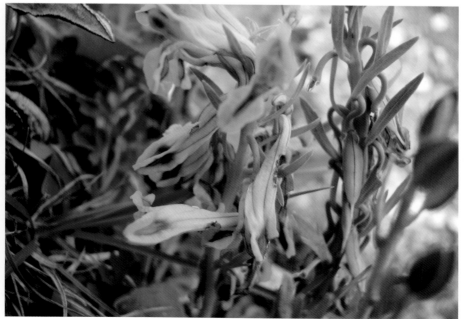

钟花垂头菊

Cremanthodium campanulatum（Franch.）Diels

【别　　名】滇缅垂头菊

【基　　原】来源于菊科垂头菊属钟花垂头菊 Cremanthodium campan-ulatum（Franch.）Diels的全草入药。

【形态特征】多年生草木。根肉质，茎单生，直立，高10～30 cm，紫红色。丛生叶和茎基部叶具柄，柄长6～12 cm，被紫色柔毛，基部鞘状。叶片肾形，长0.7～2.5 cm，宽1～5 cm，边缘具浅圆齿，下面紫色；茎中部叶具短柄，叶片肾形。头状花序单生，盘状，下垂，总苞钟形，长1.5～2.8 cm，宽1.5～4.5 cm，总苞淡紫红色至紫红色，花瓣状。小花多数，全部管状，花冠紫红色，长6～8 mm，管部长约2 mm，花柱细长，远出于花冠之外，冠毛白色与花冠近等长。瘦果倒卵形，长2～4 mm，顶端平截。花、果期5～9月。

【生　　境】生于海拔3200～4800 m的林中、林缘、灌丛中、高山草甸及流石滩。

【分　　布】西藏、云南、四川西等地。缅甸东北部也有分布。

【采集加工】夏，秋季采收，洗净，鲜用或晒干。

【性味功能】味甘、微苦，性平。清热消肿，健胃止呕。

【主治用法】主治高热惊风，咽喉肿痛，脘腹胀痛，呕吐等。内服：煎汤，6～15 g。藏医药中用于治疗骨折，骨伤，头骨受伤等《藏本草》。

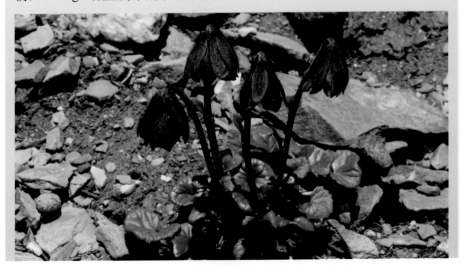

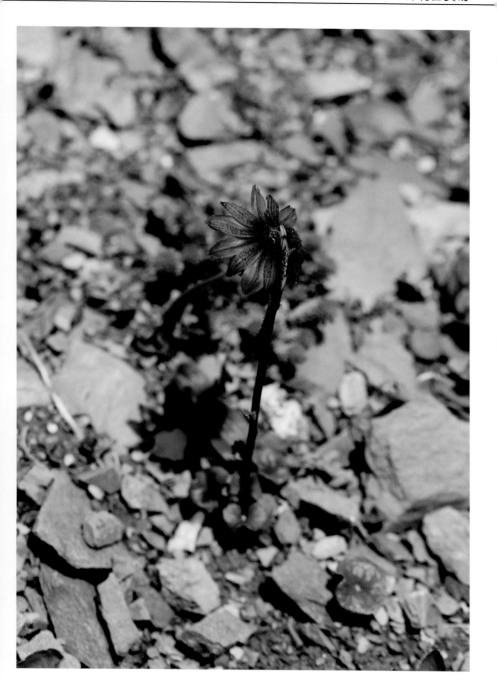

盘花垂头菊

Cremanthodium discoideum Maxim.

【基　原】来源于菊科垂头菊属盘花垂头菊**Cremanthodium discoideum** Maxim.的全草入药。

【形态特征】多年生草本。根肉质，多数。茎单生，直立，高15～30 cm，上部被白色和紫褐色有节长柔毛，下部光滑。丛生叶和茎基部叶具柄，柄长1～6 cm，光滑，基部鞘状，叶片卵状长圆形或卵状披针形，长1.5～4 cm，宽0.7～1.5 cm，先端钝，全缘，稀有小齿，基部圆形，两面光滑，上面深绿色，下面灰绿色，叶脉羽状，在两面均不明显；茎生叶少，下部叶无柄，披针形，半抱茎，上部叶线形。头状花序单生，下垂，盘状，总苞半球形，长8～10 mm，宽1.5～2.5 cm，被密的黑褐色有节长柔毛，总苞片8～10，2层，线状披针形，宽1～3 mm，先端渐尖或急尖。小花多数，紫黑色，全部管状，长7～8 mm，管部长2～3 mm，冠毛白色，与花冠等长或略长。瘦果圆柱形，光滑，长2～4 mm。花、果期6～8月。

【生　境】生于海拔3000～5400 m的林中草坡、高山流石滩、沼泽地。

【分　布】西藏、四川、青海和甘肃。尼泊尔和印度也有分布。

【采集加工】夏、秋季采收，洗净，鲜用或晒干。

【性味功能】味苦，性凉。息风止痉。

【主治用法】主治中风，肝风内动，惊痫抽搐等。内服：煎汤，3～9 g。

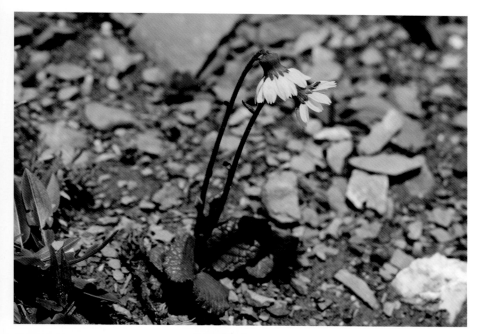

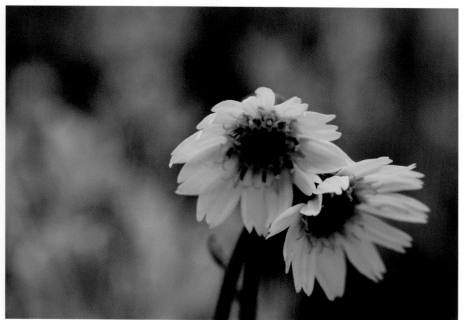

矮垂头菊

Cremanthodium humile Maxim.

【基　　原】来源于菊科垂头菊属矮垂头菊 Cremanthodium humile Maxim. 的全草入药。

【形态特征】多年生草本。根肉质，茎直立，高5～20 cm，上部被黑色和白色有节长柔毛。茎下部叶具柄，叶柄长2～14 cm，基部呈鞘状，叶片卵形或卵状长圆形，长0.7～6 cm，宽1～4 cm，先端钝或圆形，上面光滑，下面被密的白色柔毛；茎中上部叶无柄或有短柄，叶片卵形至线形，向上渐小。头状花序单生，下垂，辐射状，总苞半球形，长0.7～1.3 cm，宽1～3 cm，被密的黑色和白色有节柔毛。舌状花黄色，舌片椭圆形，伸出总苞之外，长1～2 cm，宽3～4 mm，先端急尖，管部长约3 mm；管状花黄色，多数，长7～9 mm，管部长约3 mm，檐部狭楔形，冠毛白色，与花冠等长。瘦果长圆形，长3～4 mm。花、果期7～11月。

【生　　境】生于海拔3700～5300 m的高山碎石带、河滩碎石间及草甸中。

【分　　布】西藏、青海、甘肃、四川和云南。

【采集加工】夏、秋季采收，洗净，鲜用或晒干。

【性味功能】味苦、辛，性凉。疏风清热，利水消肿。

【主治用法】主治风热头痛，发热恶寒，肢节酸楚，小便不利，全身浮肿，水肿等。内服：煎汤，6～9 g。

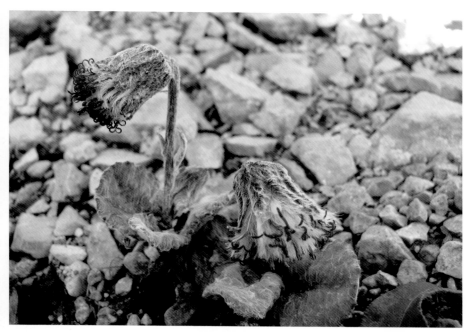

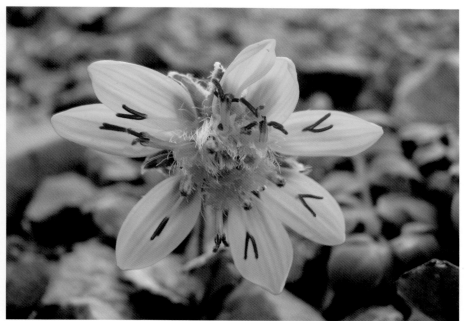

小垂头菊

Cremanthodium nanum（Decne.）W.W. Smith

【基　　原】来源于菊科垂头菊属小垂头菊Cremanthodium nanum
（Decne.）W.W. Smith的全草入药。

【形态特征】多年生草本。根肉质，茎单生，直立，高5～10 cm，上部
密被白色柔毛，下部紫红色。丛生叶具长2～4 cm的柄，基部鞘状；叶片
卵形或近圆形，长1～3.9 cm，宽0.5～2.7 cm，先端圆形，基部楔形，下
面密被白色柔毛；茎生叶集生茎上部，2～4，叶片卵形至长圆形，两面有
白色柔毛，基部半抱茎。头状花序单生，辐射状，总苞半球形，长1～
1.5 cm，宽1.5～3 cm，被密的黑色和白色有节柔毛。舌状花黄色，舌片椭
圆形，长6～8 mm，宽3～4 mm，不伸出总苞外，管部长3～5 mm；管状
花黄色，长5～8 mm，狭楔形，冠毛白色。瘦果线状圆柱形，长3～6 mm，
光滑，有明显的果肋。花、果期7～8月。

【生　　境】生于海拔4500～5400 m的高山流石滩。

【分　　布】西藏、云南、青海和甘肃。尼泊尔、印度也有分布。

【采集加工】夏、秋季采收，洗净，鲜用或晒干。

【性味功能】味苦、辛，性寒。息风止痉，疏风清热，利水消肿。

【主治用法】主治感冒发热，小便不利，身肿等。内服：煎汤，6～12 g。

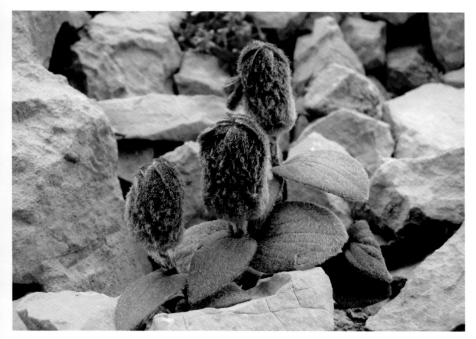

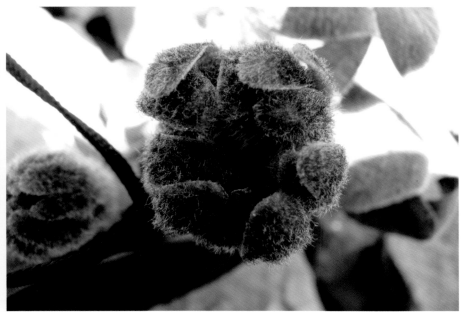

黄钟花

Cyananthus flavus Marq.

【基　　原】来源于桔梗科蓝钟花属黄钟花**Cyananthus flavus** Marq. 的全草入药。

【形态特征】多年生草本。茎基部具宿存的鳞片，鳞片长卵形，长约3 mm，宽约1 mm。茎密生灰白色长柔毛。叶互生，花下数枚呈轮生状；叶片椭圆形或卵圆形，长5～14 mm，宽3～8 mm，两端锐尖，边缘反卷，两面生灰白色柔毛。花单生茎顶，花梗长1～2 cm；花萼短筒状，底部浑圆，果期膨大，筒长宽8～10 mm，裂片三角形，长宽约3 mm，内面生柔毛；花冠黄色，长2.5～2.7 cm，内面喉部密生白色柔毛，裂片倒卵状矩圆形或倒卵状椭圆形，长1.4～1.6 cm，宽5～7 mm；子房花期约与萼筒等长，花柱超出花冠筒。花期7～8月；果期8～9月。

【生　　境】生于海拔3200～3600 m的山坡草地。

【分　　布】特产于云南丽江。

【采集加工】夏秋季节采收全草，去除杂质晒干。

【性味功能】味苦、辛，性温，有小毒。祛风止痛，止泻。

【主治用法】主治腹泻，风湿痛，跌打损伤等。内服：煎汤，12～18 g。

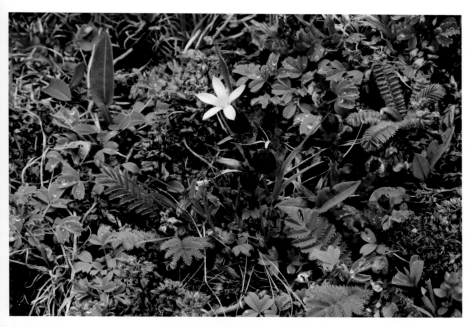

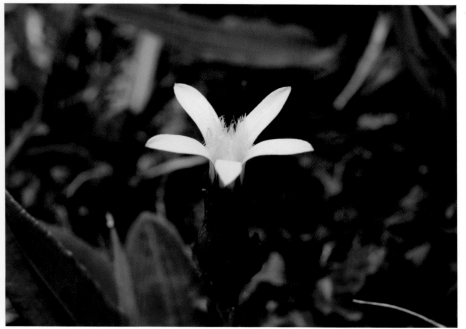

杂毛蓝钟花

Cyananthus sherriffii Cowan

【基　　原】来源于桔梗科蓝钟花属杂毛蓝钟花 Cyananthus sherriffii Cowan的全草入药。

【形态特征】多年生小草本。茎基粗壮，近木质，密被宿存鳞片，鳞片长达1 cm，宽约2.5 mm。茎圆柱状，长5～15 cm，疏被蛛丝状柔毛。叶互生，花下数枚轮生；叶片长椭圆形，长4～5 mm，宽约2 mm，花下数枚长9～12 mm，宽约3 mm，上面绿色，背面银白色。花单生茎顶，花梗长5～8 mm；花萼筒状，底部平截，长约1.2 cm，宽约7 mm，密被苍白色和棕黑色刚毛，裂片三角状披针形，稍短于筒部，两面被毛；花冠蓝色或灰蓝色，筒状钟形，长约2.5 cm，内面喉部生长柔毛，裂片长圆形；雄蕊聚药于子房顶端；子房圆锥状，花期约与花萼等长，花柱长达花冠喉部，柱头5裂。花期6～7月；果期8～9月。

【生　　境】生海拔4400～5000 m的高山草甸和灌丛下。

【分　　布】分布于西藏。不丹、印度、尼泊尔也有分布。

【采集加工】夏秋季节采收全草，去除杂质晒干。

【性味功能】味甘、微苦，性温。健脾除湿，通经活络。

【主治用法】主治小儿体虚，劳伤疼痛，腹泻，风湿痛，跌打损伤等。内服：煎汤，10～15 g。

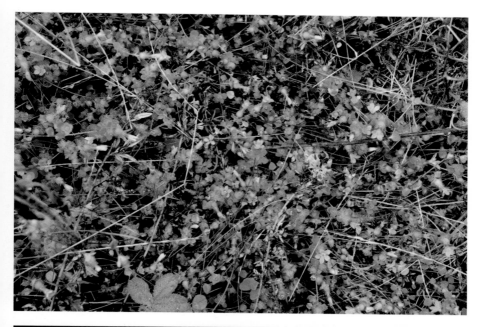

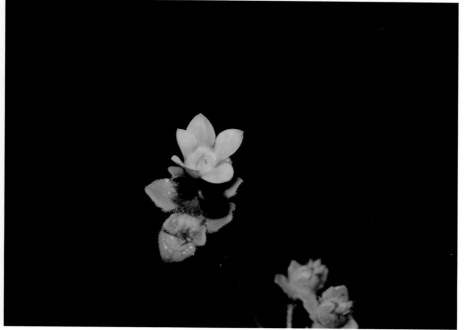

心叶琉璃草

Cynoglossum triste Diels

【别　　名】暗淡倒提壶、克哈克

【基　　原】来源于紫草科琉璃草属心叶琉璃草**Cynoglossum triste** Diels 的全草入药。

【形态特征】多年生草本，高15～50 cm。基生叶及茎下部叶有长柄，心形或卵圆形，长5～12 cm，宽3.5～8 cm，先端尖，基部心形；茎上部叶心形至长圆状卵形，长6～9 cm，宽3～6 cm。花序3～6集为顶生圆锥状花序；花梗长2～2.5 mm，花后延长；花萼长5～6 mm，裂片披针形或披针状长圆形，宽1.5～2 mm；花冠筒状，黑紫色，长5～6 mm，基部直径约3 mm，檐部直径8～10 mm，裂片近卵形，先端具钝头，喉部附属物梯形；花药长圆形，花柱圆柱状，长2～2.5 mm。小坚果极扁平，直径达1.5 cm，背面凸，密生黄色锚状刺。花期5～7月；果期8～9月。

【生　　境】生于海拔2500～3100 m的阴湿山坡草地及疏林下。

【分　　布】云南西北部至四川西南部。

【采集加工】夏季采收全草，去除杂质，切段晒干。

【性味功能】味淡，性凉。清热解毒，利尿消肿，活血。

【主治用法】主治急性肾炎，肺痨吐血，鼻出血，月经不调，膀胱炎，小便刺痛，肺结核，尿道炎，外伤出血等。内服：煎汤，10～15 g。

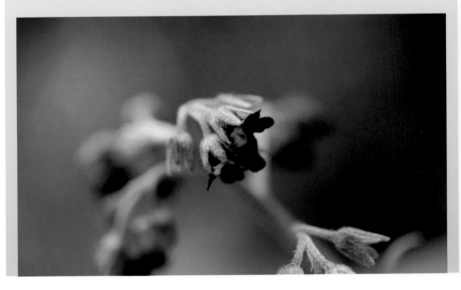

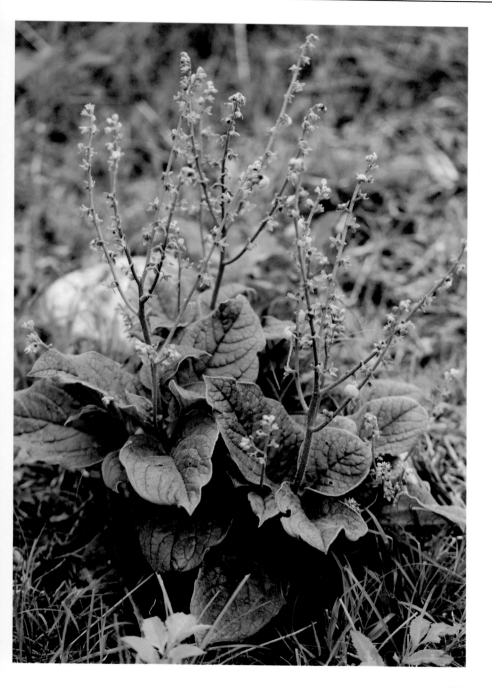

黄花杓兰

Cypripedium flavum P. F. Hunt et Summerh.

【基　　原】来源于兰科杓兰属黄花杓兰**Cypripedium flavum** P. F. Hunt et Summerh.的全草入药。

【形态特征】植株高30～50 cm，具粗短的根状茎。茎直立，密被短柔毛，基部具数枚鞘，鞘上方具3～6枚叶。叶片椭圆形至椭圆状披针形，长10～16 cm，宽4～8 cm，先端急尖或渐尖，两面被短柔毛。花序顶生，常具1花；苞片叶状，椭圆状披针形，长4～8 cm，宽约2 cm，被短柔毛；花黄色有红色晕，唇瓣上偶见栗色斑点；中萼片椭圆形至宽椭圆形，长3～3.5 cm，宽1.5～3 cm；合萼片宽椭圆形，长2～3 cm，宽1.5～2.5 cm；花瓣长圆形至长圆状披针形，长2.5～3.5 cm，宽1～1.5 cm；唇瓣深囊状，椭圆形，长3～4.5 cm；退化雄蕊近圆形或宽椭圆形。蒴果狭倒卵形，长3.5～4.5 cm，被毛。花、果期6～9月。

【生　　境】生于海拔1800～3450 m林下、林缘、灌丛中或多石湿润草地。

【分　　布】甘肃、湖北、重庆、四川、云南和西藏。

【采集加工】夏季采集全草，洗净晒干。

【性味功能】味苦、辛，性温。镇静，解痉，止痛，解热，利尿。

【主治用法】主治感冒头痛，高热惊厥，癫痫，神经衰弱，烦躁不眠，食欲不振，胃脘痛等。内服；煎汤，用量10～15 g。

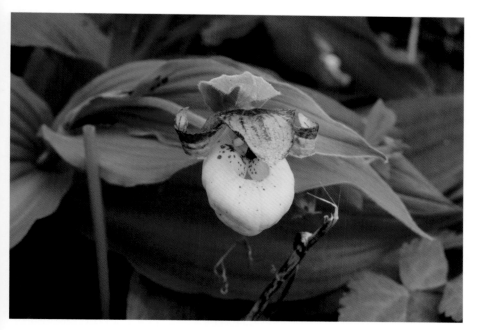

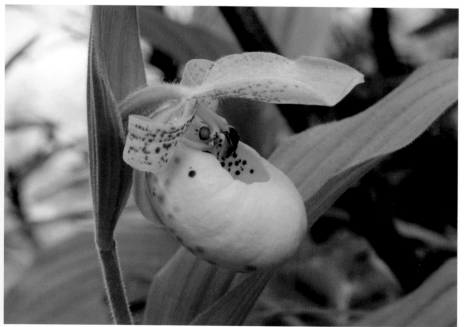

紫点杓兰

Cypripedium guttatum Swartz

【别　　名】小口袋兰、小囊兰

【基　　原】来源于兰科杓兰属紫点杓兰**Cypripedium guttatum** Swartz 的全草入药。

【形态特征】植株高15～25 cm，具细长而横走的根状茎。叶2枚，常对生；叶片椭圆形或卵状披针形，长5～12 cm，宽2.5～4.5 cm。花序顶生，具1花；花序柄密被短柔毛和腺毛；花苞片卵状披针形，长1.5～3 cm；花白色，具淡紫红色斑；中萼片卵状椭圆形或宽卵状椭圆形，长1.5～2.2 cm，宽1.2～1.6 cm；合萼片狭椭圆形，长1.2～1.8 cm，宽5～6 mm；花瓣近匙形或提琴形，长1.3～1.8 cm，宽5～7 mm；唇瓣深囊状，近球形，长宽约1.5 cm，具宽阔的囊口，囊底有毛；退化雄蕊卵状椭圆形，长4～5 mm，宽2.5～3 mm。蒴果近狭椭圆形，长约2.5 cm，宽8～10 mm，被微柔毛。花期5～7月；果期8～9月。

【生　　境】生于海拔500～4000 m的林下、灌丛中或草地上。

【分　　布】黑龙江、吉林、辽宁、内蒙古、河北、山西、山东、陕西、宁夏、四川、重庆、云南和西藏。不丹、朝鲜、西伯利亚、欧洲和北美西北部也有分布。

【采集加工】夏季采集全草，洗净晒干。

【性味功能】味苦、辛，性温。镇静，解痉，止痛，解热，利尿。

【主治用法】主治感冒头痛，高热惊厥，癫痫，神经衰弱，烦躁不眠，食欲不振，胃脘痛等。内服；煎汤，用量10～15 g。

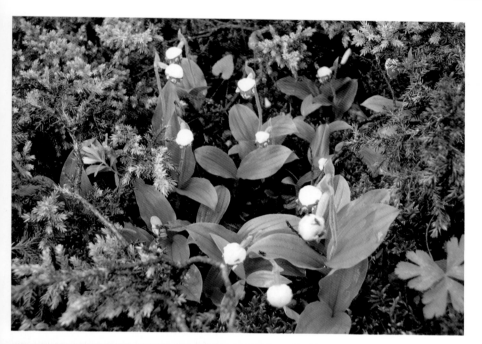

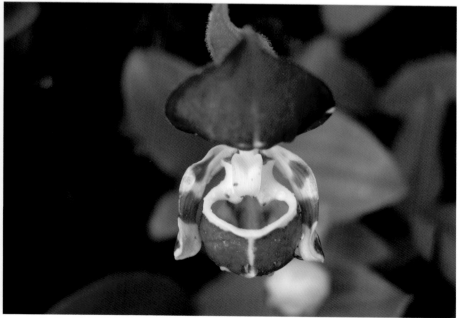

西藏杓兰

Cypripedium tibeticum King ex Rolfe

【别　　名】大花杓兰

【基　　原】来源于兰科杓兰属西藏杓兰**Cypripedium tibeticum** King ex Rolfe的全草入药。

【形态特征】植株高15～35 cm，具粗壮，较短的根状茎。茎直立，基部具数枚鞘，鞘上方通常具2～4枚叶。叶片椭圆形，卵状椭圆形或宽椭圆形，长8～16 cm，宽3～9 cm，先端急尖。花序顶生，具1花；苞片叶状，椭圆形至卵状披针形，长6～11 cm，宽2～5 cm，先端急尖；花大，俯垂，紫色，紫红色或暗栗色，具淡黄色的斑纹；中萼片椭圆形或卵状椭圆形，长3～6 cm，宽2.5～4 cm；合萼片与中萼片相似，先端2浅裂；花瓣披针形或长圆状披针形，长3.5～6.5 cm，宽1.5～2.5 cm；唇瓣深囊状，近球形至椭圆形，长3.5～6 cm；退化雄蕊卵状长圆形，长1.5～2 cm，宽8～12 mm。花期5～7月；果期7～9月。

【生　　境】生于海拔2300～4200 m的透光林下、林缘、灌木坡地、草坡或乱石地上。

【分　　布】甘肃、四川、贵州、云南和西藏。不丹和印度也有分布。

【采集加工】夏秋季采挖，去除枯叶，洗净晒干。

【性味功能】味苦、辛，性温，有小毒。利尿消肿，活血祛瘀，祛风镇痛。

【主治用法】主治全身浮肿，下肢水肿，小便不利，白带，风湿腰腿痛，跌打损伤等。内服：煎汤,10～15 g。

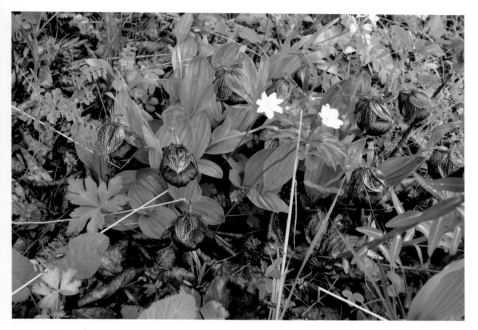

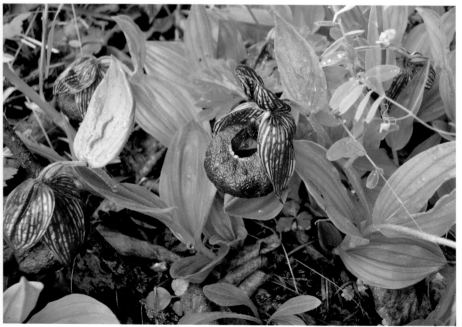

唐古特瑞香

Daphne tangutica Maxim.

【别　　名】甘肃瑞香、陕甘瑞香

【基　　原】来源于瑞香科瑞香属唐古特瑞香 **Daphne tangutica** Maxim. 的树皮入药。

【形态特征】常绿灌木，高0.5～2.5 m。叶互生，披针形至长圆状披针形，长2～8 cm，宽0.5～1.7 cm，先端钝，基部下延，楔形，上面深绿色，下面淡绿色。头状花序生于小枝顶端，花外面紫色或紫红色，内面白色；苞片长5～6 mm，宽3～4 mm，顶端具1束白色柔毛；花萼筒圆筒形，长9～13 mm，宽约2 mm，具显著的纵棱，裂片4，卵形或卵状椭圆形，长5～8 mm，宽4～5 mm；雄蕊8，2轮，下轮着生于花萼筒的中部稍上面，上轮着生于花萼筒的喉部稍下面，花丝极短，花药橙黄色，长圆形，长1～1.2 mm，略伸出于喉部；子房长圆状倒卵形，长2～3 mm，花柱粗短。果实卵形或近球形，长6～8 mm，直径6～7 mm，熟时红色；种子卵形。花期4～5月；果期5～7月。

【生　　境】生于海拔1000～3800 m的润湿林中。

【分　　布】山西、陕西、甘肃、青海、四川、贵州、云南和西藏。

【采集加工】夏秋季采收，剥取茎皮和根皮，切碎，晒干。

【性味功能】味辛、苦，性温，有毒。祛风除湿，散瘀止痛。

【主治用法】主治梅毒性鼻炎，下疳，骨痛，关节腔积水，肺痈等。内服：煎汤，9～15 g。

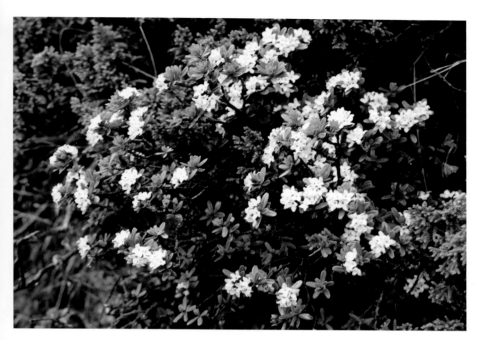

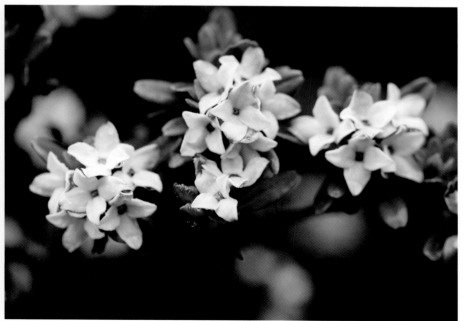

蓝翠雀花

Delphinium caeruleum Jacq. ex Camb.

【基　　原】来源于毛茛科翠雀属蓝翠雀花 **Delphinium caeruleum** Jacq. ex Camb. 的全草入药。

【形态特征】茎高8～60 cm，被反曲的短柔毛，常自下部分枝。基生叶有长柄；叶片近圆形，宽1.8～5 cm，三全裂，中央全裂片菱状倒卵形，末回裂片线形，宽1.5～2.5 mm；叶柄长3.5～14 cm，基部有狭鞘。茎生叶渐小。伞房花序常呈伞状，具1～7花；花梗密被白色短柔毛；萼片紫蓝色，椭圆状倒卵形或椭圆形，长1.5～1.8 cm，外面有短柔毛，距钻形，长1.8～2.8 cm；花瓣蓝色，无毛；退化雄蕊蓝色，瓣片宽倒卵形或近圆形，顶端不裂或微凹，腹面被黄色髯毛；花丝疏被短毛或无毛；心皮5，子房密被短柔毛。蓇葖长1.1～1.3 cm；种子倒卵状四面体形，长约1.5 mm，沿棱有狭翅。花期7～9月；果期9～10月。

【生　　境】生于海拔2100～4000 m的山地草坡或多石砾山坡。

【分　　布】西藏、四川、青海和甘肃。尼泊尔、印度、不丹也有分布。

【采集加工】夏秋采收全草，切段晒干。

【性味功能】味苦，性凉。祛风散寒，通经络，利水，止泻。

【主治用法】主治白痢，化脓性疮疡等。内服：煎汤，20～30 g。藏医药中用于治疗肝胆疾病，肠热腹泻，痢疾等《藏本草》。

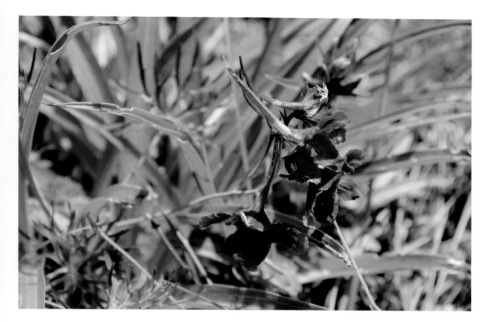

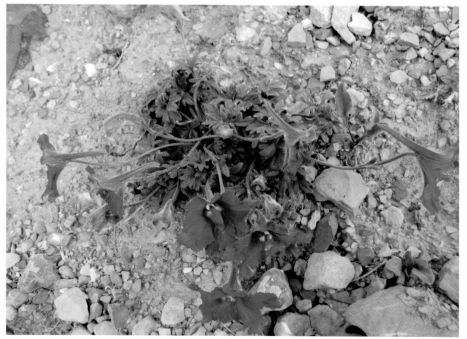

毛翠雀花

Delphinium trichophorum Franch.

【基　　原】来源于毛茛科翠雀属毛翠雀花**Delphinium trichophorum** Franch.的全草入药。

【形态特征】茎高30～65 cm，被糙毛，有时变无毛。叶3～5生茎的基部或近基部处，有长柄；叶片肾形或圆肾形，长2.8～7 cm，宽4.8～13 cm，深裂片互相覆压，两面疏糙伏毛。茎中部叶1～2，很小或无。总状花序狭长；轴及花梗有开展的糙毛，花梗近直展；小苞片卵形至宽披针形，长8～13 mm，密被长糙毛；萼片淡蓝色或紫色，长1.2～1.9 cm，两面被长糙毛，上萼片船状卵形，距下垂，钻状圆筒形，长1.8～2.4 cm；花瓣顶端微凹或二浅裂；心皮3，子房密被紧贴的短毛。蓇葖长1.8～2.8 cm；种子四面体形，长约2 mm，沿棱有狭翅。花期7～8月；果期9～10月。

【生　　境】生于海拔2100～4600 m的高山草坡。

【分　　布】西藏、四川、甘肃、青海等地。

【采集加工】生长季采收，除去杂质，阴干或晒干。

【性味功能】味苦，性寒。清热解毒。

【主治用法】主治感冒发热，肺热疫毒，炭疽病，肺热咳嗽等症；外用治疗皮肤病。内服：研末，每次3～6 g，每日2～3次。地上部分用于治疗肺疫热，肺热咳嗽，感冒咳嗽《藏本草》。

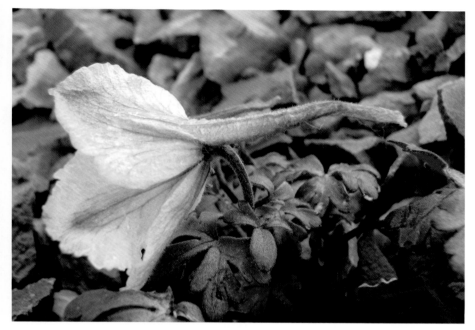

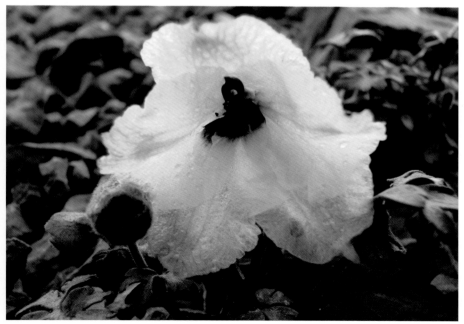

小叶三点金

Desmodium microphyllum（Thunb.）DC

【别　　名】小叶山绿豆、小叶山蚂蝗

【基　　原】来源于蝶形花科山蚂蝗属小叶三点金**Desmodium microphyllum**（Thunb.）DC的全草入药。

【形态特征】多年生草本，茎纤细，多分枝，直立或平卧。羽状三出复叶或单小叶；托叶披针形，长3～4 mm，疏生柔毛；小叶薄纸质，倒卵状长椭圆形或长椭圆形，长10～12 mm，宽4～6 mm，先端圆形，基部宽楔形，下面被稀疏柔毛。总状花序顶生或腋生，被黄褐色柔毛；有花6～10朵，花长约5 mm；苞片卵形，被黄褐色柔毛；花萼长约4 mm，5深裂，密被黄褐色长柔毛；花冠粉红色，与花萼近等长，旗瓣倒卵形或倒卵状圆形，翼瓣倒卵形，龙骨瓣长椭圆形；雄蕊二体，长约5 mm；子房线形，被毛。荚果长约12 mm，宽约3 mm，荚节扁平。花期5～9月；果期9～11月。

【生　　境】生于海拔150～2500 m的荒地草丛中或灌木林中。

【分　　布】长江以南各省区，西至云南、西藏、东至台湾。印度、斯里兰卡、尼泊尔、缅甸、泰国、越南、马来西亚、日本和澳大利亚也有分布。

【采集加工】夏秋季采集全草，去除杂质，切段晒干。

【性味功能】味甘，性平。健脾利湿，止咳平喘，解毒消肿。

【主治用法】主治小儿疳积，黄疸，痢疾，咳嗽，哮喘，支气管炎，毒蛇咬伤，痈疮溃烂，漆疮，痔疮等。内服：煎汤，20～40 g。

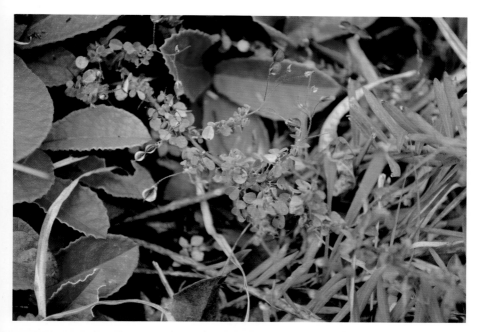

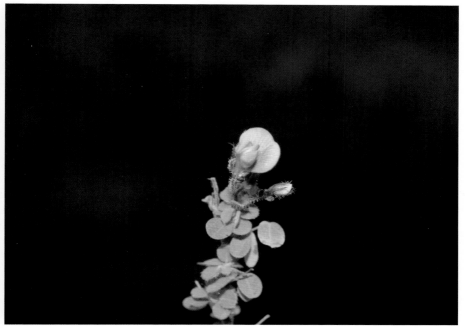

大头续断

Dipsacus chinensis Batal.

【别　　名】中华续断、大花续断

【基　　原】来源于川续断科川续断属大头续断 **Dipsacus chinensis** Batal. 的根入药。

【形态特征】多年生草本，高1～2 m；主根粗壮，外皮红褐色；茎具8纵棱，棱上具疏刺。茎生叶对生，具柄，长约5 cm，向上渐短；叶片宽披针形，长达25 cm，宽达7 cm，羽状深裂，顶端裂片大，卵形，两面被黄白色粗毛。头状花序圆球形，单独顶生或三出，直径4～4.9 cm；小苞片披针形或倒卵状披针形，长14～15 mm，先端喙尖长8～9 mm，两侧具刺毛和柔毛；花冠管长10～14 mm，基部细管明显，长5～6 mm，4裂，裂片不相等；雄蕊4，着生在花冠管上，与柱头均伸出花冠外；子房下位，包于杯状小总苞内，小总苞长卵圆柱状，长5～8 mm。瘦果窄椭圆形，被白色柔毛，顶端外露。花期7～8月；果期9～10月。

【生　　境】生于海拔2600～3900 m的山坡草地、林下或沟边。

【分　　布】云南、四川、西藏和青海等省区。缅甸、不丹、印度也有分布。

【采集加工】秋季采挖，除去根头及须根，晒至半干，堆置"发汗"至内部变绿色时再烘干。

【性味功能】味苦、微辛，性微温。强筋骨，续折伤，止崩漏。

【主治用法】主治腰膝酸软，风湿痹痛，崩漏，胎漏，跌扑损伤。内服：煎汤，10～20 g。

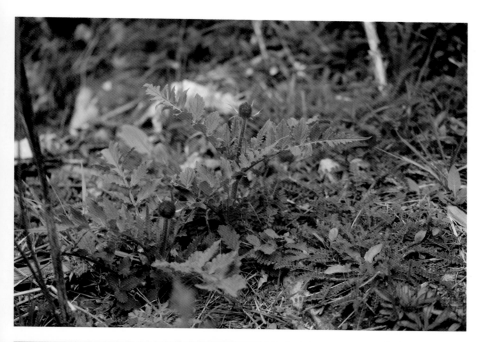

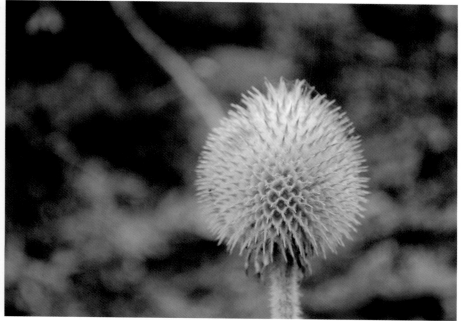

厚叶川木香

Dolomiaea berardioidea（Franch.）Shih

【别　　名】青木香、木香

【基　　原】来源于菊科川木香属厚叶川木香**Dolomiaea berardioidea**（Franch.）Shih的根入药。

【形态特征】多年生莲座状草本。根径约8 mm。叶全部基生，莲座状，宽卵形至长圆形，长8～18 cm，宽8～15 cm，顶端圆形，基部截形，边缘浅波状，齿顶有短刺尖，两面同色，被稠密的短糙毛及黄色小腺点。头状花序生莲座叶丛中。总苞钟状，直径约5.5 cm。总苞片约4层，外层椭圆形，披针状宽椭圆形，长1.5～2 cm，宽1～1.3 cm；中内层披针形，长2.5～3.4 cm，宽0.6～0.8 cm。苞片革质，边缘有稀疏短缘毛。小花紫红色，花冠长2.5～3.2 cm，檐部长约1 cm，5深裂，管部长约2.2 cm。瘦果扁三棱形，长约7 mm。冠毛锯齿状，长约2.5 cm。花期7～8月；果期8～9月。

【生　　境】生于海拔2800～3000 m的高山草地或灌木丛中。

【分　　布】特产于云南丽江。

【采集加工】秋、冬季采挖，洗净，晒干。

【性味功能】味辛、苦，性温。疏肝理气，健胃止痛。

【主治用法】主治腹痛，慢性吐泻，消化不良，咳嗽痰喘，慢性胃肠炎，支气管炎等。内服：煎汤，12～15 g。

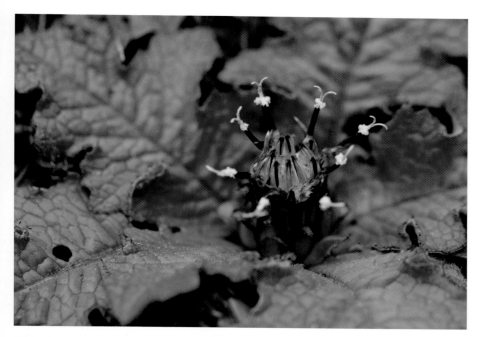

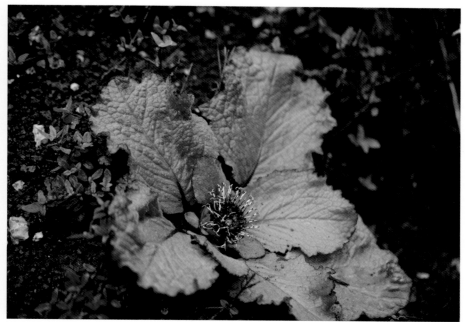

茅膏菜

Drosera peltata Thunb.

【别　　名】地胡椒、食虫草、地珍珠

【基　　原】来源于茅膏菜科茅膏菜属茅膏菜 **Drosera peltata** Thunb.的全草入药。

【形态特征】多年生草本，高9～32 cm，淡绿色，具紫红色汁液；鳞茎状球茎紫色，球形，直径1～8 mm；茎地下部分长1～4 cm。退化基生叶线状钻形，长约2 mm；不退化基生叶圆形或扁圆形，叶柄长2～8 mm，叶片长2～4 mm；茎生叶盾状互生，叶柄长8～13 mm；叶片半月形或半圆形，长2～3 mm。螺状聚伞花序生于枝顶和茎顶，具花3～22朵；花序下部的苞片楔形或倒披针形；花萼长约4 mm，5～7裂，裂片歪斜；花瓣楔形，白色、淡红色或红色；雄蕊5，长约5 mm；子房近球形，1室，胚珠多数，花柱3～5。蒴果长2～4 mm，3～5裂。种子椭圆形或球形，种皮脉纹加厚成蜂房格状。花、果期6～9月。

【生　　境】生于海拔1200～3650 m的山坡疏林下或灌丛中。

【分　　布】云南、四川、贵州和西藏等地。

【采集加工】夏季挖取全草，晒干用。

【性味功能】味甘，性温，有毒。祛风活络，活血止痛。

【主治用法】主治跌打损伤，腰肌劳损，风湿关节痛，疟疾，角膜云翳，淋巴结结核，神经性皮炎等。外用适量，研粉调敷患处或穴位，不作内服。

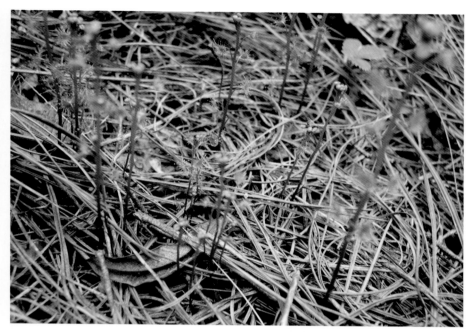

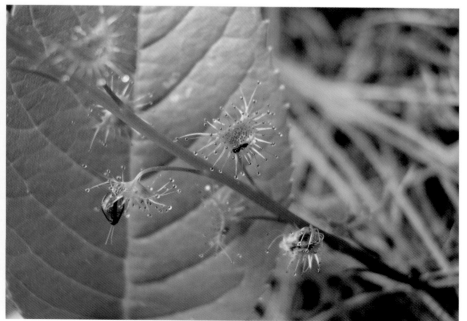

鸡骨柴

Elsholtzia fruticosa（D. Don）Rehd.

【别　　　名】老妈妈棵、大柴胡、香芝麻叶

【基　　　原】以唇形科香薷属鸡骨柴 **Elsholtzia fruticosa**（D. Don）Rehd. 的当年生枝叶和花序入药。

【形态特征】直立灌木，高0.8～2 m，多分枝。茎枝钝四棱形，黄褐色或紫褐色。叶披针形或椭圆状披针形，长6～13 cm，宽2～3.5 cm，先端渐尖，基部狭楔形，上面榄绿色，下面淡绿色。穗状花序圆柱状，长6～20 cm，顶生。花萼钟形，长约1.5 mm，外面被灰色短柔毛。花冠白色至淡黄色，长约5 mm，外面被蜷曲柔毛，冠筒长约4 mm，基部宽约1 mm，冠檐二唇形，上唇直立，长约0.5 mm，下唇3裂，中裂片圆形，侧裂片半圆形。雄蕊4，前对较长，伸出，花丝丝状，无毛，花药卵圆形，2室。花柱伸出花冠，裂片线形，外卷。小坚果长圆形，长约1.5 mm，径约0.5 mm，腹面具棱，顶端钝。花期7～9月；果期10～11月。

【生　　　境】生于海拔1200～3500 m的山谷侧边、路旁、开旷山坡及草地中。

【分　　　布】甘肃、湖北、四川、西藏、云南、贵州及广西。尼泊尔、不丹和印度也有分布。

【采集加工】夏、秋季采收，切段晒干。

【性味功能】味辛、苦，性温。发表透疹，解毒止痒，杀虫。

【主治用法】主治肛门虫病，胎虫病，皮肤虫病，胃肠虫病。内服：煎汤，10～15 g。

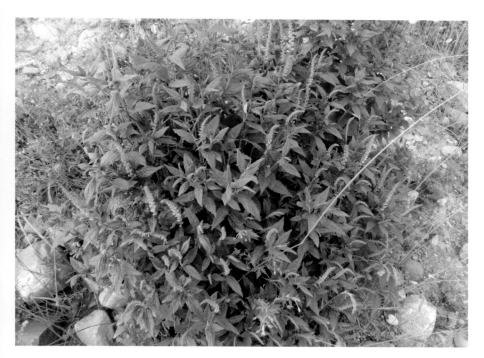

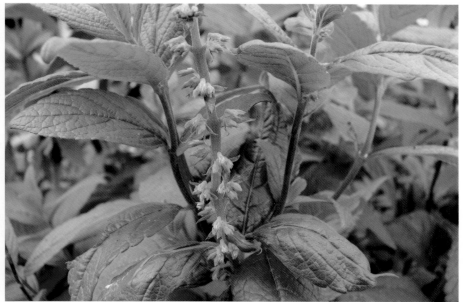

绵 参

Eriophyton wallichii Benth.

【别　　名】光杆琼、锦参

【基　　原】来源于唇形科绵参属绵参 **Eriophyton wallichii** Benth. 的全草入药。

【形态特征】多年生草本；根肥厚，圆柱形。茎直立，高10～20 cm，钝四棱形，上部被绵毛。茎下部叶细小，苞片状，无毛；茎上部叶大，交互对生，菱形或圆形，长宽3～4 cm，顶端叶渐小，先端急尖，基部宽楔形，两面均密被绵毛。轮伞花序具6花；小苞片刺状，长达1.2 cm，密被绵毛。花萼宽钟形，隐藏于叶丛中，外面密被绵毛，内面在萼齿先端及边缘上被绵毛。花冠长2.2～2.8 cm，淡紫至粉红色，冠筒长约为花冠长之半，冠檐二唇形，上唇宽大，外面密被绵毛，下唇小，3裂。小坚果长约3 mm，黄褐色。花期7～9月；果期9～10月。

【生　　境】生于海拔2700～4700 m的高山强度风化坍积形成的乱石堆中。

【分　　布】云南、四川、青海和西藏。尼泊尔和印度也有分布。

【采集加工】7～8月采收，洗净晾干。

【性味功能】味苦，性寒。滋补益气，催乳，提中气。

【主治用法】主治贫血，病后体虚，乳少，流行性感冒，肺炎，肺结核，痢疾，水草中毒，食物中毒等。内服：煎汤，9～15 g。

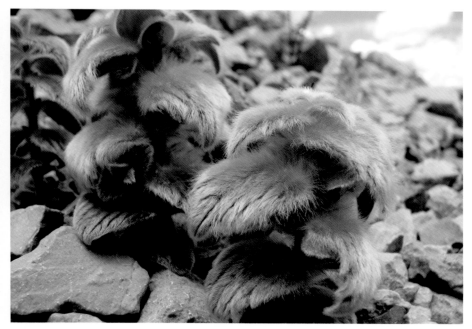

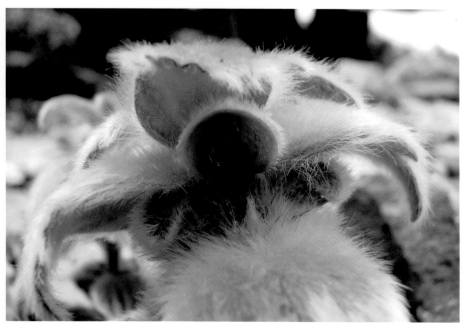

高山大戟

Euphorbia stracheyi Boiss.

【别　　名】藏西大戟、柴胡大戟

【基　　原】来源于大戟科大戟属高山大戟 **Euphorbia stracheyi** Boiss. 的根入药。

【形态特征】多年生草本。根状茎细长，达 10～20 cm，直径 3～5 mm。茎匍匐，高 10～60 cm。叶互生，倒卵形至长椭圆形，长 8～27 mm，宽 4～9 mm，先端圆形，基部半圆形，边缘全缘；总苞叶 5～8 枚，长卵形至椭圆形，长约 3 mm；伞幅 5～8，长 1～5 cm。花序单生于二歧分枝顶端，无柄；总苞钟状，高约 3.5 mm，直径 3～4 mm，外部常具褐色短毛。雄花多枚，常不伸出总苞外；雌花 1 枚，子房柄微伸出总苞外；子房光滑；花柱 3，柱头不裂。蒴果卵圆状，长与直径均 5～6 mm，无毛。种子圆柱状，长约 4 mm，径约 2.5 mm，灰褐色或淡灰色；种阜盾状，无柄。花、果期 5～8 月。

【生　　境】生于海拔 1000～4900 m 的高山草甸、灌丛、林缘或杂木林下。

【分　　布】四川、云南、西藏、青海和甘肃。喜马拉雅地区各国均有分布。

【采集加工】春初或秋末采挖，除去残茎及须根，洗净，晒干。

【性味功能】味微甘，性寒。祛湿，止痒，生肌。

【主治用法】主治癣疾，黄水疮。外用：适量，捣敷。

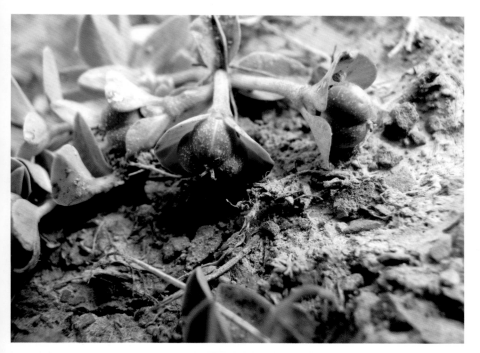

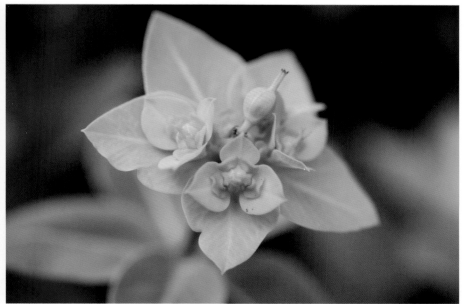

暗紫贝母

Fritillaria unibracteata Hsiao et K. C. Hsia

【别　　名】乌花贝母、松贝、冲松贝

【基　　原】来源于百合科贝母属暗紫贝母**Fritillaria unibracteata** Hsiao et K. C. Hsia的鳞茎入药。

【形态特征】多年生草本，植株高15～23 cm。鳞茎由2枚鳞片组成，直径6～8 mm。叶在下面的1～2对为对生，上面的1～2枚散生或对生，条形或条状披针形，长3.6～5.5 cm，宽3～5 mm，先端不卷曲。花单朵，深紫色，有黄褐色小方格；叶状苞片1枚，先端不卷曲；花被片长2.5～2.7 cm，内三片宽约1 cm，外三片宽约6 mm；蜜腺窝稍凸出或不很明显；雄蕊长约为花被片的一半，花药近基着，花丝具或不具小乳突；柱头裂片很短，长约0.5～1 mm，极少能长达1.5 mm。蒴果长1～1.5 cm，宽1～1.2 cm，棱上的翅很狭，宽约1 mm。花期6月；果期8月。

【生　　境】生于海拔3200～4500 m的山坡草地、灌丛或疏林下。

【分　　布】四川、青海、云南和西藏。

【采集加工】7～9月苗近枯萎时采挖，带泥曝晒或微火烘，多翻动至表皮现粉白色时筛去泥士，装入麻袋，轻轻撞去附土及老皮，再晒干。

【性味功能】味苦、微甘，性微寒。清热润肺，化痰止咳。

【主治用法】主治肺热燥咳，干咳少痰，阴虚劳嗽，咯痰带血等。内服：煎汤，3～9 g；或研粉冲服，一次1～2 g。不宜与乌头类药材同用。

【附　　方】1. 治肺热咳嗽多痰，咽喉中干：暗紫贝母75 g，甘草15 g，杏仁75 g。上三味，捣为末，炼蜜丸如弹子大。含化咽津。

2. 治伤风暴得咳嗽：暗紫贝母15 g，款冬花、麻黄、杏仁各50 g，甘草15 g。上五味捣筛，水500 ml，生姜三片，煎至250 ml，去滓温服。

3. 治伤寒后暴嗽，喘急，肺萎，劳嗽：暗紫贝母75 g，桔梗50 g，甘草50 g，紫菀50 g，杏仁25 g。上药捣为末，炼蜜丸如梧桐子大。每服二十九。

4. 治小儿咳嗽喘闷：暗紫贝母25 g，甘草5 g。上二味捣为散，二、三岁儿，每次2～3 g，水50 ml，煎至20 ml，去滓，入牛黄末少许，食后温服，量儿大小加减。

5. 治百日咳：暗紫贝母25 g，黄郁金、莛苈子、桑白皮、白前、马兜铃各2.5 g。共轧为细末，备用。1.5～3岁，每次1 g；4～7岁，每次2.5 g；8～10岁，每次3.5 g，一日三次，温水调冲，小儿酌加白糖或蜜糖亦可。

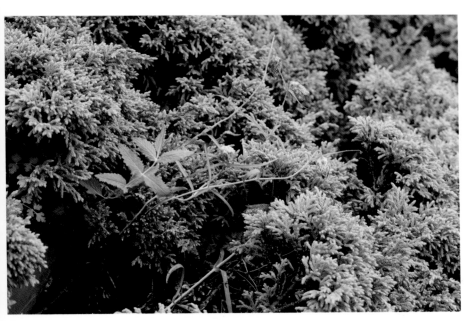

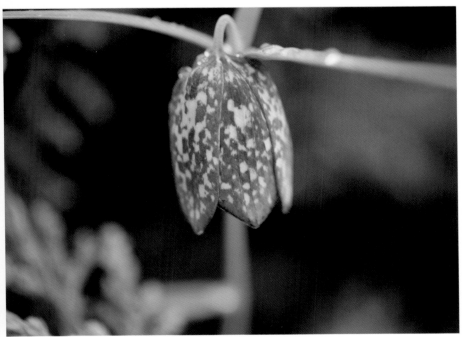

天蓝龙胆

Gentiana caelestis(Marq.)H. Smith

【别　　名】华丽龙胆、天兰龙胆、雪花龙胆

【基　　原】来源于龙胆科龙胆属天蓝龙胆Gentiana caelestis（Marq.）H. Smith的全草入药。

【形态特征】多年生草本，高5～8 cm。根略肉质。莲座丛叶披针形，长4～30 mm，宽3～4 mm；茎生叶密集，中下部叶卵形，长4～8 mm，宽3.5～4.5 mm，上部叶线状披针形，长12～18 mm，宽2.5～3 mm。花单生枝顶，萼筒倒锥状筒形，长10～13 mm，裂片与上部叶同形，长8～10 mm，宽1.5～2.5 mm；花冠上部淡蓝色，下部黄绿色，钟形，长4～5 cm，花萼喉部直径1.8～2.2 cm；雄蕊着生于冠筒中下部，整齐，花丝钻形，长11～13 mm，基部连合成短筒包围子房，花药狭矩圆形，长2.5～3 mm；子房狭椭圆形，长10～12 mm，花柱线形，连柱头长4～5 mm，柱头2裂。花、果期8～10月。

【生　　境】生于海拔2600～4500 m的山坡草地、高山草甸、灌丛中及山沟路旁。

【分　　布】西藏东南部、云南北部及四川西南部。

【采集加工】夏秋采集，洗净晒干。

【性味功能】味苦，性寒。清肝胆热，解毒。

【主治用法】主治湿热黄疸，目赤，头痛，咽炎，气喘，咳痰不爽等。内服：15～30 g，水煎服。

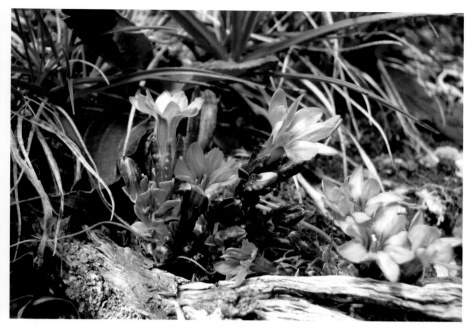

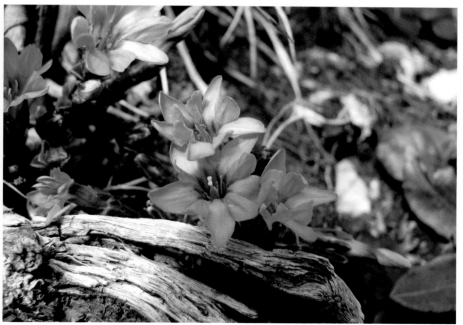

粗茎秦艽

Gentiana crassicaulis Duthie ex Burk.

【别　　名】牛尾秦艽、萝卜秦艽、大秦艽

【基　　原】来源于龙胆科龙胆属粗茎秦艽*Gentiana crassicaulis* Duthie ex Burk.的根入药。

【形态特征】多年生草本，高30～40 cm，基部被枯存的纤维状叶鞘。枝丛生，黄绿色或带紫红色。莲座丛叶卵状椭圆形或狭椭圆形，长12～20 cm，宽4～6.5 cm，先端钝或急尖，基部渐尖；茎生叶卵状椭圆形至卵状披针形，长6～16 cm，宽3～5 cm，先端钝至急尖，基部钝。花多数在茎顶簇生呈头状；花萼筒长4～6 mm，一侧开裂呈佛焰苞状，萼齿长0.5～1 mm；花冠筒部黄白色，冠檐蓝紫色，内面有斑点，壶形，长2～2.2 cm，裂片卵状三角形，长2.5～3.5 mm；雄蕊着生于冠筒中部，花丝线状钻形，长7～8 mm，花药狭矩圆形，子房狭椭圆形，花柱线形，柱头2裂。蒴果内藏，椭圆形，长18～20 mm；种子红褐色，矩圆形，长1.2～1.5 mm。花、果期6～10月。

【生　　境】生于2100～4500 m的山坡草地。

【分　　布】西藏、云南、四川、贵州、青海和甘肃，云南丽江有栽培。

【采集加工】春、秋季采挖，除去泥沙，先晒软，堆置"发汗"至表面呈红黄色时再摊开晒干。

【性味功能】味辛、苦，性平。祛风除湿，清热止痛。

【主治用法】主治风湿痹痛，筋脉拘挛，骨节烦痛，日晡潮热，小儿疳积发热等。内服：煎汤，8～15 g。

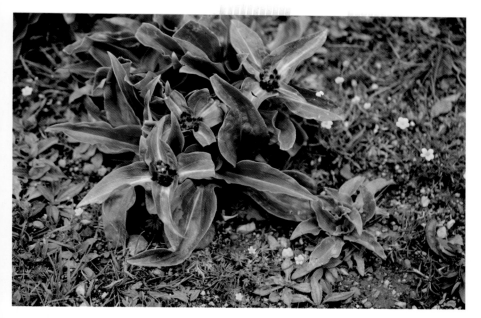

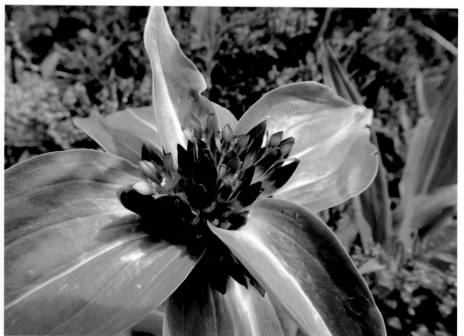

回旋扁蕾

Gentianopsis contorta（Royle）Ma

【基　　原】来源于龙胆科扁蕾属回旋扁蕾 **Gentianopsis contorta**（Royle）Ma的全草入药。

【形态特征】一年生草本，高8～35 cm。茎直立，黑紫色，四棱形。基生叶匙形或倒卵形，长5～15 mm，宽4～7 mm，先端圆形，基部渐狭成短柄；茎生叶2～6对，椭圆形或卵状椭圆形，长8～30 mm，宽4～10 mm，先端圆形或钝，基部楔形。花单生茎顶；花梗长1～8.5 cm，四棱形；花萼筒形，长2～3 cm；花冠蓝色或深蓝色，筒状漏斗形，长2.5～5 cm，口部宽6～10 mm，裂片椭圆形，长5～13 mm，宽达7 mm，先端圆形；花丝线形，长达15 mm，花药黄色，矩圆形，长约2 mm；子房具短柄，圆柱形，长1.6～3 cm，花柱短。蒴果圆柱形，与花冠等长，果柄长达13 mm；种子近球形。花、果期8～10月。

【生　　境】生于海拔1920～3550 m的山坡草地或林下。

【分　　布】西藏、云南、贵州、四川、青海和辽宁。喜马拉雅西北地区、尼泊尔、日本也有分布。

【采集加工】夏季花苞未开放时采集，去净泥沙，晒干。

【性味功能】味苦、辛，性寒。清热解毒，利胆，消肿。

【主治用法】主治急性黄疸型肝炎，结膜炎，高血压，急性肾盂肾炎，疮疖肿毒等。内服：6～9 g，水煎服。

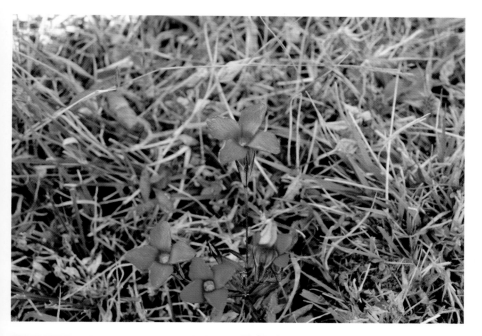

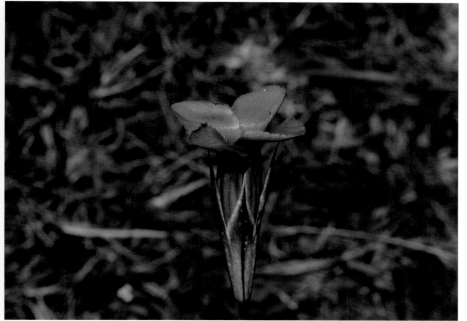

长根老鹳草

Geranium donianum Sweet

【别　　名】高山老鹳草

【基　　原】来源于牻牛儿苗科老鹳草属长根老鹳草Geranium donianum Sweet的根入药。

【形态特征】多年生草本，高10～30 cm。根茎粗壮，具分枝的稍肥厚的圆锥状根。茎直立或基部仰卧。叶对生；托叶披针形，长4～6 mm，宽约2 mm，外被短柔毛；基生叶和茎下部叶具长柄，叶片圆形或圆肾形，7深裂近基部，裂片倒卵形。花序基生，苞片狭披针形，长3～4 mm，宽约1.5 mm；萼片椭圆形或卵状椭圆形，长6～7 mm，宽3～3.5 mm；花瓣紫红色，倒卵形，长为萼片的2倍，先端截平，基部楔形；雄蕊稍长于萼片，棕色，花丝基部扩展，花药暗黑色；子房密被短柔毛，花柱分枝棕色。蒴果长约2 cm，花梗基部下折，上部向上弯曲。花期7～8月；果期8～9月。

【生　　境】生于海拔3000～4500 m的高山草甸、灌丛和高山林缘。

【分　　布】西藏、云南、四川、甘肃、青海和西藏。尼泊尔、印度、不丹也有分布。

【采集加工】春秋季采收，去除枝叶和泥沙，晒干。

【性味功能】味微辛，性温。疏风通络，强筋健骨。

【主治用法】主治风寒湿痹，关节疼痛，肌肤麻木，痢疾等。内服：煎汤，20～30 g。

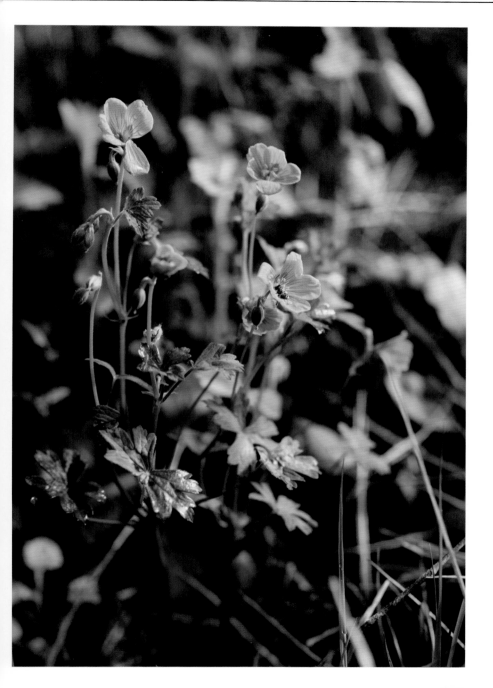

紫萼老鹳草

Geranium refractoides Pax et Hoffm

【别　　名】反瓣老鹳草

【基　　原】来源于牻牛儿苗科老鹳草属紫萼老鹳草 **Geranium refractoides** Pax et Hoffm 的全草入药。

【形态特征】多年生草本，高 25～40 cm。根茎粗壮，木质化，具多数稍肥厚的纤维状须根。茎直立，中部以上假二叉状分枝。叶对生，基生叶和茎下部叶具长柄，叶片圆形或肾圆形，宽 4～5 cm，5 深裂几达基部，裂片倒卵状楔形。总花梗顶生或腋生，具 2 花，被开展的紫色腺毛和倒向短柔毛；小包片钻状披针形，长 6～7 mm；萼片长卵形，长 8～10 mm，宽 4～5 mm，先端具 1～2 mm 长的短尖头；花瓣淡紫红色，倒长卵形，反折，先端圆形，下部渐狭；雄蕊与萼片近等长，花丝基部扩展，上部淡紫红色，花药棕色；子房密被短柔毛，花柱分枝淡棕色。蒴果长约 2.5 cm，被短柔毛。种子肾形，长 2.5～3 mm，具网纹。花期 7～8 月；果期 8～9 月。

【生　　境】生于海拔 3000～4300 m 的山地、林缘、灌丛和亚高山草甸。

【分　　布】四川、云南和西藏。

【采集加工】夏秋季采收，洗净泥沙，晒干。

【性味功能】味涩，性温。舒筋活络，止泻。

【主治用法】主治痹证，肠炎，痢疾，泄泻等。内服：煎汤，5～9 g。藏医药中用于治疗热劳损发烧，食物中毒《滇省志》。

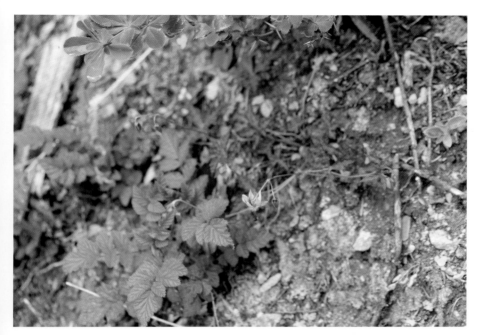

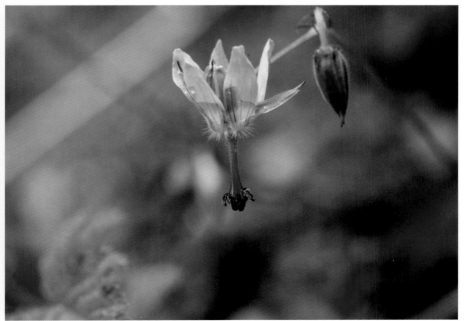

花　锚

Halenia corniculata（L.）Cornaz

【别　　名】西伯利亚花锚

【基　　原】来源于龙胆科花锚属花锚 **Halenia corniculata**（L.）Cornaz 的全草入药。

【形态特征】一年生草本，直立，高20～70 cm。根具分枝，黄色或褐色。茎近四棱形，具细条棱。基生叶倒卵形或椭圆形，长1～3 cm，宽0.5～0.8 cm，先端圆钝，基部楔形；茎生叶椭圆状披针形或卵形，长3～8 cm，宽1～1.5 cm，先端渐尖，基部宽楔形。聚伞花序顶生；花4数，直径1.1～1.4 cm；花萼裂片狭三角状披针形，长5～8 mm，宽1～1.5 mm；花冠黄色，钟形，冠筒长4～5 mm，裂片卵形或椭圆形，长5～7 mm，宽3～5 mm；雄蕊内藏，花丝长2～3 mm，花药近圆形；子房纺锤形，无花柱，柱头2裂。蒴果卵圆形，淡褐色，长11～13 mm；种子褐色，椭圆形或近圆形，长1～1.4 mm，径约1 mm。花、果期7～9月。

【生　　境】生于海拔200～1750 m的山坡草地、林下及林缘。

【分　　布】陕西、山西、河北、内蒙古、辽宁、吉林和黑龙江。俄罗斯、蒙古、朝鲜、日本及加拿大也有分布。

【采集加工】夏、秋季采收，除去杂质，洗净泥土，阴干，切段备用。

【性味功能】味甘、微苦，性寒。清热解毒，凉血止血。

【主治用法】主治肝炎，脱疽，外伤感染发烧，外伤出血，胃痛，胆囊炎，脉管炎等。内服：水煎服。

【附　　方】1. 治黄疸型肝炎：花锚25 g，甘草、篦齿蒿、石榴各20 g，茜草、枇杷叶、紫草茸各15 g。共为末，每日二次，每服4～5 g，白糖水送服。

2. 治脉管炎及脉络损伤：花锚、白蒿、茜草、枇杷叶、紫草茸各等分。共为细末，每服5～7 g，水煎服。

3. 治外伤感染发烧：花锚、连翘、扁豆花、黄刺玫花、山楂、滑石、瞿麦各等量。共为细末，每日三次，每服5～7 g，水煎温服。

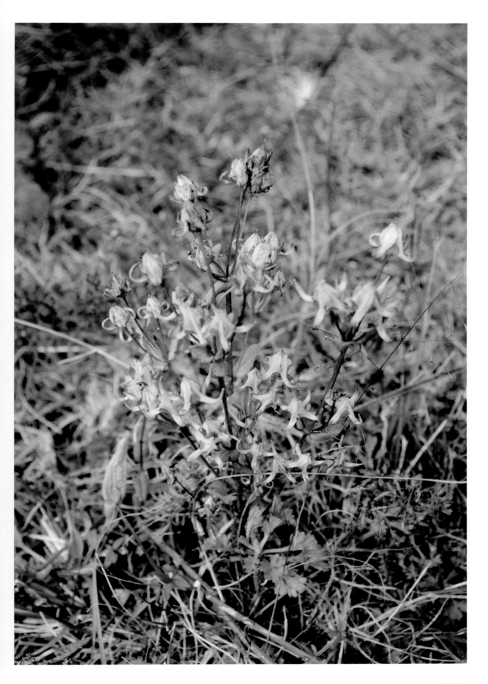

藏　荠

Hedinia tibetica（Thoms.）Ostenf.

【别　　名】藏芥

【基　　原】来源于十字花科藏荠属藏荠 **Hedinia tibetica**（Thoms.）Ostenf. 的全草入药。

【形态特征】多年生草本，全株有单毛及分叉毛；茎铺散，基部多分枝，长5～15 cm。叶线状长圆形，长6～25 cm，羽状全裂，裂片4～6对，长圆形，长5～10 mm，宽3～5 mm，顶端急尖，基部楔形，全缘或具缺刻；基生叶有柄，上部叶近无柄或无柄。总状花序下部花有1羽状分裂的叶状苞片，上部花的苞片小或全缺，花生在苞片腋部，直径约3 mm；萼片长圆状椭圆形，长约2 mm；花瓣白色，倒卵形，长3～4 mm，基部具爪。短角果长圆形，长约1 cm，宽3～5 mm，压扁，稍有毛或无毛，有1显著中脉，花柱极短；果梗长2～3 mm。种子多数，卵形，长约1 mm，棕色。花、果期6～8月。

【生　　境】生于高山山坡草地及河滩。

【分　　布】甘肃、青海、新疆、四川和西藏。俄罗斯、蒙古、印度、尼泊尔、巴基斯坦也有分布。

【采集加工】夏季采收，洗净，鲜用或晒干。

【性味功能】味甘，性平。凉血止血，清热利尿。

【主治用法】主治肾结核尿血，肺结核，感冒发热，肾炎水肿，肠炎等。内服：煎汤，15～25 g。

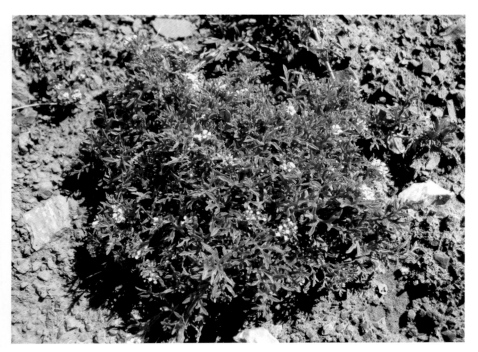

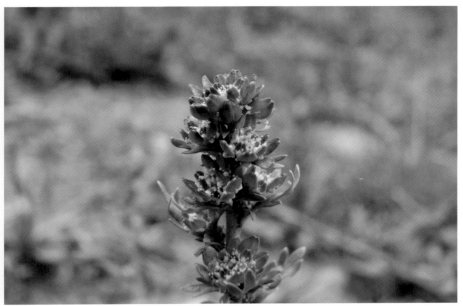

角盘兰

Herminium monorchis（L.）R. Br.

【别　　名】牛党参、人参果

【基　　原】来源于兰科角盘兰属角盘兰**Herminium monorchis**（L.）R. Br.的带根全草入药。

【形态特征】植株高5.5～35 cm。块茎球形，直径6～10 mm，肉质。茎直立，基部具2枚筒状鞘，下部具2～3枚叶。叶片狭椭圆状披针形，长2.8～10 cm，宽8～25 mm，先端急尖，基部渐狭并略抱茎。总状花序具多数花，圆柱状，长达15 cm；花苞片线状披针形，长约2.5 mm，宽约1 mm；子房圆柱状纺锤形，扭转，连花梗长4～5 mm；花黄绿色，萼片近等长；中萼片椭圆形或长圆状披针形，长约2.2 mm，宽约1.2 mm，先端钝；侧萼片长圆状披针形，宽约1 mm；花瓣近菱形，上部肉质增厚；唇瓣与花瓣等长，肉质增厚，基部浅囊状；蕊柱粗短，长不及1 mm；柱头2，叉开，位于蕊喙之下；退化雄蕊2个，近三角形。花、果期6～8月。

【生　　境】生于海拔600～4500 m的山坡阔叶林至针叶林下、灌丛下、山坡草地。

【分　　布】黑龙江、吉林、辽宁、内蒙古、河北、山西、陕西、宁夏、甘肃、青海、山东、安徽、河南、四川、云南和西藏。欧洲、亚洲中部至西部，尼泊尔、印度、日本、朝鲜、蒙古和俄罗斯也有分布。

【采集加工】夏秋季采挖带根全草，洗净晒干。

【性味功能】味甘，性凉。滋阴补肾，健脾胃，调经。

【主治用法】主治肾虚，头晕失眠，烦躁口渴，食欲不振，须发早白，月经不调等。内服：煎汤，15～20 g。

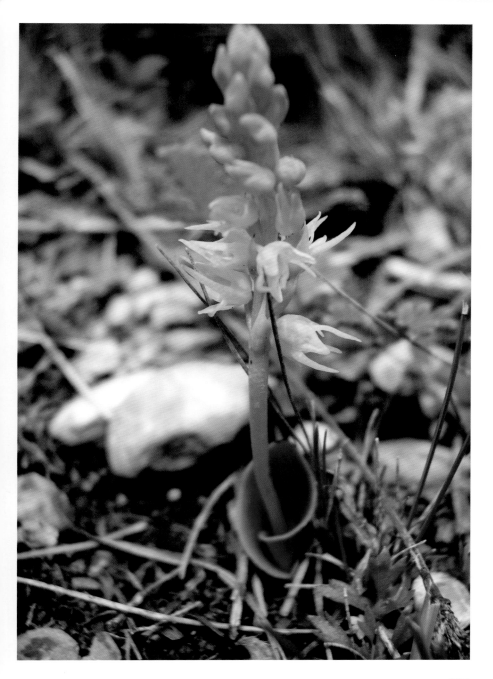

单叶波罗花

Incarvillea forrestii Fletcher

【基　　原】来源于紫葳科角蒿属单叶波罗花**Incarvillea forrestii** Fletcher的根入药。

【形态特征】多年生草本，茎高15～30 cm，全植株近无毛。单叶互生，不分裂，纸质，卵状长椭圆形，长6～15 cm，宽3.5～5.5 cm，两端近圆形，边缘具圆钝齿，上面深绿色，下面淡绿色。总状花序顶生，具6～12朵花；花序梗长约2～4 cm；苞片长5～12 mm；花梗长5～10 mm。花萼钟状，长1.4～2 cm，萼齿顶端细尖或凸尖，宽7～10 mm，长2～4 mm。花冠红色，长约5.5 cm，直径约3 cm；花冠筒内面有紫红色条纹及斑点，长4.5～5 cm；裂片圆形，长1.4～1.8 cm，宽1.8～2.2 cm。蒴果披针形，长4～6 cm，粗5～7 mm，顶端渐尖。种子卵形，长5.5～6 mm，宽3.3～4 mm，具翅，翅宽约1 mm。花期5～7月；果期8～11月。

【生　　境】生于海拔3000～3500 m的多石高山草地及灌丛中。

【分　　布】四川西南部和云南西北部。

【采集加工】秋后采挖，洗净，鲜用或切片晒干。

【性味功能】味甘、淡，性温。滋补强壮，补气养血。

【主治用法】主治产后少乳，久病虚弱，头晕，贫血等。内服：煎汤，10～15 g。

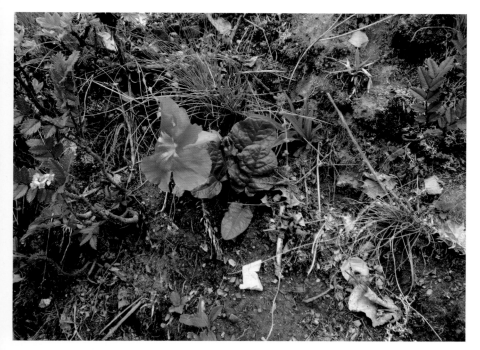

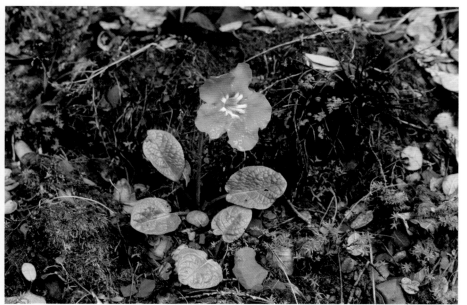

鸡肉参

Incarvillea mairei（Lévl.）Grierson

【别　　名】土地黄、山羊参、滇川角蒿

【基　　原】来源于紫葳科角蒿属鸡肉参**Incarvillea mairei**（Lévl.）Grierson的根入药。

【形态特征】多年生草本，高30～40 cm。叶基生，一回羽状复叶；侧生小叶2～3对，卵形，顶生小叶较侧生小叶大2～3倍，阔卵圆形，顶端钝，基部微心形，长7～11 cm，宽6～9 cm，边缘具钝齿。总状花序有2～4朵花；花葶长达22 cm；小苞片线形，长约1 cm。花萼钟状，长约2.5 cm，萼齿三角形，顶端渐尖。花冠紫红色或粉红色，长7～10 cm，直径5～7 cm，花冠筒长5～6 cm，下部带黄色，花冠裂片圆形。雄蕊4，2强，每对雄蕊的花药靠合并抱着花柱，花药极叉开。子房2室；花柱长5.5～6.5 cm，柱头扇形。蒴果圆锥状，长6～8 cm，粗约1 cm。种子阔倒卵形，长约4 mm，宽约6 mm，淡褐色，边缘具翅。花期5～7月；果期9～11月。

【生　　境】生于海拔2400～4500 m的高山石砾堆、山坡路旁向阳处。

【分　　布】四川、云南和西藏。

【采集加工】秋后采挖，洗净，鲜用或切片晒干

【性味功能】味甘、微苦，性凉。凉血生津，补血调经。

【主治用法】主治骨折肿痛，产后少乳，体虚，久病虚弱，头晕，贫血，消化不良等。内服：煎汤，10～15 g。

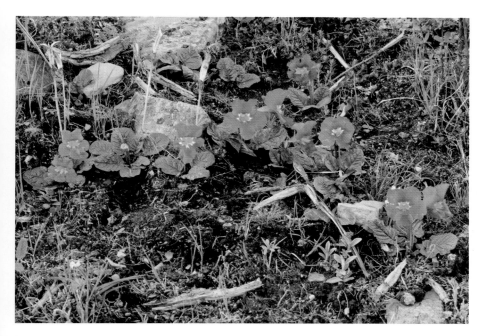

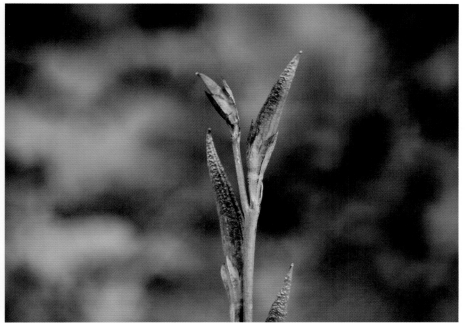

藏波罗花

Incarvillea younghusbandii Sprague

【基　　原】来源于紫葳科角蒿属藏波罗花**Incarvillea younghusbandii** Sprague的根入药。

【形态特征】矮小宿根草本，高10～20 cm，无茎。根肉质，粗壮，粗6～11 mm。叶基生，一回羽状复叶，顶端小叶卵圆形至圆形，长宽3～5 cm，顶端钝圆，基部心形，侧生小叶卵状椭圆形，长1～2 cm，宽约1 cm。花单生或3～6朵生于叶腋。花萼钟状，长8～12 mm，口部直径约4 mm，萼齿5，长5～7 mm。花冠细长，漏斗状，长4～5 cm，基部直径约3 mm，中部直径约8 mm；花冠筒橘黄色，花冠裂片圆形。雄蕊4，着生于花冠筒基部。雌蕊伸出花冠之外，柱头扇形。蒴果新月形，长3～4.5 cm，具四棱。种子椭圆形，长约5 mm，宽约2.5 mm。花期5～8月；果期8～10月。

【生　　境】生于海拔3600～5400 m的高山沙质草甸及山坡砾石垫状灌丛中。

【分　　布】青海和西藏。尼泊尔也有分布。

【采集加工】秋后采挖，洗净，鲜用或切片晒干。

【性味功能】味甘、淡，性温。滋补强壮。

【主治用法】主治产后少乳，久病虚弱，头晕，贫血等。内服：煎汤，15～25 g。

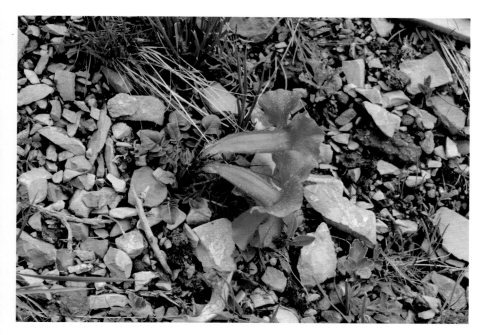

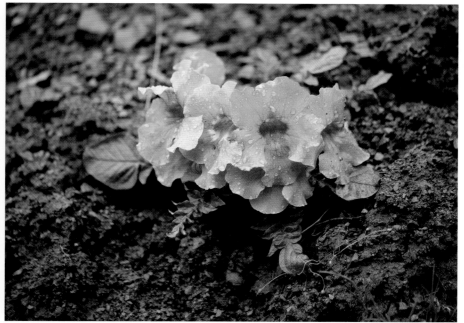

中甸角蒿

Incarvillea zhongdianensis Grey-Wilson

【基　　原】来源于紫葳科角蒿属中甸角蒿 **Incarvillea zhongdianensis** Grey-Wilson的全草入药。

【形态特征】叶较小，长约15～20 cm，侧生小叶4～8对，卵状披针形，较小，长1～2.5 cm，宽5～14 mm，顶端渐尖，基部微心形至阔楔形，边缘具细锯齿至近全缘，有时顶端的1～3对小叶基部下延，与叶轴连合形成狭翅；顶生的一枚小叶较大，卵圆形至阔卵圆形，两端钝至近圆形，长宽约2～3 cm。花期6～8月；果期8～10月。

【生　　境】生于海拔3200～4200 m的石山草坡或针叶林边。

【分　　布】云南和四川。

【采集加工】花盛期采集，洗净泥土，晾干。

【性味功能】味苦、微甘，性温。调经活血，祛风除湿，消炎。

【主治用法】主治中耳炎，虚弱头晕，胸闷，腹胀，咳嗽，月经不调等。内服：煎汤，5～10 g。

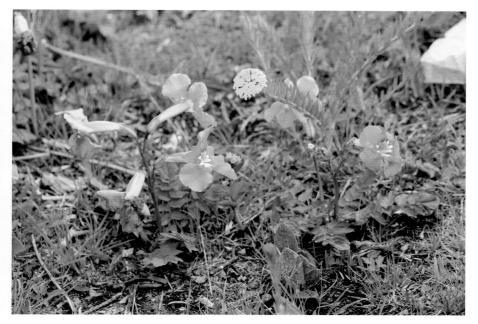

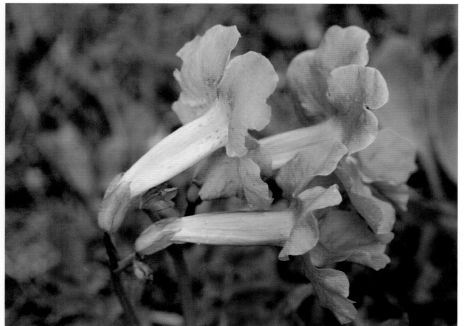

总状土木香

Inula racemosa Hook. f.

【别　　名】玛奴、以木香

【基　　原】来源于菊科植物旋覆花属总状土木香**Inula racemosa** Hook. f.的根入药。

【形态特征】多年生草本。根状茎块状。茎高60～200 cm，基部木质，径达14 mm，常有长分枝，稀不分枝，下部常稍脱毛，上部被长密毛；节间长4～20 cm。基部和下部叶椭圆状披针形，有具翅的长柄，长20～50 cm，宽10～20 cm；形状及毛茸与上种同；中脉粗壮，与侧脉15～20对在下面高起；中部叶长圆形或卵圆状披针形，基部宽或心形，半抱茎；上部叶较小。头状花序径5～8 cm，排列成总状花序。总苞片5～6层，外层叶质，宽达7 mm；内层较外层长约2倍；最内层干膜质。舌状花的舌片线形，长约2.5 cm，宽1.5～2 mm，顶端有3齿；管状花长9～9.5 mm。冠毛污白色，长9～10 mm。花期8～9月；果期9月。

【生　　境】生于海拔700～1500 m的水边荒地、河滩、湿润草地。

【分　　布】新疆、四川、湖北、陕西、甘肃、西藏等地有栽培。

【采集加工】春初与秋末挖根，去净残茎，切片，晒干。

【性味功能】味辛、苦，性温。健脾和胃，调气解郁，行气止痛。

【主治用法】主治胸腹胀满疼痛，呕吐泄泻，痢疾，疟疾，胸胁挫伤，胎动不安等。内服：煎汤，15～25 g。

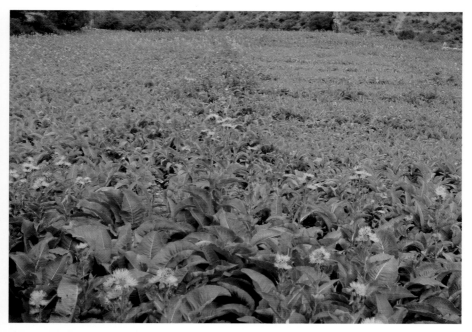

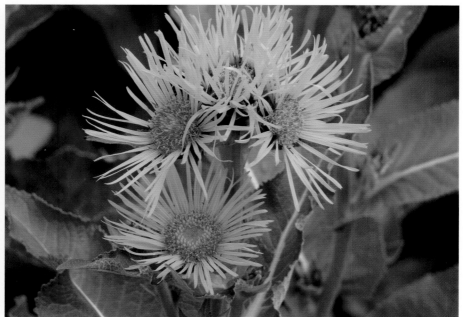

海滨锦葵

Kosteletzkya vir ginica (L.) K. Presl ex Gray

【基　　原】来源于锦葵科海滨锦葵属海滨锦葵 **Kosteletzkya vir ginica** (L.) K. Presl ex Gray的种子入药。

【形态特征】多年生宿根草本，从根部分出多条茎干；茎密被星状毛，高0.3～1 m。叶三角状披针形至三角状卵形，长6～14 cm，基部常箭头状浅裂，有时掌状浅裂或不裂，单锯齿或重锯齿，小齿状，或圆锯齿状，叶两面密被星状毛；叶柄长2～9 cm，花序上的叶柄较短；托叶线性，常早落。花生茎顶，花序常为带叶的总状花序或圆锥花序；总苞片8～10。花萼管长4～7 mm，果期增至1 cm；花瓣粉红、淡紫色或白色，倒卵形，长2.5～3 cm，顶部圆；柱头5。蒴果5室，长6～8 mm，宽8～14 mm，有硬毛。种子光滑，暗棕色，卵圆形，长3.5～4.5 mm。花期6～9月；果期8～11月。

【生　　境】栽培或逸生于荒地及路边。

【分　　布】江苏、浙江、山东、重庆等地引种栽培。

【采集加工】秋季采收果实，去除果壳等杂质，晒干。

【性味功能】味苦、性平。清热凉血，消痈解毒。

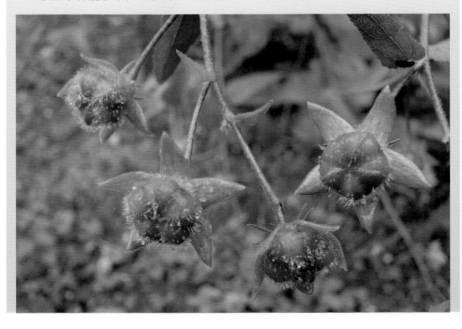

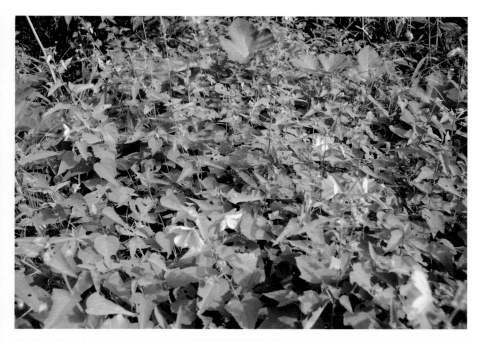

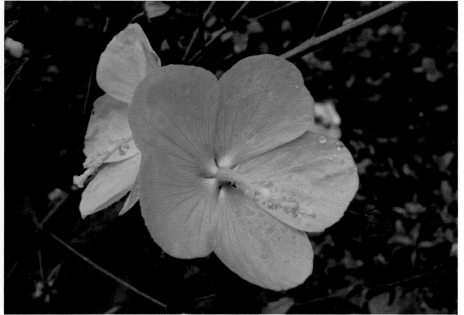

短穗兔耳草

Lagotis brachystachya Maxim.

【基　　原】来源于玄参科兔耳草属短穗兔耳草**Lagotis brachystachya** Maxim.的全草入药。

【形态特征】多年生矮小草本，高4～8 cm。全株无毛。根状茎短，不超过2 cm，常有匍匐茎。根多数，簇生，条形，内质，长可达10 cm，根颈外面为残留的老叶柄所形成的棕褐色纤维状鞘包裹。叶全为基生，莲座状；叶柄1～5 cm，扁平，下部宽而去；叶片宽条形至披针形，长2～7 cm，先端渐尖，基部渐窄成柄，全缘。花葶数条，纤细，倾卧或直立，高度不超过叶；穗状花序长仅1 cm，花密集；花萼佛焰苞状，先端开裂至1～3处，比苞片小；花冠白色或微带粉红或紫色，长5～6 mm，筒部和檐部等长，上唇全缘，卵状长圆形，下唇，花药肾形；花柱伸出花冠，柱头点状。蒴果卵圆形，先端大而微凹，红色，光滑无毛。花期5～6月；果期7～8月。

【生　　境】生于海拔3200～4500 m的高山草原、河滩、湖边砂质草地。

【分　　布】甘肃、青海、四川、西藏等地。

【采集加工】夏、秋季采收，晒干。

【性味功能】味苦，性凉。清肺止咳，降压调经。

【主治用法】主治肺热咳嗽，高血压，月经不调，肺炎等。内服：煎汤，10～15 g。

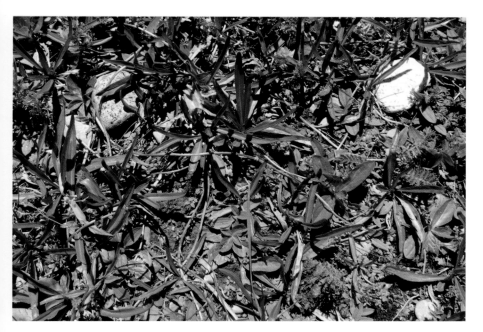

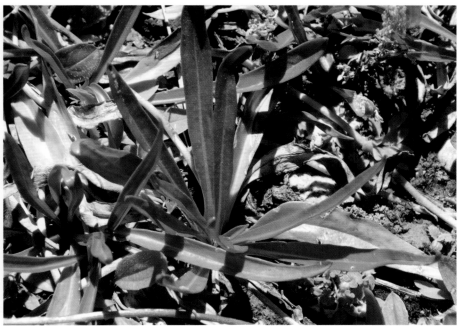

云南兔耳草

Lagotis yunnanensis W. W. Smith

【别　　名】滇兔耳草、洪连、藏黄连

【基　　原】来源于玄参科兔耳草属云南兔耳草**Lagotis yunnanensis** W. W. Smith的全草入药。

【形态特征】多年生草本，高15～35 cm。根状茎长达6 cm；根带肉质，长达15 cm，直径1～2 mm。基生叶4～6片，叶柄长6～10 cm，有翅，基部稍扩大；叶片卵形至矩圆形，纸质，长3.5～7 cm，可达12 cm，顶端圆形，基部下延成柄；茎生叶2～6片，与基生叶相似而较小。穗状花序长4～10 cm，直径约2 cm；苞片卵形至卵状披针形；花萼佛焰苞状，淡黄绿色，边缘细流苏状；花冠白色或紫色，长8～12 mm，花冠筒伸直，上唇矩圆形，全缘，下唇2～3裂，裂片披针形；雄蕊2，花丝极短；花柱短，不伸出于花冠筒外。花期5～7月；果期8～9月。

【生　　境】生于海拔3350～4700 m的高山草地。

【分　　布】云南、西藏和四川。

【采集加工】7～9月采收，洗净，切段，晒干。

【性味功能】味苦、微甘，性寒。清热解毒，降血压，调经。

【主治用法】主治急、慢性肝炎，肾炎，肺脓疡，高血压，月经常不调，乳腺癌等。内服：煎汤，5～10 g。藏医药中用于治疗全身发热，肾炎，肺病，高血压，动脉粥样硬化，月经不调，综合毒物中毒，心热症等《部藏标》。

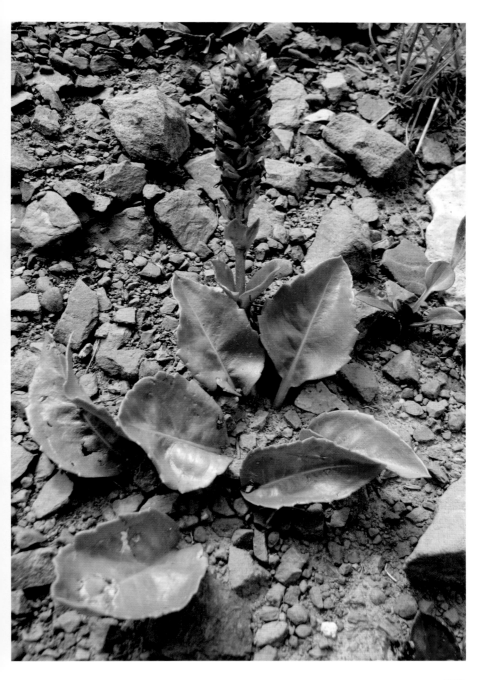

野芝麻

Lamium barbatum Sieb. et Zucc.

【别　　名】地蚤、野藿香、山苏子

【基　　原】来源于唇形科野芝麻属野芝麻**Lamium barbatum** Sieb. et Zucc.的全草入药。

【形态特征】多年生植物；根茎有长地下匍匐枝。茎高达1 m，四棱形，具浅槽。茎下部叶卵圆形或心脏形，长4.5～8.5 cm，宽3.5～5 cm，先端尾状渐尖，基部心形；茎上部叶卵圆状披针形，较下部叶长而狭，先端长尾状渐尖。轮伞花序具4～14花；苞片狭线形或丝状，长2～3 mm，锐尖，具缘毛。花萼钟形，长约1.5 cm，宽约4 mm，外面疏被伏毛。花冠白或浅黄色，长约2 cm，冠筒基部直径2 mm。雄蕊花丝扁平，被微柔毛，花药深紫色，被柔毛。花柱丝状，先端近相等的2浅裂。子房裂片长圆形。小坚果倒卵圆形，先端截形，基部渐狭，长约3 mm，直径1.8 mm，淡褐色。花期4～6月；果期7～8月。

【生　　境】生于海拔3400 m以下的路边、溪旁、田埂及荒坡上。

【分　　布】东北、华北、华东各省区及陕西、甘肃、湖北、湖南、贵州、四川和西藏等地。俄罗斯、朝鲜和日本也有分布。

【采集加工】夏季采收全草，阴干或晒干。

【性味功能】味微甘，性平。清肝利湿，活血消肿。

【主治用法】主治肺热咳血，血淋，白带，月经不调，小儿虚热，跌打损伤，肿毒等。内服：煎汤，10～15 g。

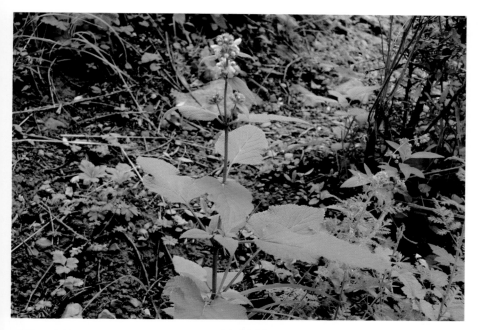

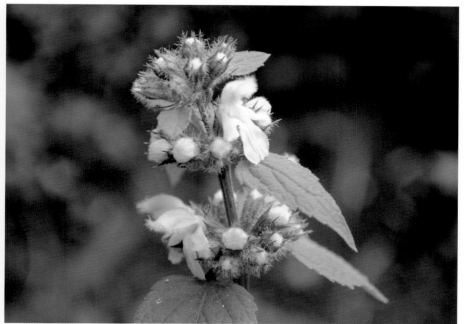

肉果草

Lancea tibetica Hook. f. et Thoms.

【别　　名】兰石草、兰石果

【基　　原】来源于玄参科肉果草属肉果草**Lancea tibetica** Hook. f. et Thoms.的全草入药。

【形态特征】多年生矮小草本，高3～7 cm。根状茎长达10 cm，直径2～3 mm。叶6～10片，倒卵形至倒卵状矩圆形，长2～7 cm，顶端钝，基部渐狭成有翅的短柄。花3～5朵簇生，苞片钻状披针形；花萼钟状，革质，长约1 cm，萼齿钻状三角形；花冠深蓝色或紫色，喉部稍带黄色或紫色斑点，长1.5～2.5 cm，花冠筒长8～13 mm，上唇直立，2深裂，下唇开展；雄蕊着生近花冠筒中部，花丝无毛；柱头扇状。果实卵状球形，长约1 cm，红色至深紫色；种子多数，矩圆形，长约1 mm，棕黄色。花期5～7月；果期7～9月。

【生　　境】生于海拔2000～4500 m的草地、疏林中或沟谷旁。

【分　　布】西藏、青海、甘肃、四川和云南。印度也有分布。

【采集加工】花末期、幼果期采挖，除去枯叶杂质，洗净泥土，晒干。

【性味功能】味苦、微甘，性寒。清肺解毒，祛痰。

【主治用法】主治肺炎，肺脓疡，流感，痢疾，咽喉肿痛，便秘等。内服：煎汤，5～10 g。藏医药中用于治疗肺热咳嗽，咯血，肺脓疡，哮喘，咯血，咳嗽失音，肠绞痛，肠粘连，风湿性关节炎，血性肿瘤，心脏病，妇女瘕瘕等《滇省志》《部藏标》。

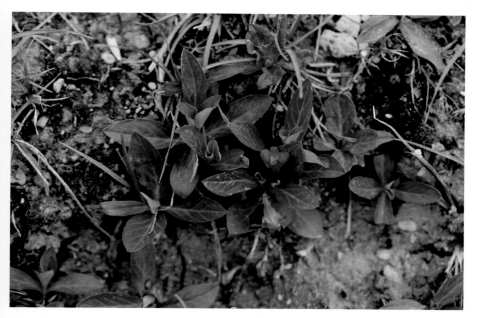

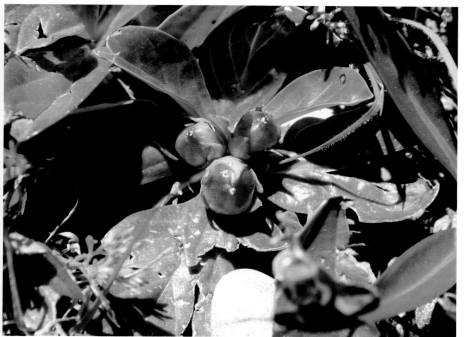

稻槎菜

Lapsana apo gonoides Maxi m.

【别　　名】鹅里腌、回荠

【基　　原】来源于菊科稻槎菜属稻槎菜**Lapsana apo gonoides Maxi m.**的全草入药。

【形态特征】一年生矮小草本，高7～20 cm。茎枝柔软，被细柔毛或无毛。基生叶椭圆形、长椭圆状匙形或长匙形，长3～7 cm，宽1～2.5 cm，大头羽状全裂，顶裂片卵形、菱形或椭圆形，侧裂片2～3对，椭圆形；茎生叶少数，与基生叶同形并等样分裂，向上渐小。叶质地柔软，两面绿色或淡绿色。头状花序小，果期下垂或歪斜，在茎枝顶端排列成疏松的伞房状圆锥花序，总苞椭圆形或长圆形，长约5 mm；总苞片2层，外层卵状披针形，长达1 mm，宽约0.5 mm，内层椭圆状披针形，长约5 mm，宽1～1.2 mm，先端喙状；舌状小花黄色，两性。瘦果淡黄色，稍压扁，长椭圆形或长椭圆状倒披针形，长约4.5 mm，宽约1 mm，顶端两侧各有1枚下垂的长钩刺，无冠毛。花、果期1～6月。

【生　　境】生于田野、荒地及路边。

【分　　布】陕西、江苏、安徽、浙江、福建、江西、湖南、广东、广西、云南、四川、重庆等。日本、朝鲜也有分布。

【采集加工】春、夏季采收，洗净，鲜用或晒干。

【性味功能】味苦，性平。清热凉血，消痈解毒。

【主治用法】主治咽喉痛，痢疾下血，乳痈等。用量50～100 g，水煎服或捣汁服。

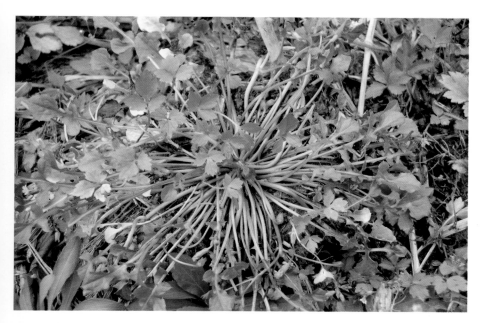

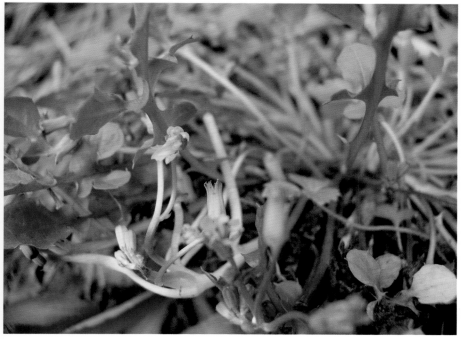

纤枝野丁香

Leptodermis schneideri H. Winkl

【基　　原】来源于茜草科野丁香属纤枝野丁香**Leptodermis schneideri** H. Winkl的根入药。

【形态特征】灌木，高0.2～1.3 m，具纤细的分枝；嫩枝被极短的茸毛。叶片长圆形或卵形，长4～9 mm，宽1.25～2 mm，基部或顶部宽，基部渐狭，两面无毛；托叶革质，长约1 mm，上部的三角形，下部的刺状渐尖。花腋生，1～3朵；萼裂片5，长稍超过宽，顶端圆，有缘毛；花冠狭漏斗形，长约5 mm，外面被圆锥状茸毛，里面喉部密被长毛，裂片长圆形，长约2 mm；雄蕊生冠管喉部；长柱花：花丝短，花药内藏；短柱花：花丝长，花药伸出；柱头5裂，长柱花明显伸出，短柱花伸出喉部下方。蒴果长约4 mm；种子的假种皮紧贴种皮。花期4～5月；果期7～8月。

【生　　境】生于海拔1300～3500 m的河谷或山坡旱生灌丛。

【分　　布】四川、云南和西藏。

【采集加工】秋后采挖根部，洗净，切片晒干。

【性味功能】味苦、涩，性凉。活血调经，消炎止痛。

【主治用法】主治月经不调，痛经，风湿关节疼痛，偏头痛，毒蛇咬伤，跌打损伤等。内服：煎汤，15～30 g。

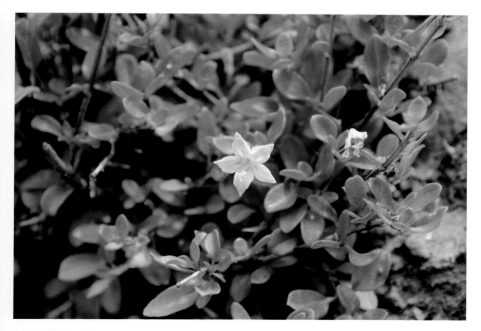

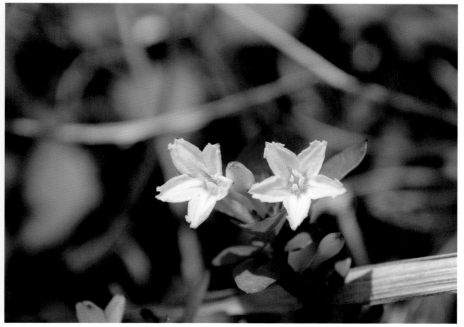

绣球防风

Leucas ciliata Benth.

【别　　名】绣球草、蜂窝草

【基　　原】来源于唇形科绣球防风属绣球防风 **Leucas ciliata** Benth. 的全草入药。

【形态特征】草本，高30～80 cm，茎直立，通常上部分枝，钝四棱形，微具沟槽，密被金黄色长硬毛。叶卵状披针形或披针形，长6～9 cm，宽1～3 cm，先端锐尖，基部宽楔形至近圆形，上面贴生浅黄色短柔毛，下面脉上密被短柔毛；叶柄密生金黄色长硬毛。轮伞花序腋生，球形，径1.5～2.5 cm，多花密集；苞片线形。花萼管状，长约1 cm，萼齿10，刺状，长约3 mm，外被长硬毛。花冠白色或紫色，长2.3～2.8 cm，冠筒长约1 cm，冠檐二唇形，上唇直伸，长圆形，外面密被金黄色长柔毛，下唇较上唇长1.5倍，3裂。雄蕊4，内藏，前对较长，花丝丝状，花药卵圆形。花柱丝状，先端极不等2裂。小坚果卵珠形，褐色。花期7～10月；果期10～11月。

【生　　境】生于海拔500～2750 m的溪边、灌丛或草地。

【分　　布】云南、贵州、四川和广西。尼泊尔、不丹、印度、缅甸、老挝、越南也有分布。

【采集加工】夏季开花前采集全草，洗净晒干。

【性味功能】味辛、苦，性凉。祛风解毒，舒肝理气，破血通经，解毒消肿。

【主治用法】主治风寒感冒，肝气郁结，风湿麻木疼痛，痢疾，小儿疳积，妇女血瘀经闭，骨折，痈疽肿毒等。内服：煎汤，12～15 g。

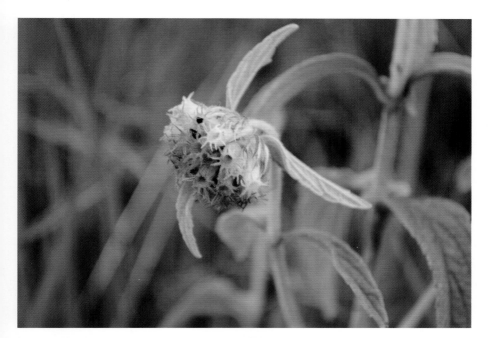

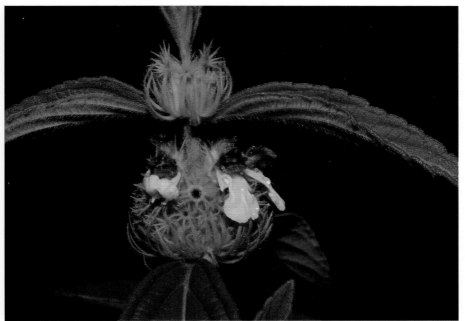

侧茎橐吾

Ligularia pleurocaulis（Franch.）Hand.-Mazz.

【别　　名】侧茎垂头菊

【基　　原】来源于菊科橐吾属侧茎橐吾 **Ligularia pleurocaulis**（Franch.）Hand.-Mazz.的根入药。

【形态特征】多年生灰绿色草本。根肉质，近纺锤形。茎高25～100 cm，上部及花序被白色蛛丝状毛，基部被枯叶柄纤维。丛生叶与茎基部叶近无柄，叶鞘常紫红色，叶片线状长圆形至宽椭圆形，长8～30 cm，宽1～4 cm，先端急尖，基部渐狭，两面光滑；茎生叶渐小，基部半抱茎。圆锥状总状花序长达20 cm，疏离；苞片披针形至线形，长达8 cm；头状花序常偏向花序轴一侧；总苞陀螺形，基部尖，长5～14 mm，宽5～15 mm，总苞片7～9,2层，卵形或披针形，宽2～7 mm。舌状花黄色，舌片宽椭圆形，长7～14 mm，宽3～6 mm，管部长约2 mm；管状花长5～6 mm，管部长约1 mm，冠毛白色，与花冠近等长。瘦果倒披针形，长3～5 mm。花、果期7～11月。

【生　　境】生于海拔3000～4700 m的山坡草甸及灌丛。

【分　　布】云南西北部和四川西南部至西北部。

【采集加工】秋季挖根，除去泥土杂质，晒干。

【性味功能】味苦，性温。活血化瘀，润肺止咳，理气止痛，化痰。

【主治用法】主治支气管炎，咳喘，肺结核，咯血，百日咳，腰腿痛，跌打损伤等。内服：煎汤，8～15 g。

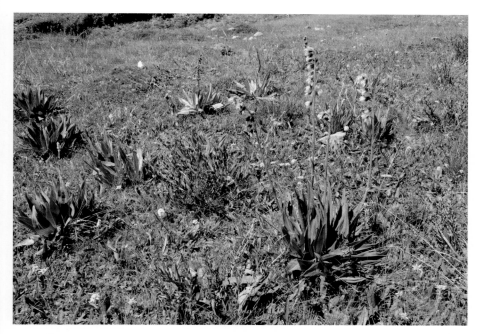

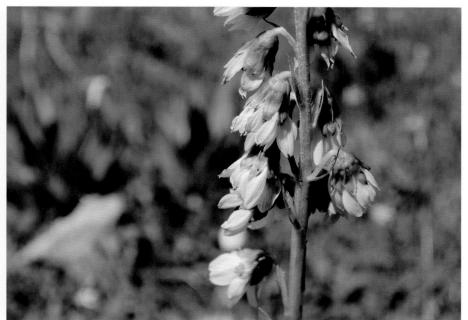

箭叶橐吾

Ligularia sagitta（Maxim.）Maettf.

【基　　原】来源于菊科橐吾属箭叶橐吾 **Ligularia sagitta**（Maxim.）Maettf.的根入药。

【形态特征】多年生草本。根肉质，细而多。茎直立，高25～70 cm，基部被枯叶柄纤维。丛生叶与茎下部叶具柄，柄长4～18 cm，具狭翅，被白色蛛丝状毛。叶片箭形或长圆状箭形，长2～20 cm，宽1.5～20 cm，下面有白色蛛丝状毛；茎中部叶基部鞘状抱茎，叶片箭形或卵形，较小。总状花序长10～40 cm；苞片狭披针形或卵状披针形，长6～15 mm，宽至7 mm；头状花序辐射状；小苞片线形；总苞钟形或狭钟形，长7～10 mm，宽4～8 mm。舌状花5～9，黄色，舌片长圆形，长7～12 mm，宽约3 mm，先端钝，管部长约5 mm；管状花多数，长7～8 mm，管部长3～4 mm，冠毛白色与花冠等长。瘦果长圆形，长2.5～5 mm，光滑。花、果期7～9月。

【生　　境】生于海拔1270～4000 m的水边、草坡、林缘、林下及灌丛。

【分　　布】西藏、四川、青海、甘肃、宁夏、陕西、山西、河北和内蒙古。

【采集加工】秋季挖根，除去泥土杂质，晒干。

【性味功能】味苦，性凉。清热润肺，止咳化痰，利胆退黄，催吐。

【主治用法】外治疮疖，内服催吐《青藏药鉴》。用量6～9 g。

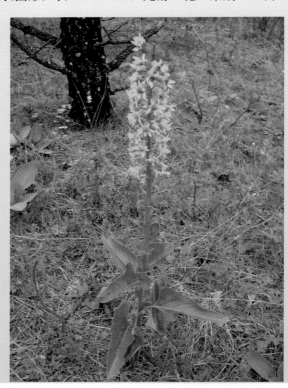

宽叶柳穿鱼

Linaria thibetica Franch.

【基　　原】来源于玄参科柳穿鱼属宽叶柳穿鱼**Linaria thibetica** Franch. 的全草入药。

【形态特征】多年生草本，高达1 m。茎常数枝丛生，不分枝或上部分枝，无毛。叶互生，无柄，长椭圆形至卵状椭圆形，长2～5 cm，宽6～13 mm，具3～5脉，无毛。穗状花序顶生，花多而密集，果期伸长可达12 cm，花序轴及花梗多少有多细胞腺毛；苞片披针形；花梗极短；花萼裂片条状披针形，长5～7 mm，宽1～2 mm，外面无毛，内面密被多细胞腺毛；花冠淡紫色或黄色，长8～10 mm，上下唇近等长，下唇裂片卵形，顶端钝尖，宽2 mm，距长5～6 mm，稍弓曲。蒴果卵球状，长约9 mm，直径约6 mm。种子盘状，边缘有宽翅，中央有瘤突。花期7～9月。

【生　　境】生于海拔2500～3800 m的山坡草地及林缘和疏灌丛中。

【分　　布】四川、云南和西藏。

【采集加工】秋季开花时采集，晒干。

【性味功能】味微苦，性寒。清热解毒，散瘀消肿，利湿。

【主治用法】主治湿热黄疸，丹毒，咽喉肿痛，口舌生疮，小便不利，痔疮便秘，皮肤病等。内服：煎汤，10～15 g。

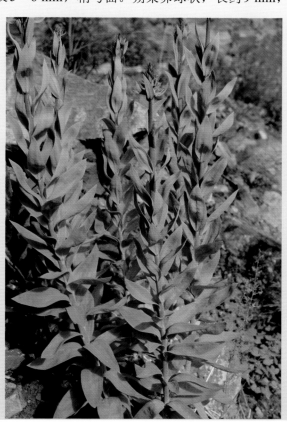

紫斑洼瓣花

Lloydia ixiolirioides Baker ex Oliv.

【别　　名】兜瓣萝蒂

【基　　原】来源于百合科洼瓣花属紫斑洼瓣花**Lloydia ixiolirioides** Baker ex Oliv.的鳞茎入药。

【形态特征】植株高15～30 cm。鳞茎狭卵形，上端延长，开裂。基生叶通常4～8枚，长12～25 cm，宽1～2 mm，边缘常疏生柔毛；茎生叶2～3枚，狭条形，长2～3.5 cm，宽1～1.5 mm，向上逐渐过渡为苞片，在茎生叶与苞片的边缘，特别近基部处，通常有白色柔毛。花单朵或2朵；内外花被片相似，长15～20 mm，宽5～6 mm，白色，中部至基部有紫红色斑，内面近基部有几行长柔毛；雄蕊长为花被片的一半，花丝密生长柔毛；子房近矩圆状，长约3 mm，顶端钝；花柱与子房近等长，柱头稍高于花药之上。蒴果近狭矩圆状，长15～20 mm，宽约4 mm，上部开裂。种子多数，近狭卵状条形，长约2.5 mm，有3纵棱，一端有短翅。花期6～7月；果期8月。

【生　　境】生于海拔3000～4300 m的山坡或草地。

【分　　布】四川西南部、云南西北部和西藏。

【采集加工】秋季采挖，除去茎叶及须根，洗净，鲜用或晒干。

【性味功能】味苦、微甘，性微寒。清热化痰，解毒消肿，止血。

【主治用法】主治肺热咳喘，痰黄质稠，疮痈肿痛，外伤出血等。内服：煎汤，6～15 g。

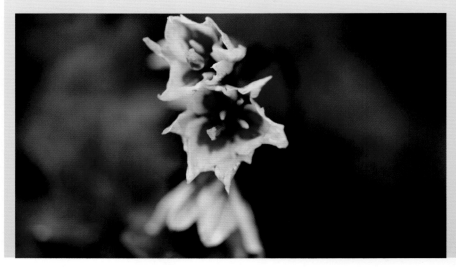

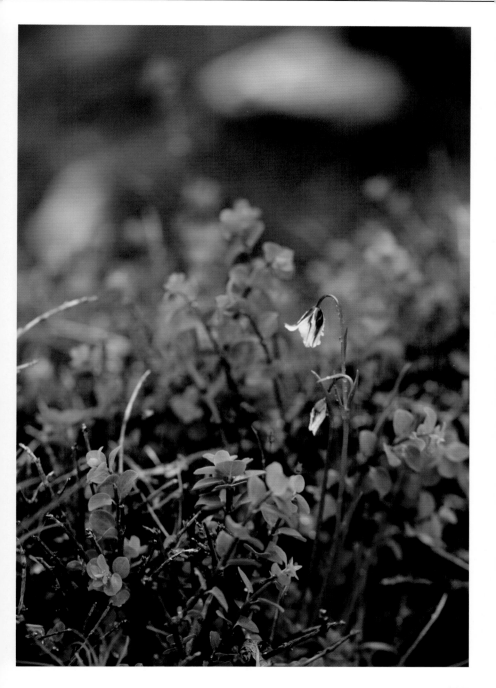

辐状肋柱花

Lomatogonium rotatum（L.）Fries ex Nym.

【别　　名】辐花侧蕊、肋柱花

【基　　原】来源于龙胆科肋柱花属辐状肋柱花**Lomatogonium rotatum**（L.）Fries ex Nym.的全草入药。

【形态特征】一年生草本，高15～40 cm。茎近四棱形，绿色带紫色。叶无柄，狭长披针形至线形，长达40 mm，宽1.5～4 mm，枝及上部叶较小，先端急尖，基部钝，半抱茎。花5数，直径2～3 cm，花梗四棱形，长至8 cm；花萼裂片线形或线状披针形，长8～22 mm；花冠淡蓝色，具深色脉纹，裂片椭圆状披针形或椭圆形，长1.5～2.5 cm，先端钝，基部两侧各具1个管形腺窝，边缘具不整齐的裂片状流苏；花丝线形，花药蓝色，狭矩圆形；子房长12～14 mm，柱头三角形。蒴果狭椭圆形或倒披针状椭圆形；种子淡褐色，圆球形，直径0.3～0.4 mm。花、果期8～9月。

【生　　境】生于海拔1400～4200 m的水沟边或山坡草地。

【分　　布】西南、西北、华北、东北地区各地。俄罗斯和日本也有分布。

【采集加工】夏、秋季采收，晒干。

【性味功能】味苦，性寒。清热，健胃，利胆。

【主治用法】主治流感，伤寒，中暑头痛，肝胆热，黄疸，外感头痛发热等。内服：煎汤，10～15 g。

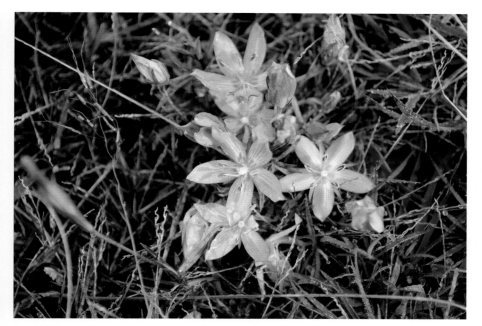

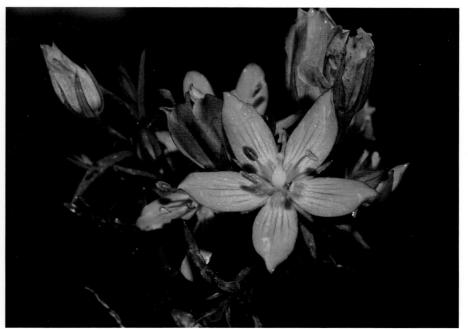

刚毛忍冬

Lonicera hispida Pall. ex Roem. et Schult.

【别　　名】硬尾忍冬、子弹把子

【基　　原】来源于忍冬科忍冬属刚毛忍冬 **Lonicera hispida** Pall. ex Roem. et Schult.的幼嫩枝叶入药。

【形态特征】落叶灌木，高2～3 m；幼枝带紫红色。叶厚纸质，椭圆形至矩圆形，长3～8.5 cm，顶端尖，基部微心形。总花梗长1～1.5 cm；苞片宽卵形，长1.2～3 cm，带紫红色，毛被与叶片同；相邻两萼筒分离，常具刚毛和腺毛；萼檐波状；花冠白色或淡黄色，漏斗状，近整齐，长2.5～3 cm，外面有短糙毛或刚毛，筒基部具囊，裂片直立，短于筒；雄蕊与花冠等长；花柱伸出，下半部有糙毛。果实先黄色后变红色，卵圆形至长圆筒形，长1～1.5 cm；种子淡褐色，矩圆形，稍扁，长4～4.5 mm。花期5～6月；果期7～9月。

【生　　境】生于海拔1700～4800 m的山坡林中、林缘灌丛中或高山草地上。

【分　　布】河北、山西、陕西、宁夏、甘肃、青海、新疆、四川、云南和西藏。蒙古、俄罗斯、印度也有分布。

【采集加工】春夏枝叶幼嫩时采收，去除杂质，晒干。

【性味功能】味微甘，性寒。清热解毒，通经活络，清肝明目，止咳平喘。

【主治用法】主治外感风热，疮痈疔肿，感冒，肺炎等。内服：9～15 g，水煎服。

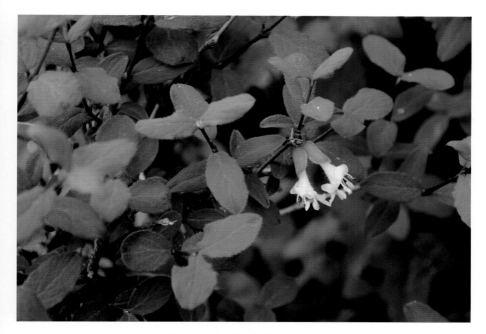

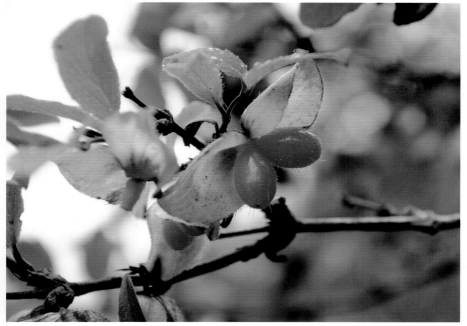

柳叶忍冬

Lonicera lanceolata Wall.

【别　　名】披针叶忍冬

【基　　原】来源于忍冬科忍冬属柳叶忍冬**Lonicera lanceolata** Wall.的花蕾入药。

【形态特征】落叶灌木，高达4 m，植株各部被短腺毛。叶卵形至卵状披针形，长3～10 cm，顶端渐尖，基部渐狭，边缘略波状，两面疏生短柔毛。总花梗长0.5～2.5 cm；苞片长2～3 mm；相邻两萼筒分离或下半部合生；萼齿三角形至披针形，为萼筒长的1/3～1/2；花冠淡紫色或紫红色，唇形，长9～13 mm，冠筒基部有囊，上唇有浅圆裂，下唇反折；雄蕊约与花冠上唇等长，花丝基部有柔毛；花柱全有柔毛。果实黑色，圆形，直径5～7 mm；种子有颗粒状凸起而粗糙。花期6～7月；果期8～9月。

【生　　境】生于海拔2000～3900 m的针阔混交林或冷杉林中或林缘灌丛中。

【分　　布】重庆、四川、云南和西藏。尼泊尔至不丹也有分布。

【采集加工】夏季花未盛开前采集近开放的花蕾，去除杂质晒干。

【性味功能】味苦、微甘，性凉。清热解毒，疏散风热。

【主治用法】用于治疗各种无名肿毒。内服：煎汤，15～30 g。

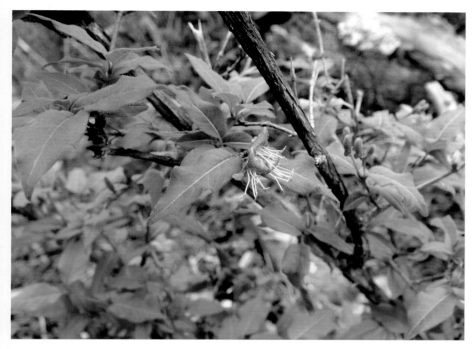

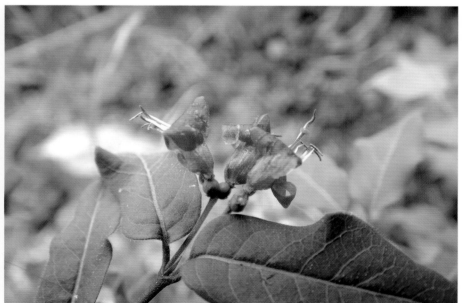

华西忍冬

Lonicera webbiana Wall. ex DC.

【别　　名】裂叶忍冬、绿紫忍冬

【基　　原】来源于忍冬科忍冬属华西忍冬**Lonicera webbiana** Wall. ex DC.的花蕾入药。

【形态特征】落叶灌木，高3～4 m。叶卵状椭圆形至卵状披针形，长4～9 cm，顶端渐尖，基部圆。苞片条形，长2～5 mm；小苞片卵形至矩圆形，长不足1 mm；相邻两萼筒分离；萼齿波状；花冠紫红色，长约1 cm，唇形，外面有疏短柔毛，筒甚短，基部较细，具浅囊，上唇直立，具圆裂，下唇比上唇长约1/3，反曲；雄蕊长约等于花冠，花丝和花柱下半部有柔毛。果实先红色后转黑色，圆形，直径约1 cm；种子椭圆形，长5～6 mm，有细凹点。花期5～6月；果期8～9月。

【生　　境】生于海拔1800～4000 m的针阔叶混交林、山坡灌丛中或草坡上。

【分　　布】山西、陕西、宁夏、甘肃、青海、江西、湖北、重庆、四川、云南和西藏。欧洲东南部、阿富汗至不丹也有分布。

【采集加工】5～6月开花季节采集近开放的花蕾，除去杂质晒干。

【性味功能】味甘、淡，性寒。祛风，清热，解毒。

【主治用法】主治感冒，咳嗽，咽喉肿痛，目赤肿痛，肺痈，乳痈，湿疮等。内服：煎汤，9～15 g。

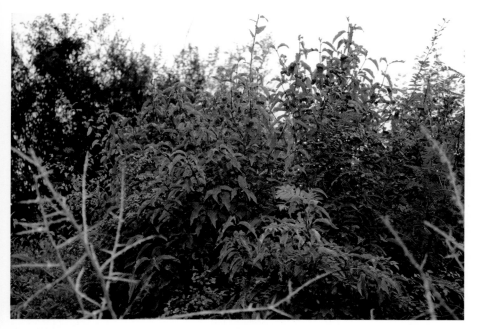

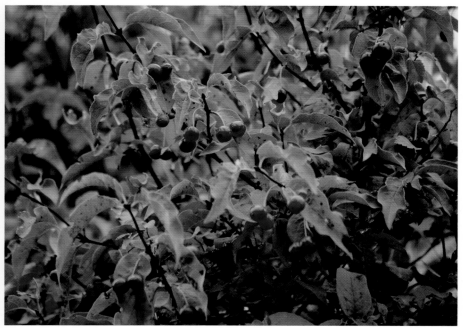

矮生豆列当

Mannagettaea hummelii H. Smith

【基　　原】来源于列当科豆列当属矮生豆列当**Mannagettaea hummelii** H. Smith的全草入药。

【形态特征】植株高3～5 cm。叶鳞片状或宽卵状三角形，长宽6～7 mm，两面近无毛，先端稍钝。花常数朵至十几朵簇生于茎的顶端，成伞房花序；苞片长卵形，长1.8～2 cm，宽0.4～0.6 cm；花梗长约0.2 cm。花萼筒状，长1.5～1.7 cm，顶端5浅裂，裂片三角形，长3～5 mm，宽2.5～3.5 mm。花冠紫色，长2.2～2.5 cm，筒部顶端及内面密被绵毛，上唇长5～8 mm，下唇3裂，裂片线形，长4～5 mm，基部宽1～1.5 mm。雄蕊4枚，花丝着生于距筒基部约1 cm处，长1～1.5 cm，下部密被长绵毛，花药长卵形，长1.6～1.8 mm。子房长卵形，长6～7 mm，宽3～4 mm，花柱长0.8～1 cm，近无毛，柱头近球形。蒴果长圆形或卵状球形，长0.8～1 cm，径约6 mm。种子长圆形，长约0.15 mm，外面网状。花期6～7月；果期8～9月。

【生　　境】生于海拔3200～4500 m的山坡灌丛中及林下，寄生于锦鸡儿属、柳属等植物的根上。

【分　　布】甘肃、青海和西藏。俄罗斯也有分布。

【采集加工】夏、秋季采收，晒干。

【性味功能】消肿解毒，止泻。

【主治用法】主治无名肿毒，痈肿，泄泻等。内服：煎汤，3～10 g。

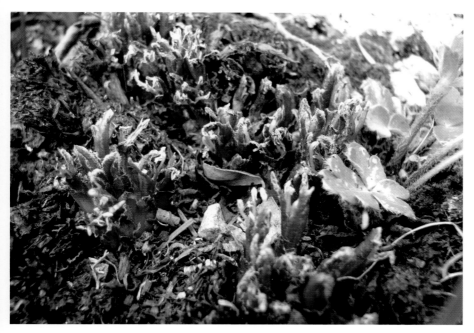

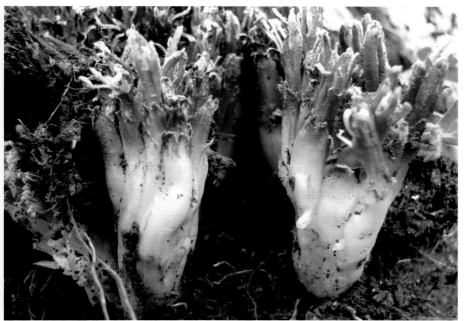

多刺绿绒蒿

Meconopsis horridula Hook. f. et Thoms.

【别　　名】刺参、鸡脚参

【基　　原】以罂粟科绿绒蒿属多刺绿绒蒿**Meconopsis horridula** Hook. f. et Thoms.的全草入药。

【形态特征】一年生草本，全体被黄褐色或淡黄色、坚硬而平展的刺，刺长0.5～1 cm。主根肥厚而延长，圆柱形，长达20 cm。叶基生，披针形，长5～12 cm，宽约1 cm，先端钝或急尖，基部渐狭而入叶柄，边缘波状。花葶5～12，长10～20 cm。花单生于花葶上，半下垂，直径2.5～4 cm；萼片外面被刺；花瓣5～8，宽倒卵形，长1.2～2 cm，宽约1 cm，蓝紫色；花丝丝状，长约1 cm，花药长圆形，稍旋扭；子房圆锥状，花柱长6～7 mm，柱头圆锥状。蒴果倒卵形或椭圆状长圆形，长1.2～2.5 cm。种子肾形，种皮具窗格状网纹。花、果期6～9月。

【生　　境】生于海拔3600～5100 m的山坡草地。

【分　　布】甘肃、青海、四川和西藏。尼泊尔、印度、不丹也有分布。

【采集加工】夏季采收，除去泥土，杂质，切段阴干。

【性味功能】味苦，性寒，有小毒。镇痛，活血化瘀，清热解毒。

【主治用法】主治跌打损伤，骨折，胸背疼痛，风热头痛，关节肿痛等。内服：煎汤，1.5～3 g。

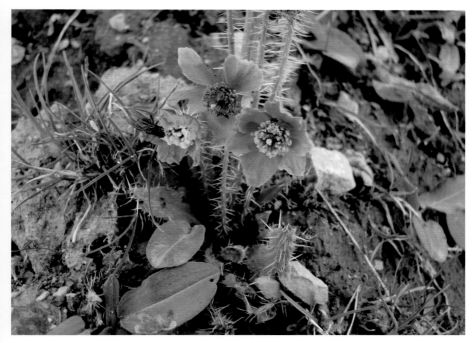

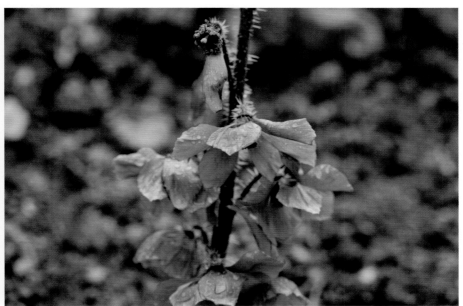

滇西绿绒蒿

Meconopsis impedita Prain

【基　　原】来源于罂粟科绿绒蒿属滇西绿绒蒿 **Meconopsis impedita** Prain的全草入药。

【形态特征】一年生草本，植株基部盖以宿存的叶基。主根肥厚，长达30 cm，上部粗达1.3 cm。叶基生，狭椭圆形至匙形，长2.5～6 cm，宽0.7～1.3 cm，先端圆，基部渐狭成翅，边缘波状，两面被锈色或黄褐色的刺毛。花葶长达25 cm，被锈色或黄褐色伸展的刺毛。花单生于花葶上，下垂；萼片外面被锈色或黄褐色的硬毛；花瓣4～10，倒卵形或近圆形，长1.5～3 cm，宽1.5～2 cm，深紫色或蓝紫色；花丝丝状，长约1 cm，花药卵形，长约1 mm；子房椭圆形、椭圆状长圆形，被黄褐色紧贴的硬毛，花柱长0.3～1 cm，柱头头状。蒴果狭倒卵形，长2～3 cm，粗0.5～1 cm，被黄褐色硬毛；种子镰状椭圆形，黑色。花、果期5～11月。

【生　　境】生于海拔3400～4500 m的草坡或岩石坡。

【分　　布】四川、云南和西藏。缅甸东北部也有分布。

【采集加工】夏季采收，除去泥土，杂质，切段阴干。

【性味功能】味苦，性寒，有小毒。活血化瘀，镇痛，清热解毒。

【主治用法】主治跌打损伤，骨折，胸背疼痛，风热头痛，关节肿痛等。内服：煎汤，1.5～3 g。

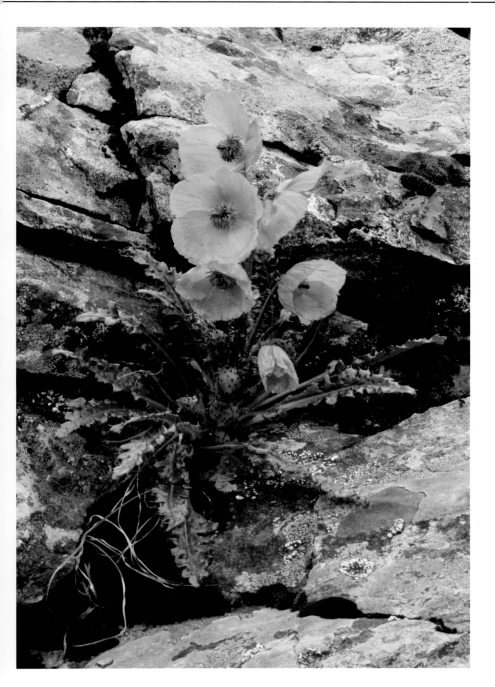

全缘叶绿绒蒿

Meconopsis integrifolia（Maxim.）Franch.

【别　　名】黄芙蓉、鸦片花

【基　　原】来源于罂粟科绿绒蒿属全缘叶绿绒蒿**Meconopsis integrifolia** （Maxim.）Franch.的全草入药。

【形态特征】一年生至多年生草本，全体被锈色和金黄色长柔毛。茎粗壮，高达150 cm，粗达2 cm，不分枝。基生叶莲座状，倒披针形或近匙形，连叶柄长8～32 cm，宽1～5 cm，基部渐狭成翅；茎下部叶同基生叶，狭椭圆形或条形；最上部茎生叶常成假轮生状，狭披针形或条形，长5～11 cm，宽0.5～1 cm。花4～5朵，生上部叶腋。萼片舟状，长约3 cm，外面被毛；花瓣6～8，近圆形至倒卵形，长3～7 cm，宽3～5 cm，黄色；花丝线形，长0.5～1.5 cm，花药卵形，长1～2 mm，橘红色；子房宽椭圆状长圆形。蒴果宽椭圆状长圆形，长2～3 cm，粗1～1.2 cm。种子近肾形，长1～1.5 mm，宽约0.5 mm。花、果期5～11月。

【生　　境】生于海拔2700～5100 m的草坡或林下。

【分　　布】甘肃、青海、四川、云南和西藏。缅甸也有分布。

【采集加工】夏季采收，除去泥土，杂质，切段阴干。

【性味功能】味苦、酸涩，性寒，有毒。清热利湿，镇咳平喘。

【主治用法】主治湿热黄疸，肺热咳喘，头痛，吐泻，湿热水肿，痛经，带下病，伤口久不愈合等。内服：煎汤，3～5 g。

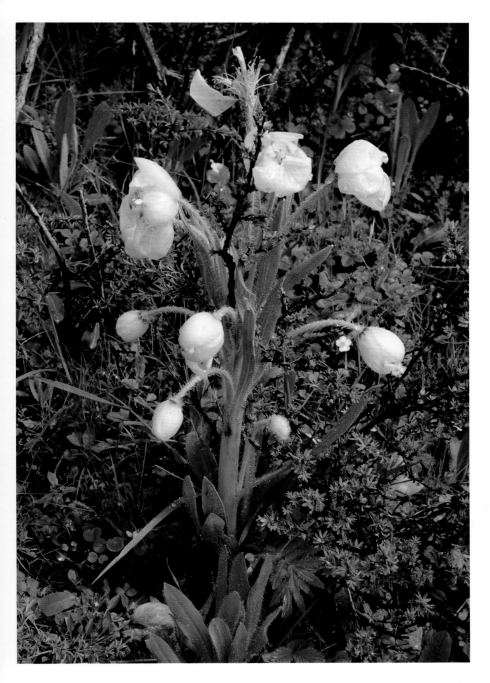

宽叶绿绒蒿

Meconopsis rudis（Prain）Prain

【别　　名】条参、鸡脚参

【基　　原】来源于罂粟科绿绒蒿属宽叶绿绒蒿**Meconopsis rudis**（Prain）Prain的全草入药。

【形态特征】一年生草本，高20～50 cm，全体被黄褐色或淡黄色坚硬而平展的硬刺。主根圆柱形，长达20 cm，上部粗0.5～1.5 cm。基生叶长圆状披针形，长5～20 cm，宽0.7～4.2 cm，基部狭楔形，边缘波状；上部茎生叶长圆状披针形，长3～17 cm，宽0.6～3 cm，全缘。花生于上部茎生叶腋内；花梗长2～5 cm。萼片长圆状卵形；花瓣5～8，倒卵状长圆形，长2～3 cm，宽1～2 cm，天蓝色或蓝紫色；花丝丝状，长约1 cm，紫色，花药长圆形，黄色；子房卵形，长5～8 mm，花柱圆锥形，长2～4 mm，柱头长圆形，长1～2 mm。蒴果卵形，长0.5～2 cm，粗0.4～1.2 cm；宿存花柱长0.7～1 cm，粗达2 mm。种子长圆形，长1～2 mm，种皮具窗格状网纹。花、果期5～11月。

【生　　境】生于海拔3000～4900 m的山坡草地、林缘或林下。

【分　　布】云南、四川、西藏、青海和甘肃。

【采集加工】夏季采收，除去泥土，杂质，切段阴干。

【性味功能】味苦，性寒，有小毒。活血化瘀，清热解毒，消肿止痛。

【主治用法】主治头伤，骨折，气虚下陷，浮肿，脱肛，久痢，哮喘，腰痛，腿痛。内服：煎汤，2～3 g。

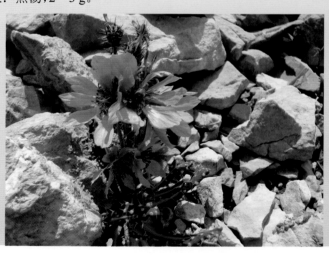

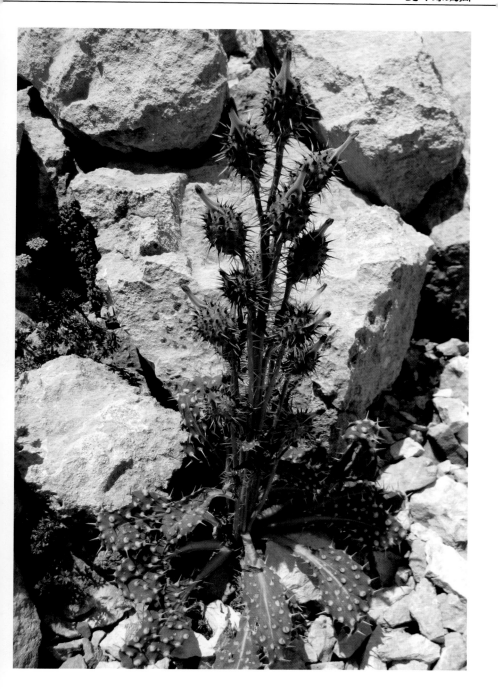

丽江绿绒蒿

Meconopsis venusta Prain

【基　　原】来源于罂粟科绿绒蒿属丽江绿绒蒿 **Meconopsis venusta** Prain的全草入药。

【形态特征】一年生草本，植株基部盖以宿存的叶基。叶全部基生，近肉质，卵形或长圆形，长1.5～3 cm，宽1～1.5 cm，羽状深裂，顶生裂片卵形，侧裂片匙形至倒卵形，背面具白粉。花葶4～13，长6～20 cm，果时达30 cm。花单生于花葶上；花瓣4，倒卵形至近圆形，长2.5～4 cm，宽2～2.7 cm，先端圆或急尖，淡蓝色、淡紫色或深紫色；花丝丝状，长约8 mm，与花瓣同色，花药长圆形，黄色；子房狭椭圆形或椭圆状长圆形，长约6 mm，花柱长约5 mm，柱头头状。蒴果狭长圆形或近圆柱形，长4～9 cm，粗约5 mm，疏被锈色或黄褐色平展的刺毛。种子狭长圆形或椭圆状长圆形。花、果期7～8月。

【生　　境】生于海拔3300～4650 m的山坡草地。

【分　　布】云南西北部。

【采集加工】夏季采收，除去泥土，杂质，切段阴干。

【性味功能】味苦、涩，性微温。镇痛调经，活血散瘀。

【主治用法】主治胃痛，经痛，跌打损伤。内服：煎汤，3～6 g。

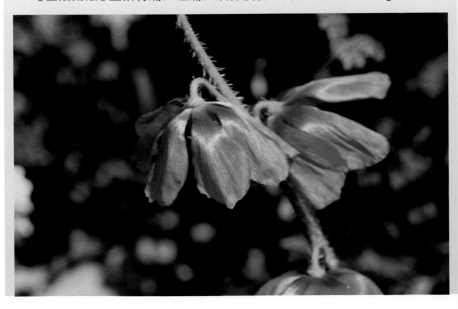

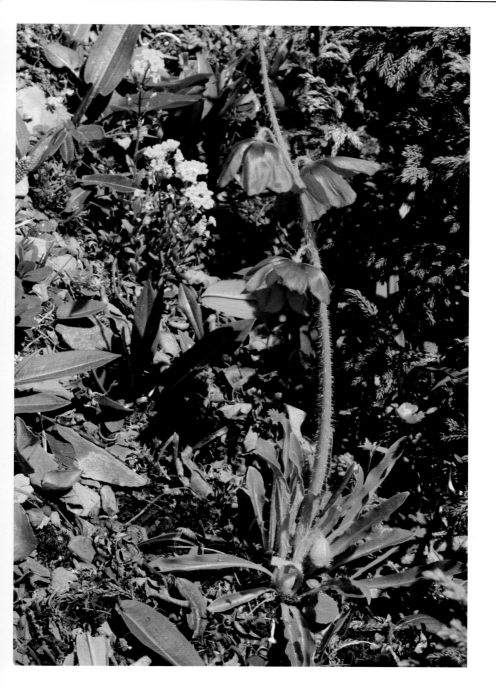

青海苜蓿

Medicago archiducis-nicolai Sirj.

【别　　名】野苜蓿、藏青苜蓿、短荚苜蓿

【基　　原】来源于蝶形花科苜蓿属青海苜蓿**Medicago archiducis-nicolai** Sirj.的全草入药。

【形态特征】多年生草本，高8～20 cm。茎平卧或上升。三出复叶，小叶阔卵形至圆形，长6～18 mm，宽6～12 mm；顶生小叶较大，小叶柄长2～5 mm，侧生小叶柄甚短。伞形花序具花4～5朵，疏松；苞片刺毛状，长约1 mm；花长7～9 mm；萼钟形，长3～4 mm，宽约2.5 mm，萼齿三角形；花冠橙黄色，中央带紫红色晕纹，旗瓣倒卵状椭圆形，先端微凹，龙骨瓣长圆形，明显比旗瓣和翼瓣短；子房线形，花柱短，胚珠7～9粒。荚果长圆状半圆形，长10～15 mm，宽4～6 mm，先端具短尖喙，喙偏于腹缝一边；种子5～7粒，阔卵形，长约2.5 mm，宽1.5 mm，棕色，光滑，种脐位于一端；胚根发达。花期6～8月；果期7～9月。

【生　　境】生于海拔 2500～4000 m的高原坡地、谷地和草原上。

【分　　布】陕西、宁夏、甘肃、青海、四川和西藏。

【采集加工】夏季采收，鲜用或晒干。

【性味功能】味微苦，性微寒。清热消炎，强心利尿。

【主治用法】主治肺炎咳嗽，外擦创伤。内服：煎汤,6～12 g。

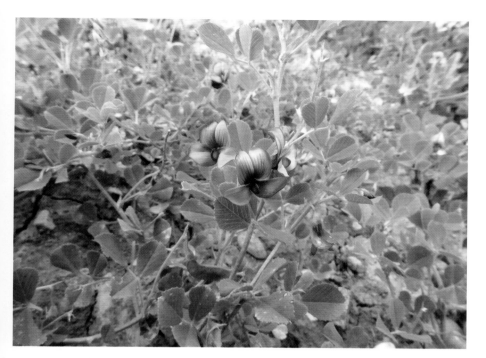

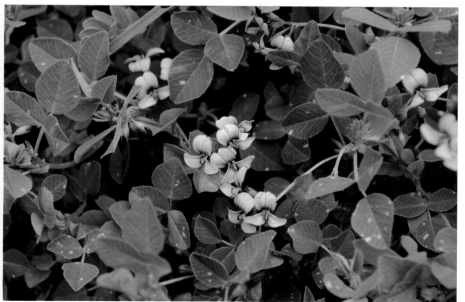

云南木鳖

Momordica dioica Roxb. ex Willd.

【基　　原】来源于葫芦科木鳖子属云南木鳖**Momordica dioica** Roxb. ex Willd.的种子入药。

【形态特征】攀援草本，具块状根；茎枝有沟纹；叶片卵状心形，长9～13 cm，宽7～11 cm，浅波状或3～5浅裂，先端急尖，基部心形。雌雄异株。雄花：单生于叶腋，花梗长8～14 cm，顶端生一黄绿色的叶状苞片；苞片圆肾形，兜状，长2～2.5 cm，宽2.5～3.5 cm；花萼密被长柔毛，裂片披针形，长8～9 mm，宽4～5 mm；花冠淡黄色，裂片长圆形，长3～3.5 cm，宽2～2.5 cm；雄蕊3，2枚2室，1枚1室。雌花：单生于叶腋，花梗长6～10 cm；花萼与花冠同雄花；子房卵状长圆形，长约0.8 cm，径约0.3 cm。果实卵形，长3～5 cm，径2～2.5 cm，有瘤状凸起。种子长圆形，黄褐色，长10～14 mm，宽6～8 mm，厚约5 mm。花期6～8月；果期8～11月。

【生　　境】生于海拔1400～2500 m的山坡路旁及灌木丛中。

【分　　布】分布于云南。印度、马来西亚、缅甸、孟加拉也有分布。

【采集加工】秋季采收成熟果实，剖开，除去果肉，取出种子，干燥。

【性味功能】味苦、微甘，性凉，有毒。散结消肿，攻毒疗疮。

【主治用法】主治疮疡肿毒，乳痈，瘰疬，痔漏，干癣，秃疮等。内服：煎汤，0.9～1.2 g。

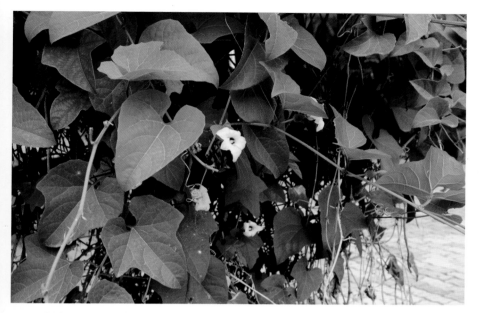

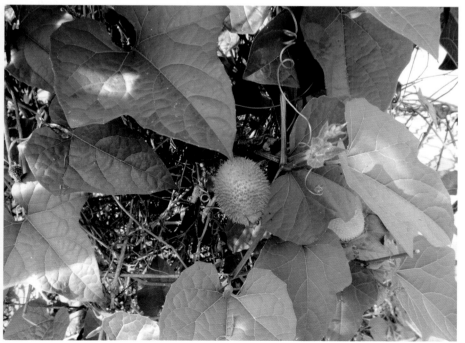

白花刺续断

Morina alba Hand.-Mazz.

【别　　名】白花刺萼参、白花刺参

【基　　原】来源于川续断科刺续断属白花刺续断**Morina alba** Hand.-Mazz.的地上部分入药。

【形态特征】多年生草本；茎高10～40 cm，上部疏被纵列柔毛。基生叶线状披针形，长10～20 cm，宽5～9 mm，先端渐尖，基部渐狭，成鞘状抱茎，边缘有疏刺毛；茎生叶对生，2～4对，长圆状卵形至披针形，边缘具刺毛。假头状花序顶生，径3～5 cm，含10～20花；总苞4～6对，长卵形至卵圆形，渐尖，边缘具黄色硬刺；小总苞钟形，长8～10 mm；花萼筒状，绿色，长5～8 mm，裂达花萼一半；花冠白色，径7～9 mm，稍左右对称；花冠管径约3 mm，长2～2.5 mm，被长柔毛，裂片倒心形，长约3 mm，先端凹陷；雄蕊4，二强，花丝着生于花冠喉部；花柱高出雄蕊，柱头头状。果柱形，长4～6 mm，蓝褐色。花期6～8月；果期7～9月。

【生　　境】生于海拔3000～4000 m的山坡草甸或林下。

【分　　布】西藏、云南、四川、青海和甘肃。

【采集加工】夏秋季节采收地上部分，去除杂质晒干。

【性味功能】味甘、微苦，性温。健胃，催吐，消肿。

【主治用法】主治胃痛，疮痈肿痛，关节痛，小便失禁，腰痛，眩晕和口眼歪斜，化脓性创伤，肿瘤等。内服：煎汤，20～30 g。

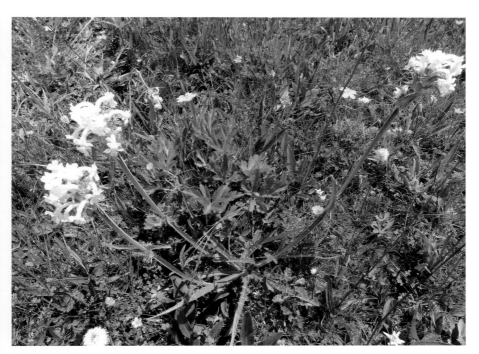

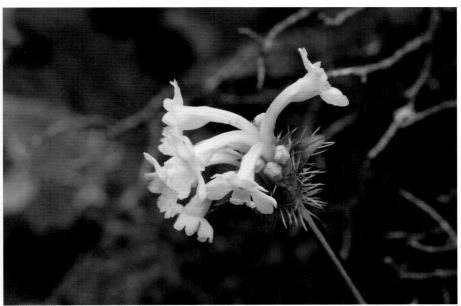

大花刺参

Morina delavayi Franch.

【别　　名】白仙茅

【基　　原】来源于川续断科刺续断属大花刺参**Morina delavayi** Franch. 的根入药。

【形态特征】多年生草本；茎高20～50 cm，上部疏被纵列柔毛。基生叶线状披针形，长10～20 cm，宽0.5～1.2 cm，先端渐尖，基部渐狭，成鞘状抱茎，边缘有疏刺毛；茎生叶2～4对，长圆状卵形至披针形，向上渐小，边缘具刺毛。假头状花序径3～5 cm，含10～20花；总苞4～6对，长卵形至卵圆形，向上渐小，边缘具多数黄色硬刺；小总苞钟形，长6～8 mm；花萼筒状，紫色，长7～9 mm，裂达花萼一半，边缘具长柔毛及齿刺；花冠红色或紫色，径12～15 mm，近左右对称，花冠管径约3 mm，长2～2.5 mm，被长柔毛，裂片长椭圆形，长5～6 mm。雄蕊4，二强，花丝着生于花冠喉部；花柱高出雄蕊，柱头头状。果长4～6 mm，蓝褐色。花期6～8月；果期7～9月。

【生　　境】生于海拔3000～4000 m的高原山坡草甸。

【分　　布】四川、西藏和云南。

【采集加工】秋、冬采挖，去除枯叶和杂质，晒干或鲜用。

【性味功能】味甘、微苦，性温。补气血，接筋骨。

【主治用法】主治神经官能症，贫血，肺虚咳嗽，消化不良，带下病，阴挺，跌打损伤，肾虚尿频，骨折，风湿痛等。内服：煎汤，20～30 g；或炖肉服。

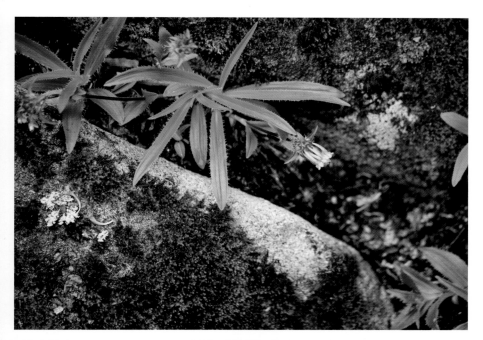

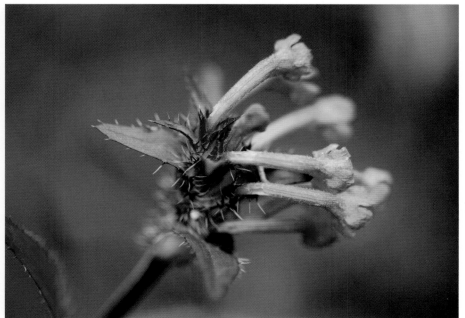

多花荆芥

Nepeta stewartiana Diels

【别　　名】白山荆芥

【基　　原】来源于唇形科荆芥属多花荆芥 **Nepeta stewartiana** Diels 的根入药。

【形态特征】多年生草本。茎高50～150 cm，钝四棱形，具细条纹。茎下部叶花时枯萎，中部叶长圆形或披针形，长6～10 cm，宽2～2.5 cm，基部圆形或阔楔形，上面橄榄绿色，下面灰白色。花萼长10～14 mm，外密被腺微柔毛及腺点，上方背部变紫红色，喉部极斜，萼齿披针状三角形，长1.5～1.8 mm。花冠紫色或蓝色，长20～25 mm，外疏被短柔毛，冠檐二唇形，上唇深裂，下唇3裂，中裂片倒椭圆形，侧裂片近半圆形。后对雄蕊略短于上唇。花柱几不伸出上唇。小坚果长圆形，腹部具棱，长约2.6 mm，宽约1.3 mm，褐色，无毛。花期8～10月；果期9～11月。

【生　　境】生于海拔2700～3300 m的山地草坡或林中。

【分　　布】云南、四川和西藏。

【采集加工】秋季采集，去除枯枝叶，洗净晒干。

【性味功能】味辛，性凉。疏风清热，活血止血。

【主治用法】主治外感风热，头痛咽痛，麻疹透发不畅，吐血，衄血，外伤出血，跌打肿痛，毒蛇咬伤等。内服：煎汤，9～15 g。

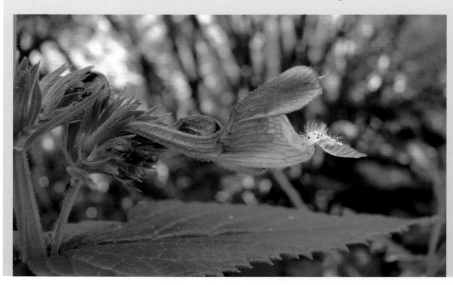

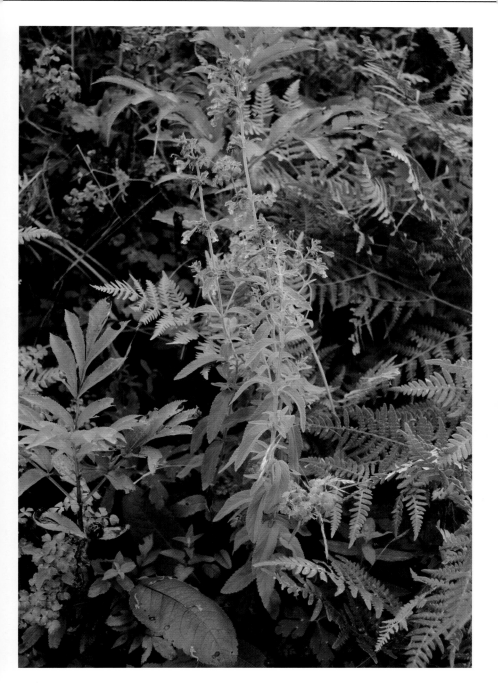

开瓣豹子花

Nomocharis aperta（Franch.）E. H. Wils.

【别　　名】开瓣百合

【基　　原】来源于百合科豹子花属开瓣豹子花 **Nomocharis aperta**（Franch.）E. H. Wils.的鳞茎入药。

【形态特征】鳞茎卵形，高1.5～2.5 cm，直径1～2 cm；鳞片卵状披针形，干时黄褐色。茎高25～50 cm，无毛。叶散生，茎下部约1/4无叶，宽披针形至窄披针形，长3～5.5 cm，宽0.8～1.2 cm。花1～2朵，少有4朵，张开，似碟形，红色，粉红色或淡黄色；外轮花被片狭椭圆状披针形，长2.2～4.5 cm，宽1.2～1.5 cm，全缘，基部有3～8个紫褐色的斑点；内轮花被片卵形至宽卵形，长2.2～4.3 cm，宽1.3～1.6 cm，先端急尖，基部约有几个至十几个紫红色的斑点；花丝钻形，长约1 cm；子房长5～7 mm，径2～2.5 cm；花柱向上逐渐膨大，长约为子房的2倍，长1～1.2 cm，柱头头状，3浅裂。蒴果矩圆形，长约1 cm，宽约1.2 cm，淡褐色。花期6～7月；果期9～10月。

【生　　境】生于海拔3000 m左右的山坡杂木林内或草坡上。

【分　　布】云南西北部。

【采集加工】秋季采挖，除去茎叶及须根，洗净，鲜用或晒干。

【性味功能】微甘，性寒。养阴润肺，清心安神。

【主治用法】主治阴虚久咳，痰中带血，虚烦惊悸，失眠多梦，精神恍惚。内服：煎汤，6～9 g。

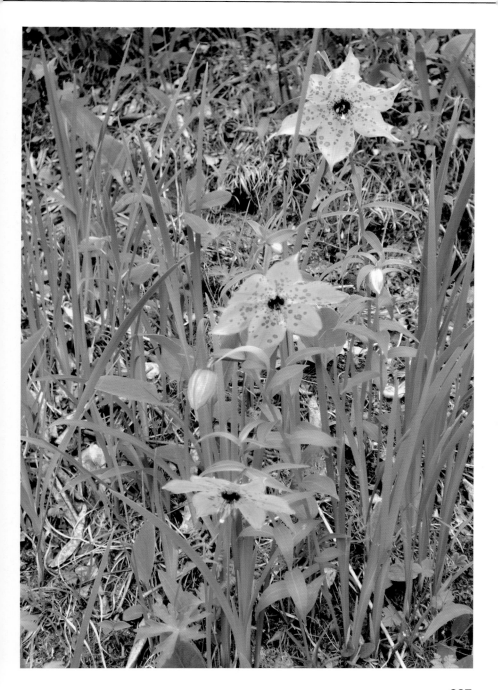

宽叶羌活

Notopterygium franchetii de Boiss.

【别　　名】川羌活、大头羌

【基　　原】来源于伞形科羌活属宽叶羌活**Notopterygium franchetii** de Boiss.的根和根茎入药。

【形态特征】多年生草本，高80～180 cm。根茎基部残留叶鞘。茎直立，圆柱形，有纵条纹，带紫色。基生叶及茎下部叶有柄，柄长达22 cm，下部有抱茎的叶鞘；三出式2～3回羽状复叶，一回羽片2～3对，末回裂片长圆状卵形至卵状披针形，长3～8 cm，宽1～3 cm，顶端钝或渐尖，基部略带楔形。复伞形花序顶生，直径5～14 cm，花序梗长5～25 cm；总苞片1～3，线状披针形，长约5 mm；小伞形花序直径1～3 cm，有多数花；萼齿卵状三角形；花瓣淡黄色，倒卵形，长1～1.5 mm；花药椭圆形，黄色，长约1 mm；花柱2，略呈平压状。分生果近圆形，长约5 mm，宽约4 mm，背腹稍压扁，翅宽约1 mm。花期7月；果期8～9月。

【生　　境】生于海拔1700～4500 m的林缘及灌丛内或栽培。

【分　　布】山西、陕西、湖北、四川、内蒙古、甘肃、青海和西藏等地。

【采集加工】春、秋二季采挖，除去须根及泥沙，晒干。

【性味功能】味辛、苦，性温。祛风散寒，除湿止痛。

【主治用法】主治风湿痹痛，风寒感冒，头痛，肩背酸痛等。内服：煎汤，10～20 g。

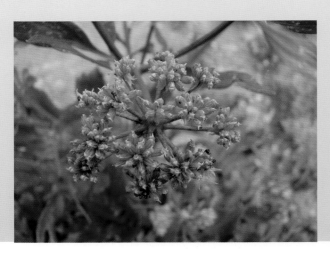

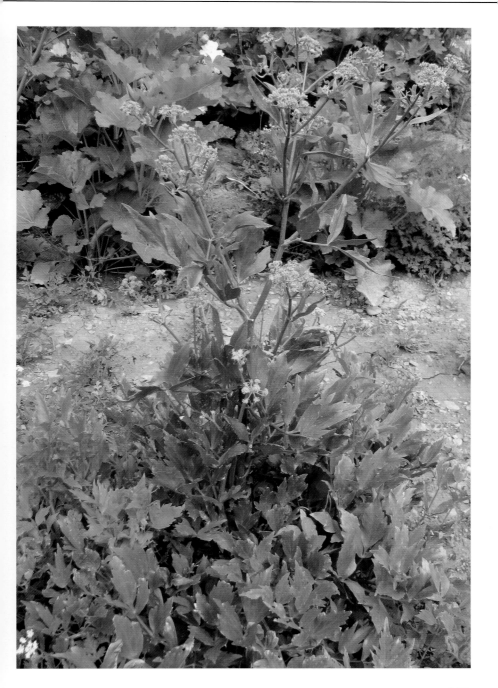

宽叶红门兰

Orchis latifolia Linn.

【基　　原】来源于兰科红门兰属宽叶红门兰 **Orchis latifolia** Linn. 的全草入药。

【形态特征】植株高12~40 cm。块茎肉质。茎直立，基部具2~3枚筒状鞘。叶4~6枚，长圆形至线状披针形，长8~15 cm，宽1.5~3 cm，先端钝，基部收狭抱茎。花序具多朵密生的花，圆柱状，长2~15 cm；花苞片直立伸展，披针形，先端渐尖或长渐尖；子房圆柱状纺锤形，扭转，无毛，连花梗长10~14 mm；花蓝紫色，紫红色或玫瑰红色；中萼片卵状长圆形，凹陷呈舟状，长5.5~7 mm，宽3~4 mm，先端与花瓣靠合呈兜状；侧萼片偏斜，卵状披针形，长6~8 mm，宽4~5 mm；花瓣直立，卵状披针形，与中萼片近等长，宽3~5 mm；唇瓣前伸，卵形至近圆形，长6~9 mm，下部宽6~10 mm，基部具距；距圆筒形至狭圆锥形，下垂，较子房短或近等长。花、果期6~8月。

【生　　境】生于海拔600~4300 m的山坡、沟边灌丛下或草地中。

【分　　布】黑龙江、吉林、内蒙古、宁夏、甘肃、青海、新疆、四川和西藏。蒙古、俄罗斯至不丹、巴基斯坦、阿富汗也有分布。

【采集加工】秋季采收，晒干。

【性味功能】味甘，性平。强心补肾，生津止渴，健脾胃。

【主治用法】主治烦躁口渴，不思饮食，月经不调，虚劳贫血，头晕，久病体虚，慢性肝炎，肺虚咳嗽，阳痿等。内服：煎汤，9~12 g。

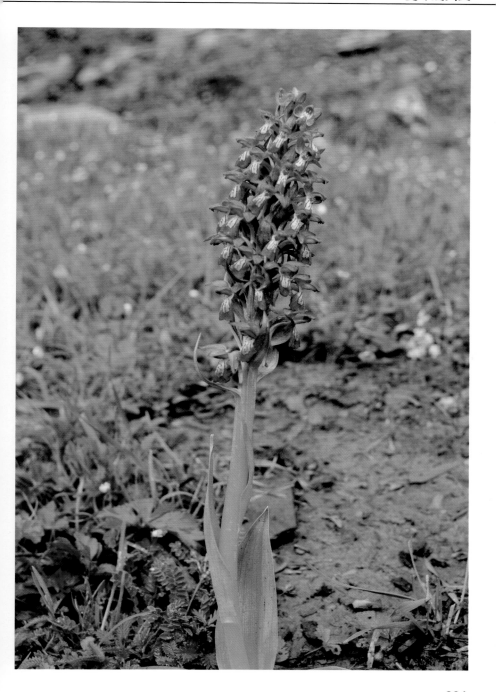

香花木犀

Osmanthus suavis King ex C.B. Clarke

【基　　原】来源于木犀科木犀属香花木犀**Osmanthus suavis** King ex C.B.Clarke的树皮入药。

【形态特征】常绿灌木或小乔木，高3～5 m；树皮粗糙，淡灰色。小枝被柔毛。叶片薄革质，椭圆形，长3～7 cm，宽1.5～2.5 cm，先端锐尖，基部楔形，两面无毛；叶柄长5～7 mm。花序簇生于叶腋或小枝顶端，有花6～9朵；花梗长3～8 mm，纤细，无毛，稀被柔毛；苞片宽卵形，长2～3 mm，边缘具睫毛；花萼长3～4 mm，裂片近等长，疏具睫毛；花冠白色，花冠管长6～9 mm，径1～2 mm，裂片长3～4 mm；雄蕊着生于花冠管中部，约4/5的花丝与花冠管合生，花药长约2 mm，花柱长约1.5 mm，柱头2裂。果椭圆形或卵形，长约8 mm，径约5 mm，呈蓝黑色。花期4～5月；果期10～11月。

【生　　境】生于海拔2400～3000 m的山坡密林中或灌丛中。

【分　　布】云南、西藏等地。印度、不丹、尼泊尔、缅甸等地也有分布。

【采集加工】夏季采收，剥下树皮，去除粗皮和杂质，切段晒干。

【性味功能】味甘，性平。清热解毒，止血生肌。

【主治用法】主治咳嗽痰喘，骨折，外伤出血，扭伤痛等。内服：煎汤，15～30 g。

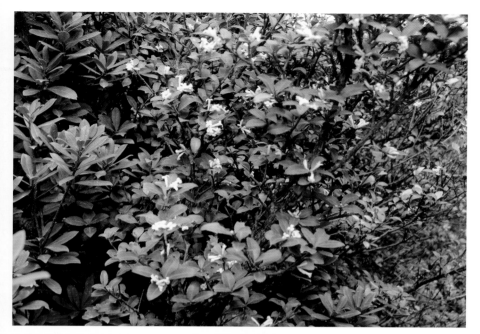

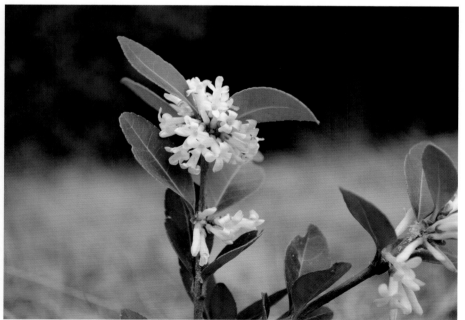

鸦跖花

Oxygraphis glacialis Bunge

【别　　名】鸦趾花

【基　　原】来源于毛茛科鸦跖花属鸦跖花 **Oxygraphis glacialis** Bunge 的全草入药。

【形态特征】植株高2～9 cm，有短根状茎；须根细长，簇生。叶全部基生，卵形，倒卵形至椭圆状长圆形，长0.3～3 cm，宽5～25 mm，全缘，有3出脉，无毛，常有软骨质边缘；叶柄较宽扁，长1～4 cm，基部鞘状，最后撕裂成纤维状残存。花葶1～3条，无毛；花单生，直径1.5～3 cm；萼片5，宽倒卵形，长4～10 mm，近革质，无毛，果后增大，宿存；花瓣橙黄色或表面白色，10～15枚，披针形或长圆形，长7～15 mm，宽1.5～4 mm，有3～5脉，基部渐狭成爪，蜜槽呈杯状凹穴；花药长0.5～1.2 mm；花托较宽扁。聚合果近球形，直径约1 cm；瘦果楔状菱形，长2.5～3 mm，宽1～1.5 mm，有4条纵肋，背肋明显，喙顶生，短而硬，基部两侧有翼。花、果期6～8月。

【生　　境】生于海拔3600～5100 m的高山草甸或高山灌丛中。

【分　　布】西藏、云南、四川、陕西、甘肃、青海和新疆。印度至俄罗斯中亚和西伯利亚地区也有。

【采集加工】7～8月采花或全草，洗净，晒干。

【性味功能】味微苦，性寒。祛瘀止痛，清热燥湿，解毒。

【主治用法】主治头部外伤，瘀血疼痛，疮疡等。内服：研末，1.5～3 g。藏医药中用于治疗恶寒无汗，传染病发烧，头痛，头伤，外伤等症《藏本草》。

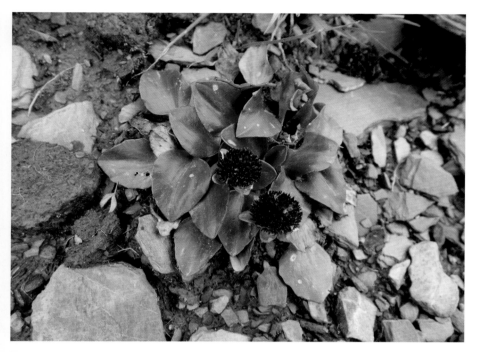

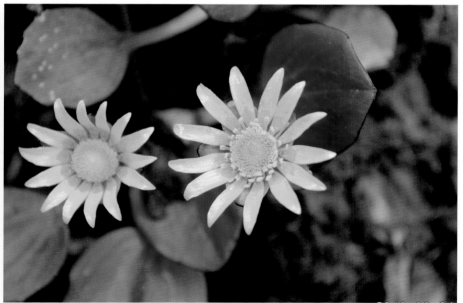

紫牡丹

Paeonia delavayi Franch.

【别　　名】野牡丹

【基　　原】来源于毛茛科芍药属紫牡丹**Paeonia delavayi** Franch.的根皮入药。

【形态特征】亚灌木，全体无毛。茎高1.5 m；当年生小枝草质，小枝基部具数枚鳞片。叶为二回三出复叶；叶片轮廓为宽卵形或卵形，长15～20 cm，羽状分裂，裂片披针形至长圆状披针形，宽0.7～2 cm；叶柄长4～8.5 cm。花2～5朵，生枝顶和叶腋，直径6～8 cm；苞片3～4，披针形，大小不等；萼片3～4，宽卵形，大小不等；花瓣9～12，红色，红紫色，倒卵形，长3～4 cm，宽1.5～2.5 cm；雄蕊长0.8～1.2 cm，花丝长5～7 mm，干时紫色；花盘肉质，包住心皮基部，顶端裂片三角形或钝圆；心皮2～5，无毛。蓇葖长约3～3.5 cm，直径1.2～2 cm。花期5月；果期7～8月。

【生　　境】生于海拔2300～3700 m的山地阳坡及草丛中。

【分　　布】云南、四川及西藏。

【采集加工】秋季采挖根部，除去细根，剥取根皮，晒干。

【性味功能】味酸、辛，性寒。清热凉血。

【主治用法】主治吐血，尿血，血痢，痛经。内服：煎汤，15～20 g。藏医药中用于治疗炎症，急性高烧，梅毒性鼻炎，炭疽，乌头中毒等《藏本草》。

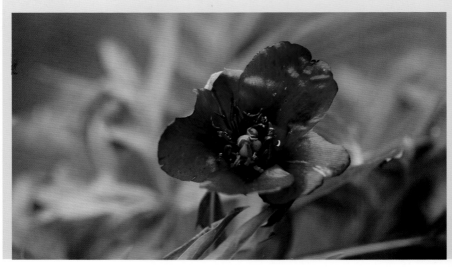

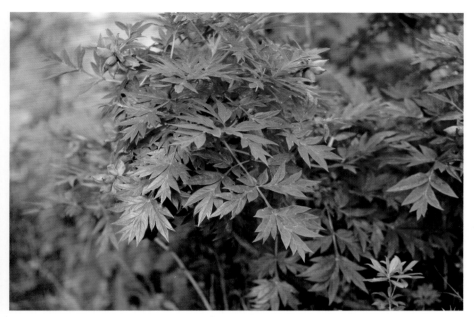

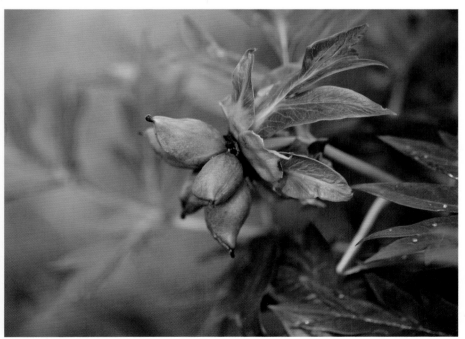

珠子参

Panax japonicus（T. Nees）C.A. Mey. var. **major**（Burkill）C.Y. Wu et K. M. Feng

【别　　名】鸡腰参、珠儿参、白地瓜

【基　　原】来源于五加科人参属珠子参**Panax japonicus**（T. Nees）C.A. Mey. var. **major**（Burkill）C.Y. Wu et K. M. Feng的根茎入药。

【形态特征】多年生草本，高50～80 cm，或更高。根茎横卧，呈珠子状，肉质肥厚。掌状复叶3～5枚轮生于茎顶；小叶通常5，倒卵状椭圆形至长圆状椭圆形，长5～18 cm，宽2～6.5 cm，先端渐尖，基部楔形至近圆形，边缘具细锯齿或重锯齿。伞形花序单生于茎顶，有花50～80朵，总花梗长12～20 cm；小花淡绿色，小花梗长约10 mm；花萼绿色，先端5齿，齿三角状卵形；花瓣5，长卵形，覆瓦状排列；雄蕊5，花丝较花瓣短；子房下位，2～5室，花柱2～5，中部以下连合，上部分离，果时外弯。核果状浆果球形，成熟时红色，直径5～7 mm。种子2～5，白色，三角状长卵形，长约4.5 mm。花期5～6月；果期7～9月。

【生　　境】云南、贵州和四川。

【分　　布】生于海拔1200～3300 m的山地灌丛中。

【采集加工】秋季采挖，蒸透除去粗皮及须根，干燥。

【性味功能】味甘、微苦，性微寒。补肺，养阴，活络，止血。

【主治用法】主治气阴两虚，烦热口渴，虚劳咳嗽，跌扑损伤，关节疼痛，咳血，吐血，外伤出血等。内服：煎汤，20～30 g。

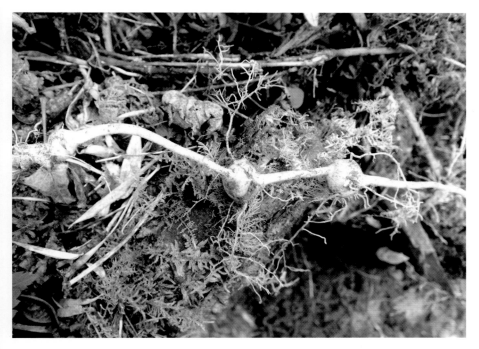

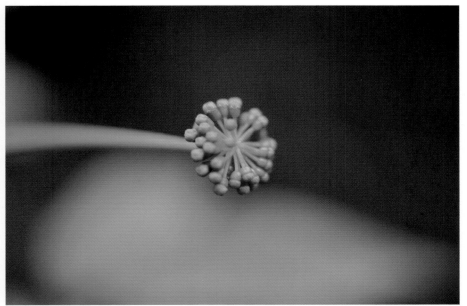

白花梅花草

Parnassia scaposa Mattf.

【基　　原】来源于虎耳草科梅花草属白花梅花草 **Parnassia scaposa** Mattf.的全草入药。

【形态特征】多年生草本，高10～20 cm，直立。基生叶4～5，叶片椭圆形至倒卵形，长1.2～2.5 cm，宽8～13 mm，先端圆，基部下延。花单生于茎顶，直径1.8～2.5 cm；萼筒短陀螺状；萼片卵状披针形，长约8 mm，宽约2.5 mm，先端钝；花瓣白色，倒卵形，长约1.4 cm，宽7～8 mm，先端圆，基部楔形；雄蕊5，长5～6 mm，花丝长约4 mm，花药椭圆形，长约1.5 mm，退化雄蕊5，全长约3.5 mm；子房半下位，卵球形；花柱极短，柱头3裂，顶端扁，胚珠多数，褐色，沿整个缝线着生。花期7～8月；果期8～9月。

【生　　境】生于海拔3700～4500 m的河谷、高山草甸或灌丛中。

【分　　布】青海、四川和西藏。

【采集加工】夏秋季采集全草，晒干。

【性味功能】味微苦，性平。清热解毒，止咳化痰。

【主治用法】主治细菌性痢疾，咽喉肿痛，百日咳，咳嗽痰多等。内服：煎汤，6～9 g。

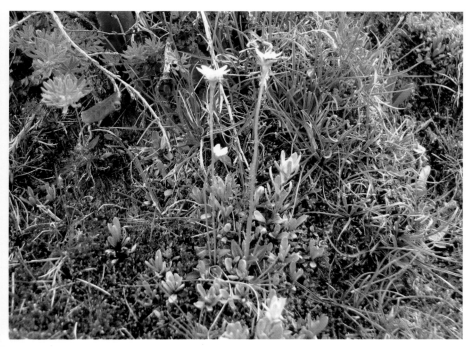

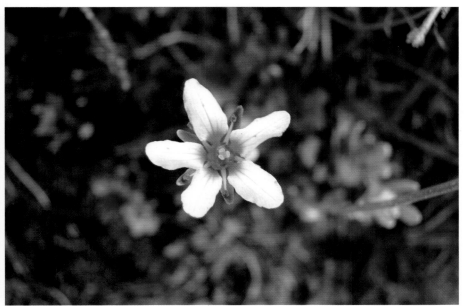

紫雀花

Parochetus communis Buch.-Ham. ex D. Don

【别　　名】金雀花

【基　　原】来源于蝶形花科紫雀花属紫雀花**Parochetus communis** Buch.-Ham. ex D. Don的全草入药。

【形态特征】匍匐草本，高10～20 cm，被稀疏柔毛。根茎丝状，有根瘤。掌状三出复叶；托叶阔披针状卵形，长4～5 mm；小叶倒心形，长8～20 mm，宽10～20 mm，基部狭楔形，边全缘，上面无毛，下面被贴伏柔毛。伞状花序生于叶腋，具花1～3朵；总花梗与叶柄等长；苞片2～4枚；花长约2 cm；花梗长5～10 mm，被柔毛；萼钟形，长6～9 mm，密被褐色细毛，萼齿三角形；花冠淡蓝色至蓝紫色，旗瓣阔倒卵形，翼瓣长圆状镰形，龙骨瓣三角状阔镰形；子房线状披针形，胚珠多数，花柱向上弯曲。荚果线形，长20～25 mm，宽3～4 mm，有种子8～12粒。种子肾形，棕色，长约2 mm，厚约1 mm，圆形。花、果期4～11月。

【生　　境】生于海拔2000～3000 m的林缘草地、山坡、路旁荒地。

【分　　布】四川、云南和西藏。印度、尼泊尔、不丹、斯里兰卡、缅甸、泰国、马来西亚和非洲东部也有分布。

【采集加工】夏季采收全草，去除杂质，晒干。

【性味功能】味甘，性温。补肾壮阳。

【主治用法】主治肾虚，阳痿。内服：9～15 g，炖肉服。

【附　　方】治肾虚阳痿：一颗血25 g，蒸猪腰子一对，或炖肉吃。

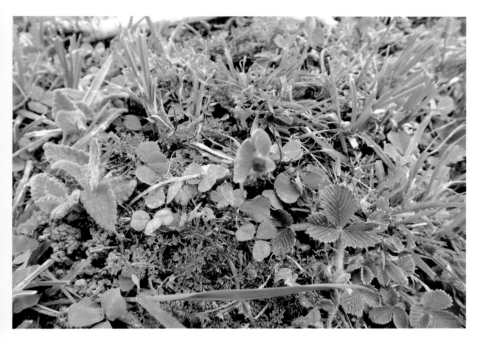

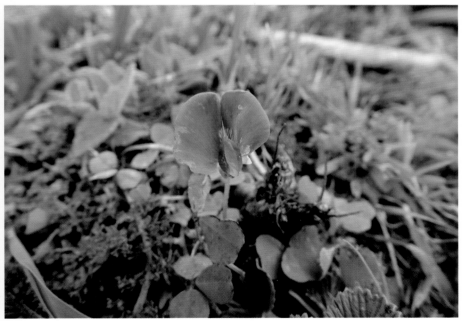

中国马先蒿

Pedicularis chinensis Maxim.

【基　　原】来源于玄参科马先蒿属中国马先蒿 **Pedicularis chinensis** Maxim.的花入药。

【形态特征】一年生草本，高达30 cm，干时不变黑。主根圆锥形，长达8 cm。叶基出与茎生，均有柄，基生叶柄长达4 cm，上部者较短；叶片披针状长圆形至线状长圆形，长达5～7 cm，宽达18 mm，羽状浅裂至半裂，裂片7～13对，卵形。花萼管状，长15～18 mm；花冠黄色，管长4.5～5 cm，外面有毛，盔直立部分稍向后仰，前缘高3～4 mm，上端渐渐转向前上方成为含有雄蕊的部分，长约4 mm，前端又渐细为端指向喉部的半环状长喙，长达9～10 mm，下唇宽约20 mm，侧裂片钝，外侧的基部耳形很深，中裂宽约6 mm，长3～3.5 mm；雄蕊花丝两对均被密毛。蒴果长圆状披针形，长约19 mm，宽约7 mm，上背缝线急剧弯向下方。花期7～8月；果期9～10月。

【生　　境】生于海拔1700～3700 m的高山草地中。

【分　　布】西藏、青海、甘肃、山西和河北。

【采集加工】夏季盛花期采集花，去除枝叶和杂质，晒干。

【主治用法】藏医药中用于治疗肉食中毒，龙热病等《中国藏药》。用量10～15 g。

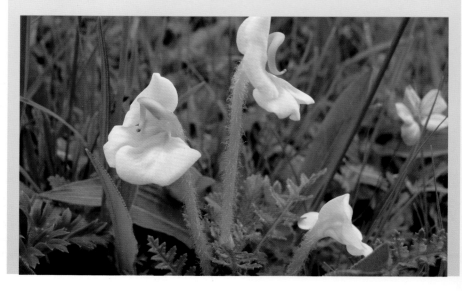

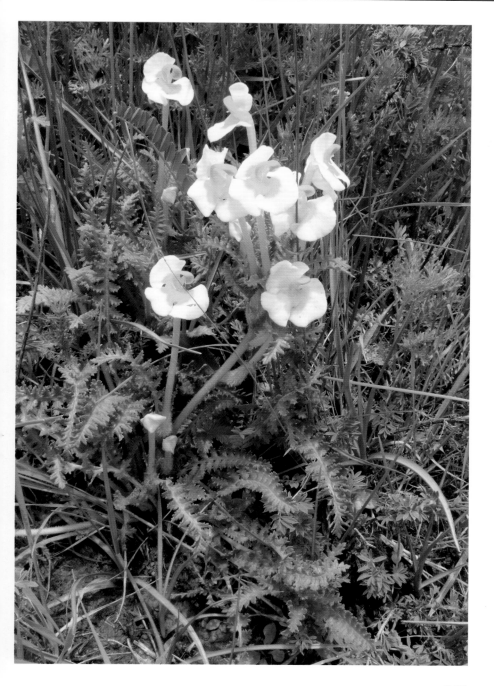

伞房马先蒿

Pedicularis corymbifera H. P. Yang

【基　　原】来源于玄参科马先蒿属伞房马先蒿**Pedicularis corymbifera** H. P. Yang的带根全草入药。

【形态特征】多年生草本，高10～20 cm，黑色的干燥。根圆锥形，肉质，长达12 cm。茎通常多数，平卧或上升。基生叶稀疏丛生，叶柄长达7 cm，具宽翅，密被短柔毛；叶片卵形到卵状长圆形，长4～7 cm，宽1～3 cm，羽状深裂到羽状全裂，裂片7～12对，卵形到圆形，具牙齿。茎生叶少。花序伞房状，具5～8花；苞片叶状。萼片长圆形，长18～20 mm，具柔毛，1/2半裂；裂片3，不等长。花冠具黄红色的喙，4～5 cm；管直立，稍长于花萼；盔瓣稍镰刀形，略扭曲；喙向下弯曲，3～4 mm，2半裂；下唇通常包围盔瓣，具缘毛，中部裂片微缺。前面的花丝密被短柔毛。花期7月；果期8月。

【生　　境】生于海拔3400～4500 m的高山草地或林缘。

【分　　布】特产于西藏。

【采集加工】7～8月采收全草，除去枯叶，洗净，晾干

【性味功能】味淡、微苦，性微寒。清热解毒。

【主治用法】主治急性胃肠炎，食物中毒等。内服：煎汤，10～15 g。

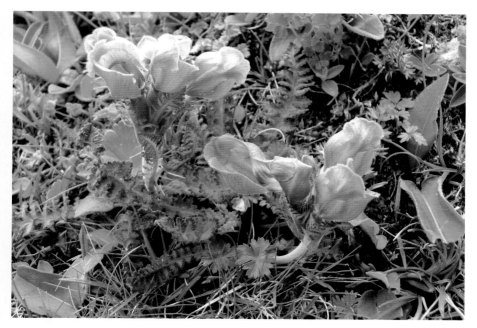

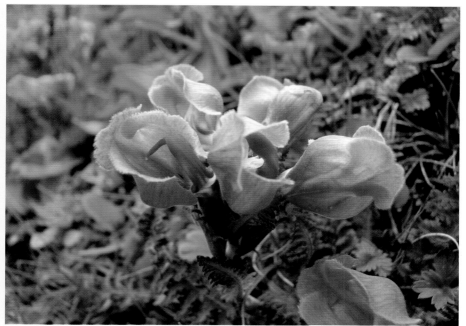

拟斗叶马先蒿

Pedicularis cyathophylloides Limpr.

【基　　原】来源于玄参科马先蒿属拟斗叶马先蒿**Pedicularis cyathophylloides** Limpr.的花入药。

【形态特征】多年生直立草本。根粗壮，茎被毛，茎及枝三棱形或四方形。叶3～4枚轮生，有柄，基部常膨大而互相结合为斗状体；叶片长卵形或阔披针形，羽状全裂，裂片约10对，线形。花生于苞片的斗中，萼筒状，长约1.1 cm，5齿，萼齿卵状披针形；花冠浅红色，花管长1.5～2.5 cm，下唇比盔长，3裂，中裂片长圆形或倒卵形，侧裂斜圆形，雄蕊花丝前后二对均被长柔毛。蒴果半卵形，两室不等，褐色，无毛，长达22 mm，基部圆形，先端急缩而具刺尖；种子长卵形，具蜂窝状细纹，长约3 mm，宽1～1.5 mm。花期6～7月；果期8～9月。

【生　　境】生于海拔3200～3850 m的针阔混交林隙地半阴处。

【分　　布】我国西部特有种，见于西藏东南部和四川西北部。

【采集加工】夏季盛花期采收，去除枯叶和杂质，晒干。

【性味功能】味苦、涩，性寒。清热除湿，利水，涩精。

【主治用法】主治肝炎，胆囊炎，小便带脓血，水肿，遗精，耳鸣，口干舌燥，痈肿等。内服：煎汤，10～15 g。

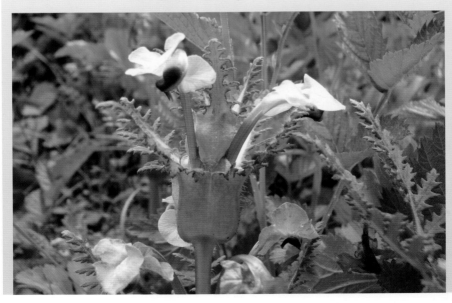

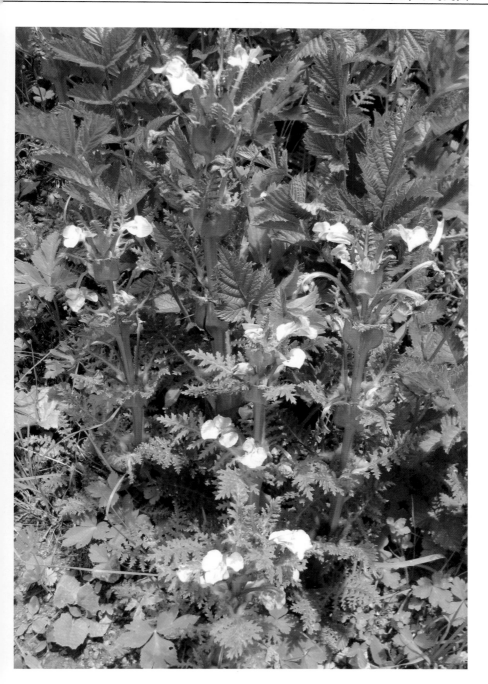

粗管马先蒿　　Pedicularis latituba Bonati

【基　　　原】来源于玄参科马先蒿属粗管马先蒿 **Pedicularis latituba** Bonati 的全草入药。

【形态特征】低矮草本，高约10 cm。根茎长1～2 cm，根锥形或圆筒形，长2～3 cm，不分枝。茎高2～5 cm，有棱沟。叶基生与茎生，柄有翅。叶片披针状长圆形，下面有白色肤屑状物，羽状深裂至全裂，裂片5～11对，三角状卵形至卵形，长2～4 mm。花萼管状，前方开裂，管长8～10 mm；花冠紫红色，管长3～4.5 cm，宽约2 mm，有紫色毛，盔直立部分后仰。前缘高约3 mm，中部较宽而向前圆凸，端部转向前上方成为长约7 mm、宽达3 mm的含有雄蕊的部分，额部有鸡冠状凸起，前端突然细缩并转向前下方成为半环状的喙，长约5 mm，端2浅裂。花期7～8月；果期9～10月。

【生　　　境】生于海拔2800～3700 m的高原山坡草地。

【分　　　布】我国特有种，见于云南、四川和西藏。

【采集加工】夏季盛花期采收，去除枯叶和杂质，晒干。

【性味功能】味涩，性寒。清热，利水，涩精。

【主治用法】主治肝炎，胆囊炎，小便带脓血，水肿，遗精，耳鸣，口干舌燥，痈肿等。内服：煎汤，10～15 g。

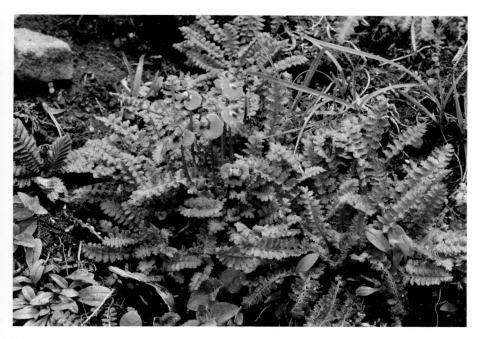

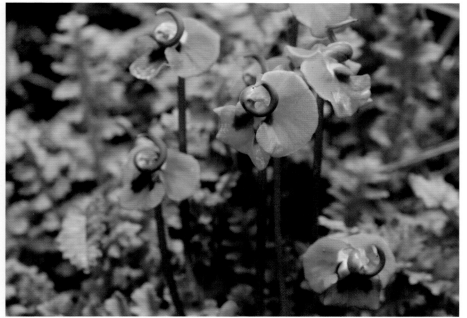

长花马先蒿

Pedicularis longiflora Rudolph

【别　　名】斑唇马先蒿、长筒马先蒿

【基　　原】来源于玄参科马先蒿属长花马先蒿 **_Pedicularis longiflora_** Rudolph的花入药。

【形态特征】低矮草本，根束生，长达15 cm，下端渐细成须状。叶常成密丛，有长柄，基叶中柄长1～2 cm，叶片羽状浅裂至深裂，披针形至狭长圆形，两面无毛。花腋生，有短梗；萼管状，长11～15 mm，前方开裂约至2/5，齿2枚，多少掌状开裂；花腋生，花冠黄色，长5～8 cm，管外面有毛，盔直立部分稍向后仰，前缘高2～3 mm；下唇有长缘毛，长11～12 mm，宽达20 mm；中裂片倒心脏形，长宽5～6 mm，侧裂片斜宽卵形，外侧明显耳形；花丝两对，着生于花管之端；花柱明显伸出于喙端。蒴果披针形，长达22 mm，宽达6 mm，基部有伸长的梗；种子狭卵圆形，有明显的黑色种阜，具纵条纹，长约2 mm。花期6～7月；果期8～9月。

【生　　境】生于海拔3350～3950 m的高山湿草地中及溪流旁。

【分　　布】四川、西藏、青海、甘肃和河北等地。蒙古和俄罗斯也有分布。

【采集加工】夏季采集全草，去除杂质晒干。

【主治用法】藏医药中以花用于治疗肉食中毒，高烧神昏谵语，水肿，遗精等《藏标》。用量10～15 g。

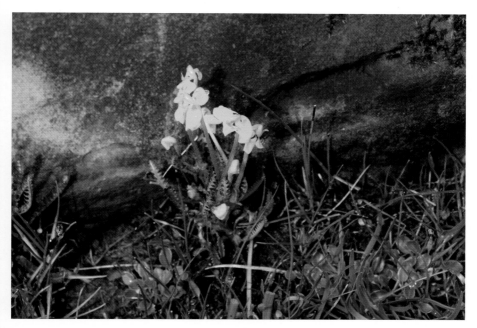

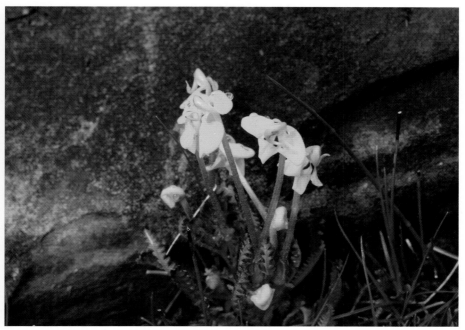

中国欧氏马先蒿

Pedicularis oederi Vahl var. **sinensis**（Maxim.）Hurus.

【别　　名】土人参

【基　　原】来源于玄参科马先蒿属中国欧氏马先蒿 **Pedicularis oederi** Vahl var. **sinensis**（Maxim.）Hurus.的根入药。

【形态特征】多年生草本，体低矮，高5～15 cm，干时变黑。根多数，纺锤形，径达1 cm左右，肉质；根颈粗，顶端常生有少数卵形至披针状长圆形的宿存膜质鳞片。叶基生，宿存成丛，有长柄；叶片长1.5～7 cm，线状披针形至线形，羽状全裂，裂片每边10～20，卵形至长圆形，长达5 mm，茎叶1～2枚，与基叶同而较小。花序顶生，长5～10 cm；苞片披针形至线状披针形；萼狭圆筒形，长9～12 mm，齿5枚，披针形；花冠多二色，盔端紫黑色，其余黄白色，有时下唇及盔的下部有紫斑，管长12～16 mm，盔与管的上段伸直，长约9 mm，宽约3.5 mm，下唇长5～7 mm，宽7～14 mm，侧裂斜椭圆形；花柱不伸出于盔端。蒴果长达18 mm，宽可达7 mm，长卵形至卵状披针形，两室强烈不等；种子灰色，狭卵形锐头，有细网纹，长约1.8 mm，宽约0.7 mm。花、果期6～9月。

【生　　境】生于海拔3200～4000 m的高原山坡草地、林缘或林下。

【分　　布】我国特有种，自河北经山西、陕西、甘肃至青海向南，再经四川和西藏至云南。

【采集加工】秋季采集根，去除枯叶，洗净晒干。

【性味功能】味甘，性寒。补虚，补血。

【主治用法】主治气血虚损，虚劳多汗，妇人血亏等。内服：煎汤，9～15 g。

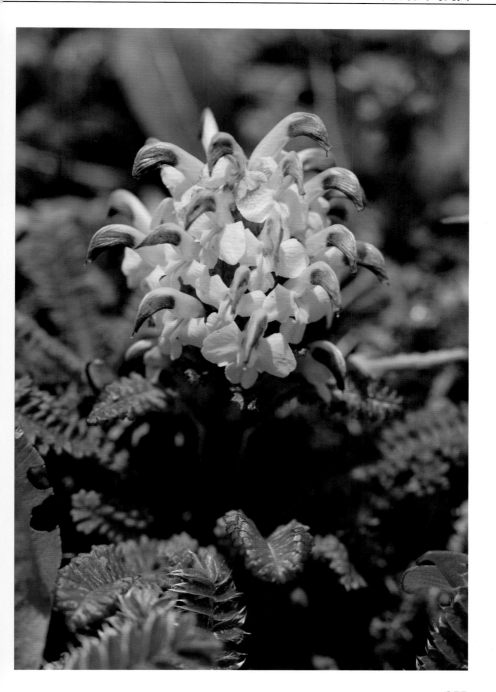

罗氏马先蒿

Pedicularis roylei Maxim.

【别　　名】青藏马先蒿、肉根马先蒿

【基　　原】来源于玄参科马先蒿属罗氏马先蒿 **Pedicularis roylei** Maxim. 的根入药。

【形态特征】多年生草本，高7～15 cm；茎直立，基部有卵状鳞片，有纵棱。基生叶成丛，柄长3～6 cm，茎生叶3～4枚轮生，柄长2～2.5 cm；叶片长圆形至卵状长圆形，长2.5～4 cm，羽状深裂，裂片7～12对。花序总状，长达6 cm；花长17～20 mm，萼钟状，长8～9 mm，外面密被白色柔毛；花冠紫红色，长17～19 mm，花管长10～11 mm，约在近基3～4 mm处向前上方膝屈，向喉部扩大，径约5 mm，盔略镰状，长5～6 mm，下唇长8～9 mm，中裂近圆形，长约4 mm，侧裂椭圆形；雄蕊花丝着生于花管近基处。蒴果卵状披针形，长约12 mm；种子棕黄色，长1.2～1.5 mm，具蜂窝状孔纹。花期7～8月；果期8～9月。

【生　　境】生于海拔3700～4500 m的高山湿草甸中。

【分　　布】云南西北部、四川西南部和西藏东南部。

【采集加工】秋季采挖，去除枯叶和杂质，晒干。

【性味功能】味甘、微苦，性温。益气生津，养心安神。

【主治用法】主治气血不足，体虚多汗，多悸怔忡等。内服：煎汤，6～9 g。

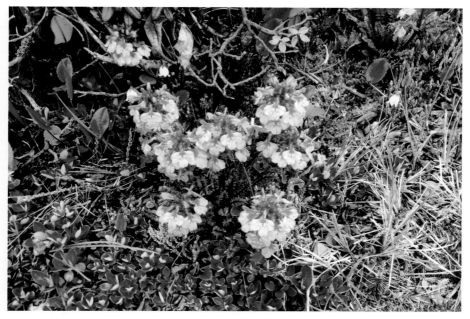

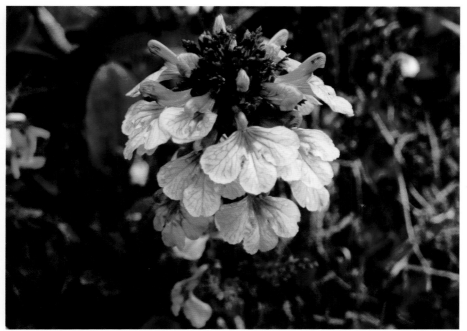

毛盔马先蒿

Pedicularis trichoglossa Hook. f.

【基　　原】来源于玄参科马先蒿属毛盔马先蒿**Pedicularis trichoglossa** Hook. f.的根入药。

【形态特征】多年生草本，高30～60 cm，干时变黑。叶长披针形至线状披针形，羽状浅裂或深裂，长2～7 cm，宽3～15 mm。花序总状，长6～18 cm，苞片线形；花萼斜钟形，长8～10 mm，密生黑紫色长毛，萼齿三角状卵形；花冠黑紫红色，其管在近基处弓曲，下唇面向前下方，3裂，中裂圆形，侧裂肾脏形，盔背部密被紫红色长毛，由斜上的直的部分转而向下再狭而为细长无毛且转指后方的喙；花柱伸出于喙端。果广卵形，略伸出于宿存的萼，黑色，长12～15 mm，宽约9 mm。花期6～8月；果期8～10月。

【生　　境】生于海拔3600～5000 m的高山草地与疏林中。

【分　　布】四川、云南和西藏。

【采集加工】秋季挖根，洗净，晒干。

【性味功能】味甘、微苦，性微温。补气血，强筋骨，健脾胃。

【主治用法】主治头晕耳鸣，心慌气短，手足痿软，筋骨疼痛，营养不良等。内服：煎汤，15～30 g。

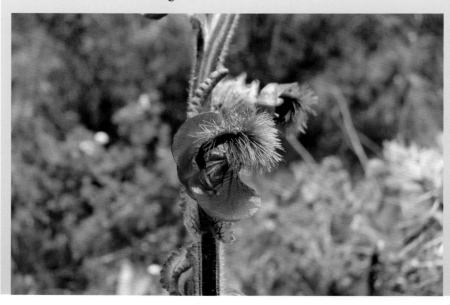

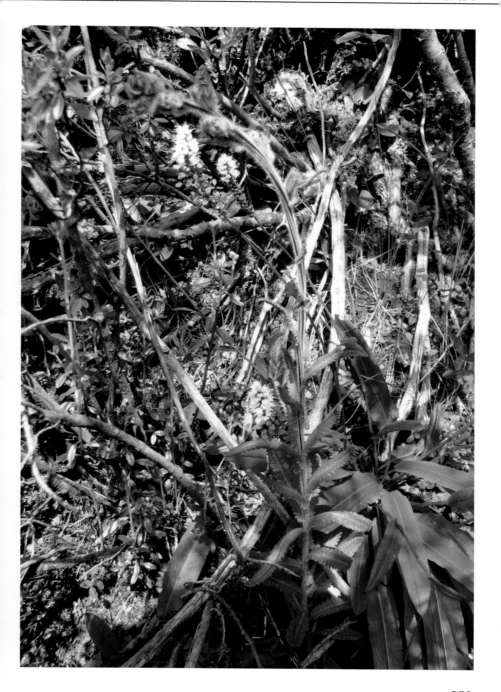

毛裂蜂斗菜

Petasites tricholobus Franch.

【基　　原】来源于菊科蜂斗草属毛裂蜂斗菜**Petasites tricholobus** Franch. 的根入药。

【形态特征】多年生草本，全株被蛛丝状白色绵毛。雌雄异株；雌株花茎高27～60 cm，具鳞片状叶；苞叶卵状披针形，长3～4 cm，基生叶具长柄，叶片肾状心形，长2～8 cm，边缘有细齿；雌头状花序在花茎顶端排成密集的聚伞状圆锥花序，直径8～12 mm；花序梗长1～2.5 cm；总苞钟状；总苞片10～12个，披针形，长约7 mm；花柱伸出花冠，柱头2裂；雄头状花序在花茎端排成伞房状或圆锥状，花冠管状，裂片披针形；花柱伸出花冠，柱头略分枝。瘦果圆柱形；冠毛白色。花期4～5月；果期6～7月。

【生　　境】生于海拔700～4200 m的山谷路旁或水旁。

【分　　布】山西、陕西、甘肃、青海、云南、四川、贵州和西藏。尼泊尔、印度和越南也有分布。

【采集加工】夏、秋季采挖根，鲜用或晒干。

【性味功能】味苦、辛，性凉。解毒祛淤，消肿止痛。

【主治用法】主治扁桃体炎，痈肿疔毒，毒蛇咬伤，跌打损伤等。内服：煎汤，3～9 g。

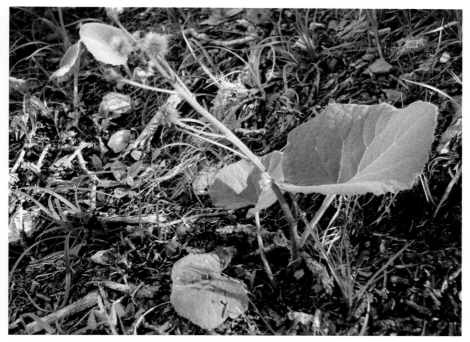

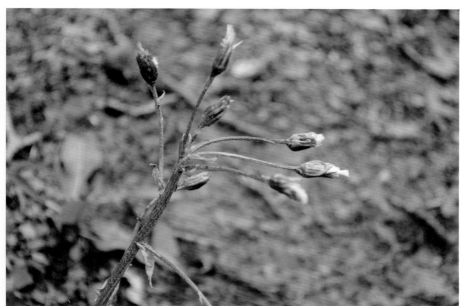

扭连钱

Phyllophyton complanatum（Dunn）Kudô

【基　　原】来源于唇形科扭连钱属扭连钱 **Phyllophyton complanatum**（Dunn）Kudô的全草入药。

【形态特征】多年生草本，根茎木质，褐色。茎多数，四棱形，高13～25 cm，被白色长柔毛。叶覆瓦状紧密排列于茎上部，叶片宽卵状圆形或近肾形，长1.5～2.5 cm，宽2～3 cm，先端钝或圆形，基部楔形至心形。聚伞花序具3花；小苞片线状钻形。花萼管状，口部偏斜，二唇形，长0.9～1.2 cm，外面密被白色长硬毛及短柔毛。花冠淡红色，长1.5～2.3 cm，外面被疏微柔毛，内面无毛；冠檐二唇形，上唇2裂，裂片长圆形，长约4 mm；下唇3裂，中裂片卵状长圆形，侧裂片宽卵状长圆形。雄蕊4，二强，后对伸出花冠。子房4裂，花柱先端2裂。小坚果长圆形或长圆状卵形。花期6～7月；果期7～9月。

【生　　境】生于海拔4130～5000 m的高山上强度风化的乱石滩石隙间。

【分　　布】四川、云南、西藏和青海。

【采集加工】夏季采集全草，洗净泥沙晒干。

【性味功能】味苦，性凉。清热解毒，利肺。

【主治用法】主治肺脓肿，肺结核，贫血，病后体弱，乳痈，风热咳喘，流行性感冒，肝炎，肺炎，咽喉炎等。内服：煎汤，10～15 g。

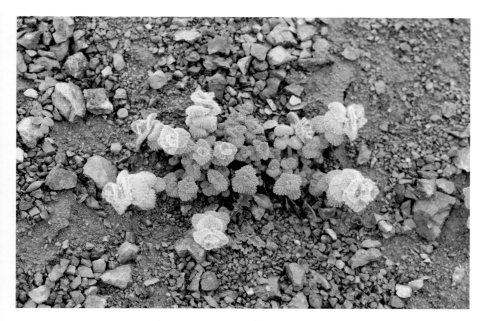

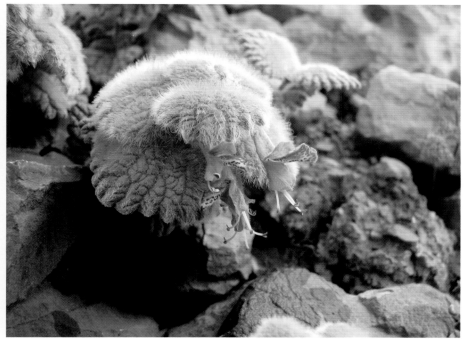

绒叶黄花木

Piptanthus tomentosus Franch.

【别　　名】毛黄花木、灰叶黄花木

【基　　原】来源于蝶形花科黄花木属绒叶黄花木**Piptanthus tomentosus** Franch.的种子入药。

【形态特征】灌木，高1～3 m；树皮暗棕色。茎圆柱形，嫩枝密被茸毛。托叶阔卵形，长5～15 mm，密被茸毛；小叶卵状椭圆形至倒卵状披针形，长2.5～8 cm，宽1～3 cm，先端急尖，基部楔形。总状花序顶生，密被茸毛；苞片阔卵形，密被锈色丝状毛，长1～1.5 cm；萼钟形，长1～1.2 cm，萼齿5，密被锈色毛，三角形，长约2 mm；花冠黄色，旗瓣瓣片圆形或阔心形，长1.8～2.2 cm，宽1.5～2 cm，瓣柄长6 mm，翼瓣长约1.5 mm，宽5～6 mm，龙骨瓣长约2 cm，宽6～7 mm；子房柄长约5 mm，密被锈色毛，胚珠4～8粒。荚果线形，长4.5～9 cm，宽9～10 mm，密被锈色茸毛。种子圆肾形，褐色，长5～6 mm，宽4～5 mm。花期4～7月；果期8～9月。

【生　　境】生于海拔2600～3800 m的山坡草地、林缘灌丛

【分　　布】四川西南部和云南西部。

【采集加工】秋季果实成熟时采收，晒干，打下种子。

【性味功能】味淡、微甘，性凉。清肝明目，利水，润肠。

【主治用法】主治风热头痛，急性结膜炎，目赤，高血压症，慢性便秘。内服：煎汤，3～9 g。

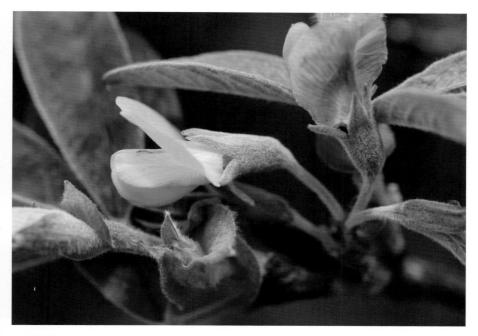

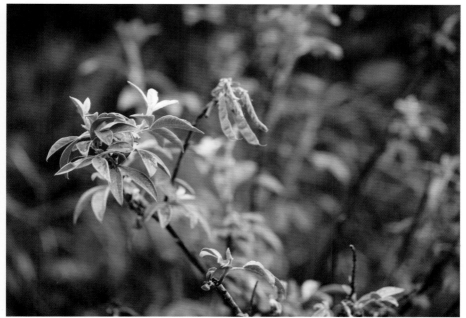

黄花独蒜兰

Pleione forrestii Schltr.

【别　　名】冰球子

【基　　原】来源于兰科独蒜兰属黄花独蒜兰 **Pleione forrestii** Schltr. 的假球茎入药。

【形态特征】附生草本。假鳞茎圆锥形，长1.5～3 cm，径0.6～1.8 cm，顶端具1枚叶。叶在花后长出，近椭圆形至狭椭圆状披针形，长10～15 cm，宽3～7 cm，先端急尖，基部渐狭成柄。花葶从无叶的老假鳞茎基部发出，长4～7 cm，顶端具1花；花苞片长圆状披针形，长2.7～3.3 cm，宽5～7 mm，明显长于花梗和子房，先端钝或近急尖；花黄色或黄白色；中萼片倒披针形，长3～4 cm，宽7～8 mm；侧萼片长圆状倒披针形，长3～4 cm，宽8～9 mm；花瓣镰状倒披针形，长3.6～4.2 cm，宽7～8 mm；唇瓣宽倒卵状椭圆形，长3.2～4 cm，宽2.8～3.2 cm；侧裂片直立并围抱蕊柱；中裂片上部边缘撕裂呈流苏状；唇盘上具5～7条褶片；蕊柱长2.5～3 cm，两侧具翅。花期4～5月；果期8～9月。

【生　　境】生于海拔2200～3100 m疏林下、树干上或林缘腐殖质丰富的岩石上。

【分　　布】云南西北部。

【采集加工】5～6月采挖假球茎，除去茎叶，须根，洗净，晒干。

【性味功能】味甘、微辛，性寒。消肿散结，化痰，解毒。

【主治用法】主治痈疽疔肿，瘰疬，喉痹肿痛，喉痹等。内服：煎汤，5～10 g。

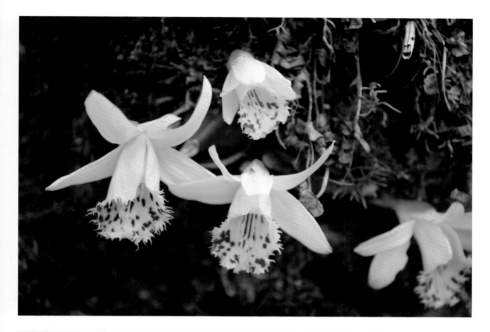

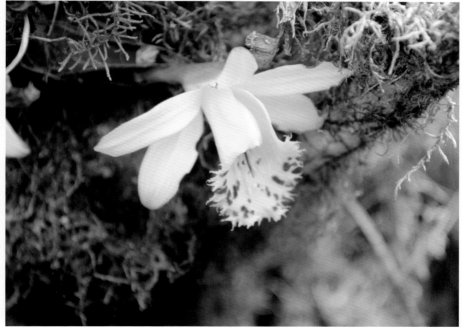

垫状棱子芹

Pleurospermum hedinii Diels

【基　　原】来源于伞形科棱子芹属垫状棱子芹 **Pleurospermum hedinii** Diels的全草入药。

【形态特征】多年生莲座状草本，高4～5 cm，直径10～15 cm。根粗壮，圆锥状，直伸。茎粗短，肉质，直径1～1.5 cm，基部被栗褐色残鞘。叶片狭长椭圆形，2回羽状分裂，长3～5 cm，宽1～1.5 cm，一回羽片5～7对，裂片卵形或长圆形，长3～7 mm，羽状分裂；茎生叶与基生叶同形渐小。复伞形花序顶生，直径5～10 cm；伞辐多数，长达2～3 cm；花多数，萼齿近三角形，长约0.5 mm；花瓣淡红色至白色，近圆形；花丝与花瓣近等长，花药黑紫色，花柱长约0.8 mm；子房椭圆形。果实卵形至宽卵形，长4～5 mm，宽3～3.5 mm，淡紫色；果棱宽翅状，微呈波状褶皱；每棱槽有油管1，合生面2。花期7～8月；果期9月。

【生　　境】生于海拔5000 m左右的高原地区山坡草地。

【分　　布】西藏和青海。

【采集加工】夏、秋季采收，除去茎叶，洗净，晒干。

【性味功能】味苦，性寒。祛风除湿，通络止痛。

【主治用法】主治风寒感冒，风寒湿痹，筋脉拘挛，头痛，脘腹痛等。内服：煎汤，3～10 g。

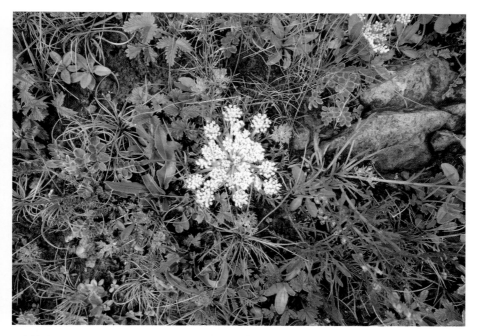

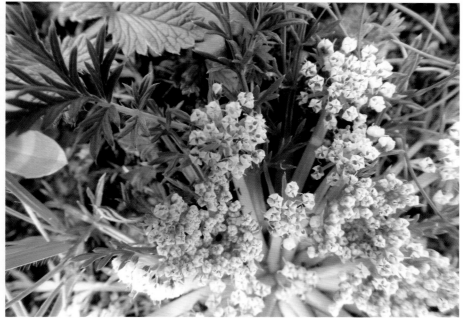

瘤果棱子芹

Pleurospermum wrightianum de Boiss.

【基　　原】来源于伞形科棱子芹属瘤果棱子芹**Pleurospermum wright-ianum** de Boiss.的全草入药。

【形态特征】多年生草本，高30～50 cm。根粗壮，根颈部残存褐色叶鞘；茎直立，有条纹，带紫红色。基生叶有较长的柄，叶片狭长圆形至狭卵形，长约10 cm，2～3回羽状分裂，一回羽片5～7对；叶柄边缘有狭翅，基部扩展；茎生叶简化。复伞形花直径15～20 cm；总苞片7～9，线状披针形，长2～3 cm，先端叶状分裂，基部变狭，伞辐10～20；小总苞片与总苞片同形，长7～10 mm，简化；小伞形花序有花10～15朵。果实卵形，长5～6 mm，表面密生细水泡状微凸起，果棱有明显的鸡冠状翅，沿沟槽散生小瘤状凸起，每棱槽有油管1，合生面2。花期7～8月；果期9～10月。

【生　　境】生于海拔3600～4600 m的山坡草地上。

【分　　布】云南、西藏和四川。

【采集加工】夏、秋季采收，除去茎叶，洗净，晒干。

【性味功能】味辛，性温。祛风除湿，活血止痛。

【主治用法】主治风寒湿痹，月经不调，瘀滞腹痛，头痛，脘腹痛等。内服：煎汤，3～10 g。

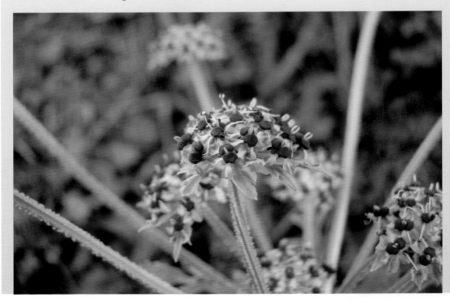

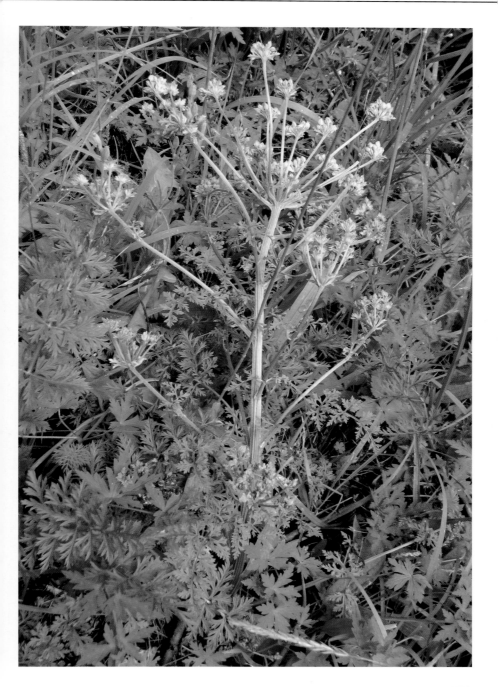

密花远志

Polygala tricornis Gagnep.

【基　　原】来源于远志科远志属密花远志**Polygala tricornis** Gagnep.的根入药。

【形态特征】灌木，高0.5～2 m。单叶互生，叶片线状披针形至椭圆形，长7～18 cm，宽1.5～6 cm，先端渐尖，基部渐狭至楔形，叶面绿色，背面淡绿色。总状花序密生于枝条顶部，长4～5 cm；花密集，具长约5 mm的三角形小苞片；萼片5，花后脱落；花瓣3，白色带紫至粉红色，侧生花瓣长圆形，长20～25 mm，3/4以下与龙骨瓣合生，龙骨瓣盔状，具2束各2～3裂的鸡冠状附属物；雄蕊8，花丝长20～22 mm，3/4以下连合成鞘，并与花瓣贴生，花药卵形，子房倒卵形，直径约2 mm，花柱长17～18 mm。蒴果四方状圆形，直径8～9 mm，翅宽1.5～2 mm，先端凹。种子黑色，卵形，长约3 mm，直径约1.5 mm，具白色柔毛。花期12月至翌年4月；果期3～6月。

【生　　境】生于海拔1000～2500 m的山坡疏林下或灌丛中。

【分　　布】广西、云南和西藏。越南北方也有分布。

【采集加工】秋后采收，洗净切片晒干。

【性味功能】味辛、苦，性温。祛风除湿，活血祛瘀。

【主治用法】主治风湿关节痛，四肢麻木，跌打损伤，身体虚弱，肾虚等。内服：煎汤，6～15 g。

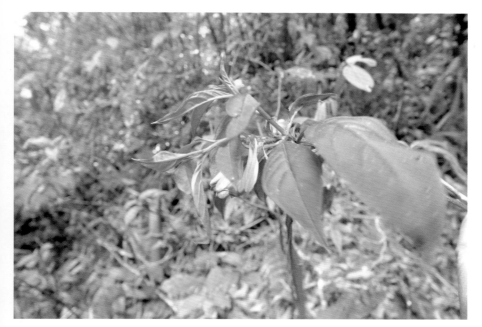

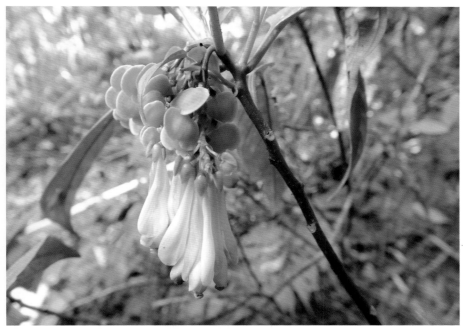

独花黄精

Polygonatum hookeri Baker

【别　　名】矮黄精、独花玉竹

【基　　原】来源于百合科黄精属独花黄精**Polygonatum hookeri** Baker 的根茎入药。

【形态特征】根状茎圆柱形，结节处稍有增粗，长2～3.5 cm，直径3～7 mm。植株矮小，高不到10 cm。叶10余枚，常紧接在一起，当茎伸长时，显出下部的叶为互生，上部的叶为对生或3叶轮生，条形，矩圆形或矩圆状披针形，长2～4 cm，宽3～8 mm，先端略尖。通常全株仅生1花，位于最下的一个叶腋内，少有2朵生于一总花梗上，花梗长4～7 mm；苞片微小，膜质，早落；花被紫色，全长15～20 mm，花被筒直径3～4 mm，裂片长6～10 mm；花丝极短，长约0.5 mm，花药长约2 mm；子房长2～3 mm，花柱长约1.5～2 mm。浆果红色，直径7～8 mm，具5～7颗种子。花期5～6月；果期9～10月。

【生　　境】生于海拔3200～4300 m的山坡林下、山坡草地或冲积扇上。

【分　　布】西藏、云南、四川、甘肃和青海。印度也有分布。

【采集加工】秋季采集，去处枯枝叶，洗净晒干。

【性味功能】味甘，性平。养阴润燥，生津养胃。

【主治用法】主治肺胃阴伤，燥热咳嗽，舌干口渴，咽干口燥，干咳少痰，心烦，心悸。内服：煎汤，10～15 g。

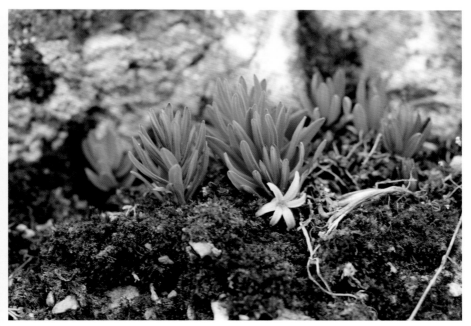

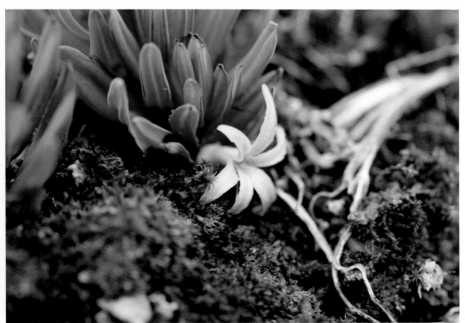

拳 参

Polygonum bistorta Linn.

【别　　名】紫参、刀剪药、地虾

【基　　原】来源于蓼科蓼属拳参 **Polygonum bistorta** Linn.的根茎入药。

【形态特征】多年生草本。根状茎肥厚，直径 1～3 cm，茎高 50～90 cm。基生叶宽披针形或狭卵形，长 4～18 cm，宽 2～5 cm；顶端渐尖，基部截形，沿叶柄下延成翅；茎生叶披针形；托叶筒状，下部绿色，上部褐色。总状花序呈穗状，长 4～9 cm，直径 0.8～1.2 cm；苞片卵形，顶端渐尖，淡褐色，每苞片内含 3～4 朵花；花被 5 深裂，白色或淡红色，花被片椭圆形，长 2～3 mm；雄蕊 8，花柱 3，柱头头状。瘦果椭圆形，两端尖，褐色，有光泽，长约 3.5 mm，稍长于宿存的花被。花期 6～7 月；果期8～9 月。

【生　　境】生于海拔 800～3000 m 的山坡草地、山顶草甸。

【分　　布】东北、华北各省区及陕西、宁夏、甘肃、山东、河南、江苏、浙江、江西、湖南、湖北、安徽等地。日本、蒙古、哈萨克斯坦、俄罗斯西伯利亚和欧洲也有分布。

【采集加工】春初发芽前或秋季茎叶将枯萎时采挖，除去须根和泥沙，晒干。

【性味功能】味苦、涩，性微寒，有小毒。清热解毒，消肿，止血。

【主治用法】主治赤痢，热泻，肺热咳嗽，瘰疬，口舌生疮，吐血，衄血，痔疮出血，毒蛇咬伤等。内服：煎汤，5～15 g。

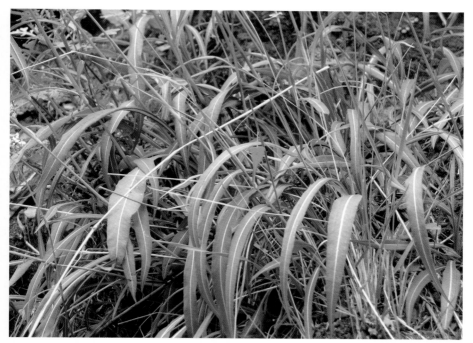

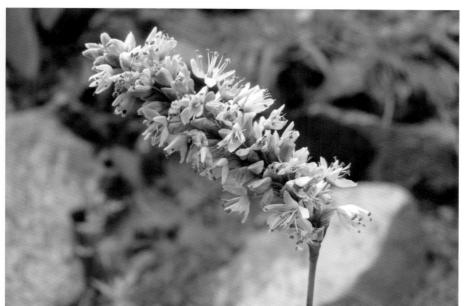

圆穗蓼

Polygonum macrophyllum D. Don

【别　　名】球花蓼

【基　　原】来源于蓼科蓼属圆穗蓼 **Polygonum macrophyllum** D. Don 的全草入药。

【形态特征】多年生草本。根状茎粗壮，直径1～2 cm；茎高8～30 cm。基生叶长圆形或披针形，长3～11 cm，宽1～3 cm，顶端急尖，基部近心形，上面绿色，下面灰绿色；叶柄长3～8 cm；茎生叶较小，叶柄短或近无。总状花序呈短穗状，长1.5～2.5 cm，直径1～1.5 cm；花梗细弱，比苞片长；花被5深裂，淡红色或白色，花被片椭圆形，长2.5～3 mm；雄蕊8，比花被长，花药黑紫色；花柱3，基部合生，柱头头状。瘦果卵形，具3棱，长2.5～3 mm，黄褐色，有光泽，包于宿存花被内。花期7～8月；果期9～10月。

【生　　境】生于海拔2300～5000 m的山坡草地、高山草甸。

【分　　布】陕西、甘肃、青海、湖北、四川、云南、贵州和西藏。印度、尼泊尔、不丹也有分布。

【采集加工】秋季采挖带根全草，去掉茎叶须根，晒干。

【性味功能】味苦、涩，性微温。活血散瘀，止痛，止血。

【主治用法】全草治胃病，胃寒消化不良，血痢，发烧，寒性腹泻《藏本草》；根茎治胃病，消化不良，痢疾和发烧，腹泻等《青藏药鉴》。

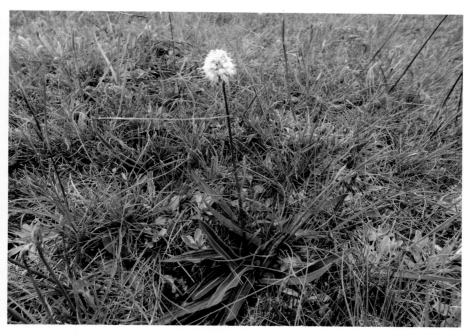

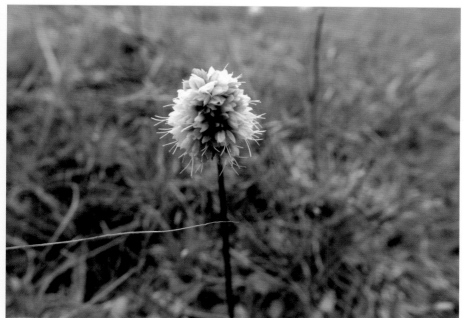

珠芽蓼

Polygonum viviparum Linn.

【别　　名】山谷子、蝎子七、剪刀七

【基　　原】来源于蓼科蓼属珠芽蓼 Polygonum viviparum Linn. 的根茎入药。

【形态特征】多年生草本。根状茎粗壮，黑褐色，直径1~2 cm，茎高15~60 cm。基生叶长圆形或卵状披针形，长3~10 cm，宽0.5~3 cm，顶端尖，基部楔形。茎生叶较小，披针形，近无柄；托叶鞘筒状，膜质，下部绿色，上部褐色，偏斜，开裂，无缘毛。总状花序呈穗状，顶生，紧密，下部生珠芽；苞片卵形，膜质，每苞内具1~2花；花梗细弱；花被5深裂，白色或淡红色。花被片椭圆形，长2~3 mm；雄蕊8，花丝不等长；花柱3，下部合生，柱头头状。瘦果卵形，具3棱，深褐色，有光泽，长约2 mm，包于宿存花被内。花期5~7月；果期7~9月。

【生　　境】生于海拔1200~5100 m的山坡林下、高山或亚高山草甸。

【分　　布】东北、华北、西北、西南各省区及河南等地。朝鲜、日本、蒙古、哈萨克斯坦、印度、欧洲及北美也有分布。

【采集加工】秋季采挖，除去茎叶，细根和泥沙，晒干。

【性味功能】味苦、涩，性凉。清热解毒，散瘀止血。

【主治用法】主治乳蛾，咽喉痛，痢疾，泄泻，带下病，便血。内服：研末冲服或煎汤服，6~9 g。

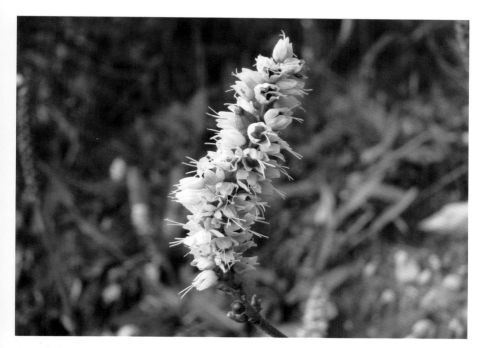

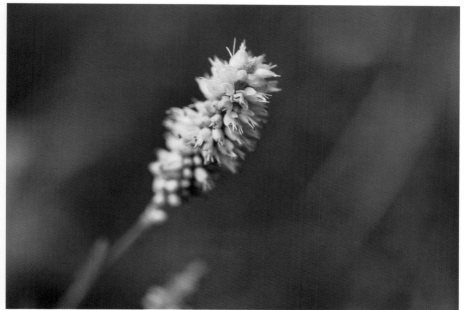

羽叶点地梅

Pomatosace filicula Maxim.

【基　　原】来源于报春花科羽叶点地梅属羽叶点地梅 **Pomatosace filicula** Maxim.的全草入药。

【形态特征】多年生草本，高3～9 cm，具粗长的主根和少数须根。叶多数，叶片线状矩圆形，长1.5～9 cm，宽6～15 mm，羽状深裂至近羽状全裂，裂片线形或窄三角状线形，宽1～2 mm，先端钝或稍锐尖，全缘或具1～2牙齿。花葶通常多枚自叶丛中抽出，高3～16 cm，疏被长柔毛；伞形花序6～12花；苞片线形，长2～6 mm，疏被柔毛；花梗长1～12 mm，无毛；花萼杯状或陀螺状，长2.5～3 mm，果时长达4～4.5 mm，分裂略超过全长的1/3，裂片三角形，锐尖，内面被微柔毛；花冠白色，冠筒长约1.8 mm，冠檐直径约2 mm，裂片矩圆状椭圆形，宽约0.8 mm，先端钝圆。蒴果近球形，直径约4 mm，周裂成上下两半，具种子6～12粒。花期5～6月；果期7～9月。

【生　　境】生于海拔3000～4500 m的高山草甸和河滩砂地。

【分　　布】青海、四川、云南和西藏。

【采集加工】夏季采集全草，去除杂质晒干。

【性味功能】味辛、苦，性寒。平肝，凉血，止血，镇痛，降压。

【主治用法】主治肝炎高血压引起的发烧，神经发烧，子宫出血，月经不调，疝痛，关节炎等。内服：煎汤，10～20 g。藏医药中用于治疗脉管炎，血热病，高山多血症，肠炎，溃疡，脉热病，神经发烧，热性腹泻等《藏本草》。

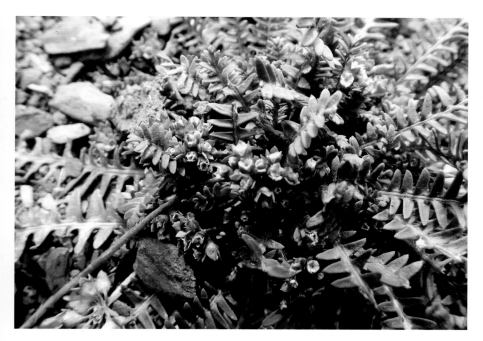

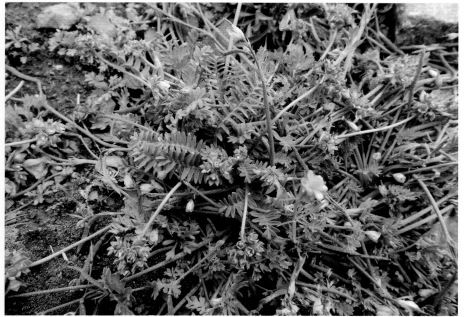

毛果委陵菜

Potentilla eriocarpa Wall. ex Lehm.

【别　　名】毛果岩金梅、小神砂草

【基　　原】来源于蔷薇科委陵菜属毛果委陵菜**Potentilla eriocarpa** Wall. ex Lehm.的根茎入药。

【形态特征】亚灌木。根粗壮，圆柱形，根茎密被多年托叶残余。花茎高4～12 cm，疏被白色长柔毛。基生叶为三出掌状复叶，连叶柄长3～7 cm；小叶片倒卵椭圆形至棱状椭圆形，上半部有5～7齿牙状深锯齿，下半部全缘，上面深绿色，下面绿色，茎生叶无或仅有苞叶；基生叶托叶膜质，外面被白色长柔毛；茎生叶托叶草质，卵状椭圆形。花1～3朵顶生，直径2～2.5 cm，萼片三角卵形；花瓣黄色，宽倒卵形；花柱近顶生，线状，柱头扩大，心皮密被扭曲长柔毛。瘦果外被长柔毛，表面光滑。花、果期7～10月。

【生　　境】生于海拔2700～5000 m的高山草地、岩石缝及疏林中。

【分　　布】陕西、四川、云南和西藏。尼泊尔及印度也有分布。

【采集加工】夏秋季采挖，洗净，切片晒干。

【性味功能】味苦、微酸，性凉。凉血，止血。

【主治用法】主治子宫功能性出血，崩漏，鼻衄。内服：煎汤，10～15 g。

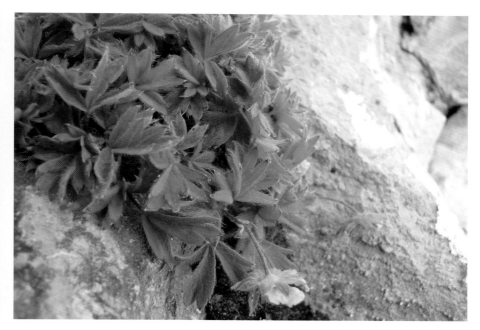

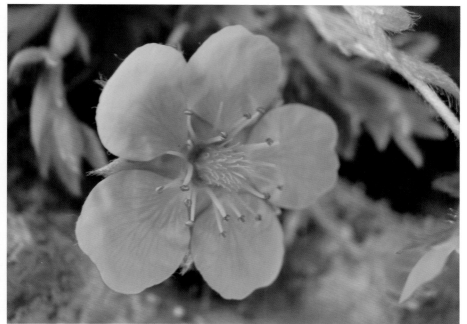

金露梅

Potentilla fruticosa L.

【别　　名】金老梅、金蜡梅

【基　　原】来源于蔷薇科委陵菜属金露梅*Potentilla fruticosa* L.的叶片入药。

【形态特征】灌木，高0.5～2 m，多分枝，树皮纵向剥落。小枝红褐色，幼时被长柔毛。羽状复叶有小叶2对，上面一对小叶基部下延与叶轴汇合；叶柄被绢毛或疏柔毛；小叶片长圆形、倒卵长圆形或卵状披针形，长0.7～2 cm，宽0.4～1 cm，顶端急尖，基部楔形，两面疏被绢毛。单花或数朵生于枝顶，花梗密被长柔毛或绢毛；花直径2.2～3 cm；萼片卵圆形，顶端急尖至短渐尖，副萼片披针形至倒卵状披针形，顶端渐尖至急尖，与萼片近等长，外面疏被绢毛；花瓣黄色，宽倒卵形，顶端圆钝，比萼片长；花柱近基生，棒形，基部稍细，顶部缢缩，柱头扩大。瘦果近卵形，褐棕色，长约1.5 mm，外被长柔毛。花、果期6～9月。

【生　　境】生于海拔1000～4000 m的山坡草地、砾石坡、灌丛及林缘。

【分　　布】黑龙江、吉林、辽宁、内蒙古、河北、山西、陕西、甘肃、新疆、四川、云南和西藏。

【采集加工】夏季采收叶片，去除枝干和杂质，晒干。

【性味功能】味甘，性平。清热解暑，益脑清心，调经健胃。

【主治用法】主治暑热眩晕，两目不清，胃气不和，食滞，月经不调等。内服：煎汤,6～9 g；或长期代茶饮。

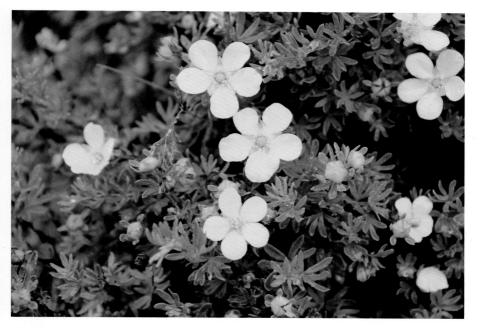

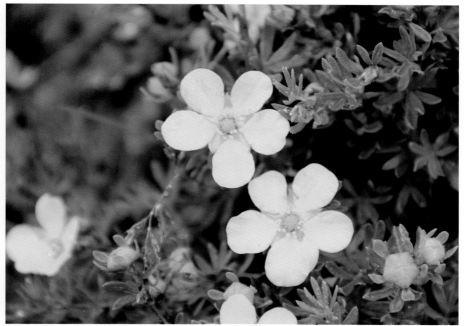

银露梅

Potentilla glabra Lodd.

【别　　名】银老梅、白花棍儿茶

【基　　原】来源于蔷薇科委陵菜属银露梅 **Potentilla glabra** Lodd. 的叶片入药。

【形态特征】灌木，高0.3～2 m，树皮纵向剥落。小枝灰褐色或紫褐色，被稀疏柔毛。叶为羽状复叶，有小叶2对，上面一对小叶基部下延与轴汇合，叶柄被疏柔毛；小叶片椭圆形、倒卵椭圆形或卵状椭圆形，长0.5～1.2 cm，宽0.4～0.8 cm，顶端圆钝，基部楔形。顶生单花或数朵，花梗细长，被疏柔毛；花直径1.5～2.5 cm；萼片卵形，急尖或短渐尖，副萼片披针形，倒卵披针形或卵形，比萼片短或近等长，外面被疏柔毛；花瓣白色，倒卵形，顶端圆钝；花柱近基生，棒状，基部较细，在柱头下缢缩，柱头扩大。瘦果表面被毛。花、果期6～11月。

【生　　境】生于海拔1400～4200 m的山坡草地、河谷岩石缝中、灌丛及林中。

【分　　布】内蒙古、河北、山西、陕西、甘肃、青海、安徽、湖北、四川、云南和西藏。朝鲜、俄罗斯、蒙古也有分布。

【采集加工】夏季采收叶片，去除枝干和杂质，晒干。

【性味功能】味甘，性温。行气止痛，利水消胀。

【主治用法】主治风热牙痛，牙齿松动，胸腹胀满，水液停聚。内服：煎汤，6～9 g。

【附　　方】治风热牙痛，牙松动：银露梅茎叶，配石膏，白芷，华榭蕨，水煎服。

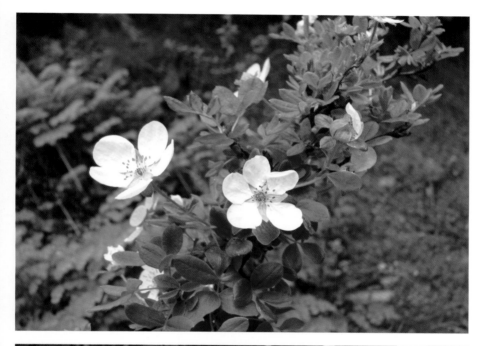

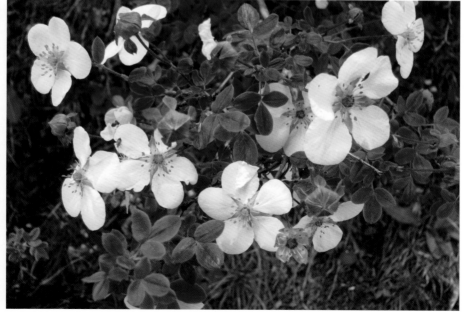

炮仗花

Pyrostegia venusta（Ker-Gawl.）Miers

【别　　名】黄鳝藤

【基　　原】来源于紫葳科炮仗藤属炮仗花**Pyrostegia venusta**（Ker-Gawl.）Miers的藤茎入药。

【形态特征】藤本，具有3叉丝状卷须。叶对生；小叶2～3枚，卵形，顶端渐尖，基部近圆形，长4～10 cm，宽3～5 cm，上下两面无毛；叶轴长约2 cm；小叶柄长5～20 mm。圆锥花序生于侧枝的顶端，长约10～12 cm。花萼钟状，有5小齿。花冠筒状，内面中部有一毛环，基部收缩，橙红色，裂片5，长椭圆形，花蕾时镊合状，开放后反折，边缘被白色短柔毛。雄蕊着生于花冠筒中部，花丝丝状，花药叉开。子房圆柱形，密被细柔毛，花柱细，柱头舌状扁平，花柱与花丝均伸出花冠筒外。果瓣革质，种子具翅，薄膜质。花期4～9月；果期7～10月。

【生　　境】栽培。

【分　　布】原产南美洲巴西，我国广东、海南、广西、福建、台湾、云南等地有栽培。

【采集加工】夏秋季采集藤茎，去除叶片，切段晒干。

【性味功能】味苦、微涩，性平。清热，利咽喉，润肺止咳。

【主治用法】主治肺痨，咳嗽，咽喉肿痛，肝炎，咳喘，跌打，骨折等。内服：煎汤，15～30 g。

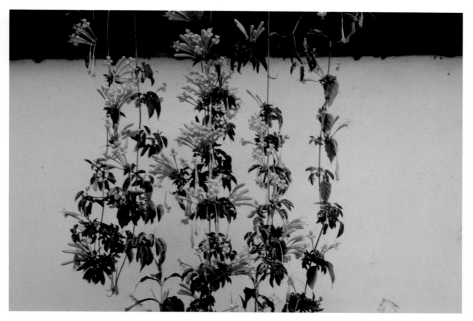

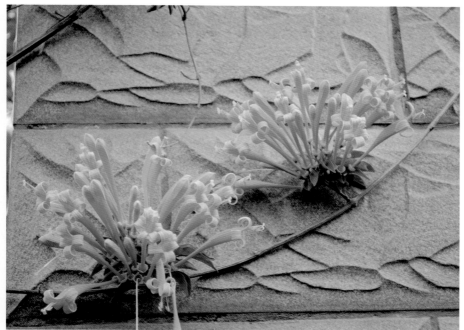

塔　黄

Rheum nobile Hook. f. et Thoms.

【别　　名】高山大黄

【基　　原】来源于蓼科大黄属塔黄 **Rheum nobile** Hook. f. et Thoms. 的根和根茎入药。

【形态特征】高大草本，高1~2 m，根状茎及根长而粗壮，直径达8 cm。茎单生不分枝，直径2~3 cm。基生叶呈莲座状，近圆形，直径20~30 cm；托叶鞘阔披针形，长10~15 cm，玫瑰红色，两面光滑无毛；上部叶及叶状苞片向上渐小近圆形，直径5~13 cm，柄渐短，苞片淡黄色。花序分枝腋生，常5~8枝成丛，总状，长5~9 cm；花5~9朵簇生，花梗长2~3 mm；花被片6，基部联合，椭圆形或长椭圆形，内轮3片长约2 mm，宽约1 mm，外轮3片略小，黄绿色；雄蕊9，花药矩圆状椭圆形，花丝基部稍宽，长3~3.5 mm，露出花被外；子房卵形，花柱短，柱头头状。果实宽卵形或卵形，长6~7 mm，宽5~6 mm。种子心状卵形，黑褐色。花期6~7月；果期9月。

【生　　境】生于海拔4000~4800 m的高山石滩及湿草地。

【分　　布】西藏及云南西北部。喜马拉雅山南麓各国也有分布。

【采集加工】9~10月采挖根茎，除去茎叶，泥土等杂质，切片，阴干备用或鲜用。

【性味功能】味苦，性寒。泻热，导滞，散瘀，消肿。

【主治用法】主治实热便秘，谵语发狂，食积痞滞，痢疾，湿热发黄，目赤头痛，闭经，症瘕，痈肿疔毒等。内服：煎汤，6~12 g。外用：适量，捣烂敷。

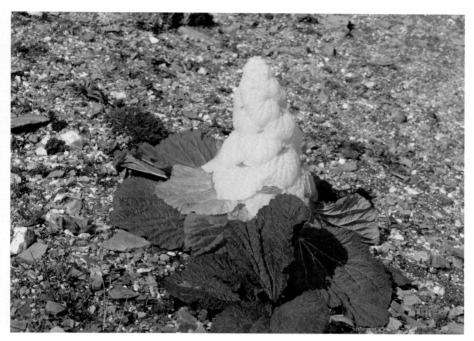

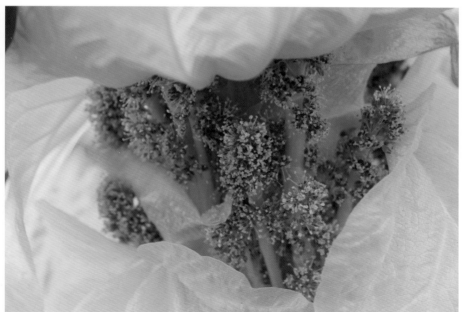

歧穗大黄

Rheum przewalskyi A. Los.

【别　　名】歧序大黄

【基　　原】来源于蓼科大黄属歧穗大黄 **Rheum przewalskyi** A. Los. 的根和根茎入药。

【形态特征】矮壮草本，无茎。基生叶2～4片，宽卵形或菱状宽卵形，长10～20 cm，宽9～17 cm，顶端圆钝，基部近心形，上面黄绿色，下面紫红色。花葶2～3枝，自根状茎顶端抽出，每支成2～4歧状分枝；花黄白色，花被不开展，花被片宽卵形或卵形，外轮较小，长约1.2 mm，内轮较大，长约1.5 mm，宽约1.3 mm；雄蕊9，花丝基部与花盘合生；子房宽椭圆形，柱头膨大成盘状。果实宽卵形或梯状卵形，长8.5～10 mm，宽7～8.5 mm。种子卵形，宽约3 mm，深褐色。花期7月；果期8月。

【生　　境】生于海拔1550～5000 m的山坡、山沟或林下石缝或高山流石滩。

【分　　布】甘肃、青海、西藏及四川。

【采集加工】9～10月采挖根茎，除去茎叶，泥土等杂质，切片，阴干备用或鲜用。

【性味功能】味苦，性寒。泻热，导滞，散瘀，消肿。

【主治用法】主治大便秘结，多种炎症，伤口不愈，腑热，胆热，瘟病时疫，腹痛，便秘等《藏标》。

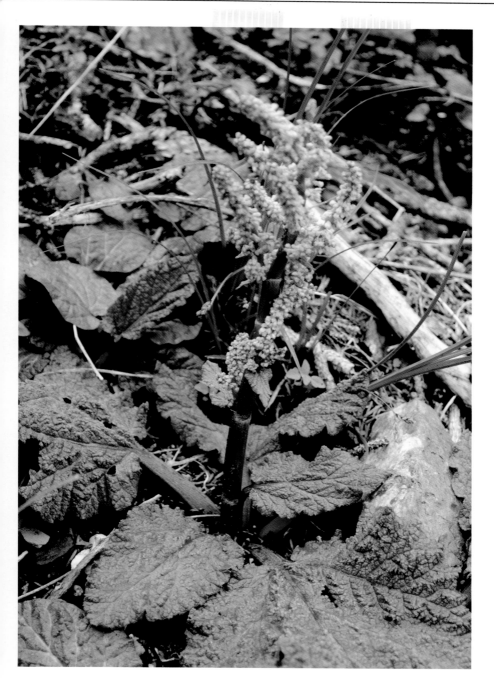

西川红景天

Rhodiola alsia（Frod.）S. H. Fu

【基　　原】来源于景天科红景天属西川红景天 **Rhodiola alsia**（Frod.）S. H. Fu的根入药。

【形态特征】多年生草本。根颈在地上部分伸长，直立，老枝残存。雌雄异株。雄株花茎直立，长15～20 cm。叶披针形至狭倒卵形，长8～15 mm。聚伞状花序长宽各约2 cm；萼片5，三角状披针形，长约3.5 mm；花瓣5，长圆形，长5～6 mm；雄蕊10，长达7 mm；心皮5，披针形，长约4 mm，不育。雌株花茎直立，长10～15 cm；叶长圆形或披针形，长6～15 mm。花序长宽各约1.5 cm；花有短梗；萼片4，三角状卵形，长约2 mm，花瓣4，近长圆形，长约3 mm，雄蕊缺；心皮4，长圆形，长5.5～6 mm。蓇葖种子多数；种子近卵形，长3～3.5 mm，两端有翅。花期7月；果期8月。

【生　　境】生于海拔3400～4800 m的山坡石缝中。

【分　　布】云南西北部和四川西部。

【采集加工】秋季采收，除去地上茎叶，晒干或烘干。

【性味功能】味涩，性寒。清热，利肺，活血，止血。

【主治用法】主治肺热咳喘，神经麻痹症。内服：煎汤，15～30 g。藏医药中用于治疗四肢肿胀《藏标》和肺炎，神经麻痹症等《青藏药鉴》。

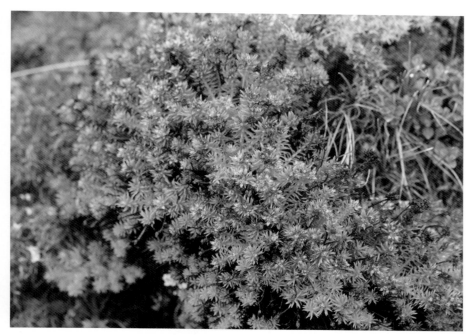

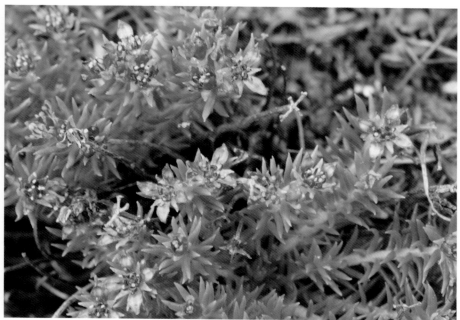

德钦红景天

Rhodiola atuntsuensis（Praeg.）S. H. Fu

【基　　原】来源于景天科红景天属德钦红景天**Rhodiola atuntsuensis**（Praeg.）S.H.Fu的根入药。

【形态特征】多年生草本。根颈直立，分枝少，长3～5 cm，直径12 mm，老茎宿存。花茎多，不分枝，直立，长4 cm，基部被鳞片，鳞片三角状半圆形，急尖。叶互生，长圆状卵形，或宽长圆状披针形，长6 mm，宽2.5 mm，先端钝，基部楔形，全缘。花序顶生，密集，近伞形；花两性；萼片5，线形或披针形，长1.5～2.5 mm，基部宽1 mm，基部1 mm合生，先端钝；花瓣5，黄色，近直立，长圆形或长圆状披针形，长3.5～4.5 mm，宽1 mm，先端钝，有短尖；雄蕊10，与花瓣稍同长，对瓣的着生基部上0.5 mm处；鳞片5，半椭圆形，长1 mm，宽0.9 mm，先端有小微缺；心皮5，直立，长2.5 mm，花柱长1 mm在内。花期8月。

【生　　境】生于海拔4200～5000 m的山坡草地或流石滩。

【分　　布】云南德钦。

【采集加工】秋季采收，除去地上茎叶，晒干或烘干。

【性味功能】味涩，性寒。清热，利肺，活血，止血。

【主治用法】主治肺热咳喘，神经麻痹症等。内服：煎汤，15～30 g。

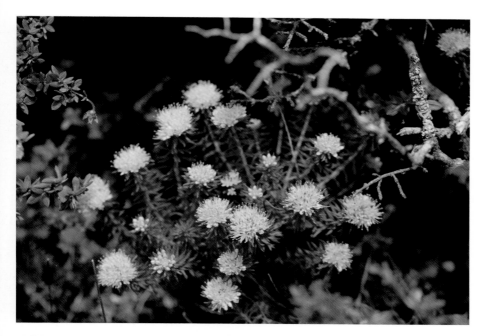

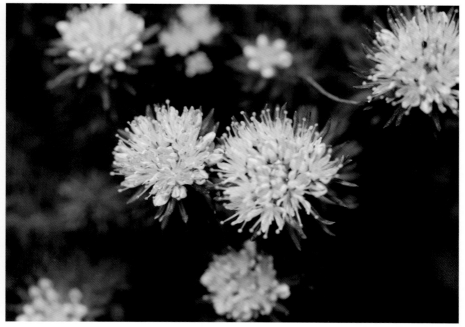

大花红景天

Rhodiola crenulata（Hook. f. et Thoms.）H. Ohba

【别　　名】宽瓣红景天、宽叶景天

【基　　原】来源于景天科红景天属大花红景天**Rhodiola crenulata**（Hook. f. et Thoms.）H. Ohba的根入药。

【形态特征】多年生草本。地上的根颈短，残存花枝茎少数，黑色，高5～20 cm。不育枝直立，高5～17 cm，先端密着叶，叶宽倒卵形，长1～3 cm。花茎多，高5～20 cm。叶椭圆状长圆形至近圆形，长1.2～3 cm，宽1～2.2 cm，先端钝。花序伞房状，长约2 cm，宽2～3 cm。雌雄异株；雄花萼片5，狭三角形至披针形，长2～2.5 mm；花瓣5，红色，倒披针形，长6～7.5 mm，宽1～1.5 mm；雄蕊10，与花瓣同长；鳞片5，近正方形至长方形，长1～1.2 mm，宽0.5～0.8 mm，先端有微缺；心皮5，披针形，长3～3.5 mm，不育。雌花蓇葖5，直立，长8～10 mm，花枝短，干后红色；种子倒卵形，长1.5～2 mm，两端有翅。花期6～7月；果期7～8月。

【生　　境】生于海拔2800～5600 m的山坡草地、灌丛中、石缝中。

【分　　布】西藏、云南和四川。尼泊尔、印度、不丹也有。

【采集加工】9～10月采挖根部，洗净，切片，晒干。

【性味功能】味甘、微涩，性寒。清肺，益气。

【主治用法】主治肺结核咳嗽，咯血，肺炎，支气管炎。内服：煎汤，9～12 g。藏医药中用于治疗高山反应，恶心呕吐，嘴唇和手心发紫，全身无力，胸闷，难于透气，身体虚弱等《部藏标》。

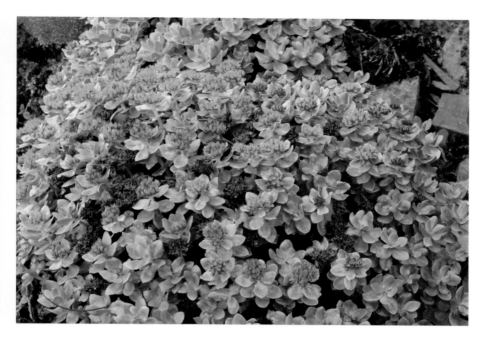

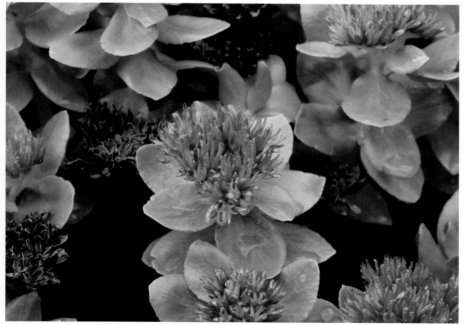

马缨杜鹃

Rhododendron delavayi Franch.

【别　　名】苍山杜鹃、马银花、红马缨花

【基　　原】来源于杜鹃花科杜鹃花属马缨杜鹃**Rhododendron delavayi** Franch.的花入药。

【形态特征】常绿灌木或小乔木，高2～7 m；树皮淡灰褐色，薄片状剥落；幼枝粗壮，被白色茸毛。叶革质，长圆状披针形，长7～15 cm，宽1.5～4.5 cm，先端钝尖，基部楔形，边缘反卷，上面深绿色，下面白色或具淡褐色海绵状毛被。顶生伞形花序，圆形，有花10～20朵；总轴和花梗密被红棕色茸毛；苞片两面具绢状毛；花萼长约2 mm，裂片5，宽三角形；花冠钟形，长3～5 cm，直径3～4 cm，肉质，深红色，内面基部有5枚黑红色蜜腺囊，裂片5，近圆形，长约1 cm，宽约1.3 cm；雄蕊10，长1.6～4 cm，花药长圆形，长2～2.8 mm；子房圆锥形，长约7 mm，密被红棕色毛。蒴果圆柱形，长1.8～2 cm，直径约8 mm。花期5～7月；果期10～12月。

【生　　境】生于海拔1200～3200 m的常绿阔叶林或灌木丛中。

【分　　布】广西、四川、贵州、云南和西藏。越南、泰国、缅甸和印度也有分布。

【采集加工】春夏季花期采集花朵，去除杂质，晒干。

【性味功能】味苦，性凉，有小毒。清热解毒，止血，调经。

【主治用法】主治月经不调，衄血，咯血，消化道出血，骨髓炎，外伤出血，月经不调，小腹疼痛等。内服：煎汤，9～15 g。

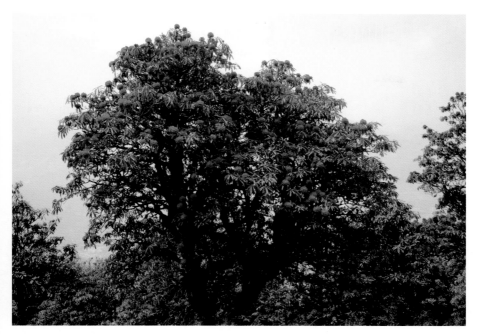

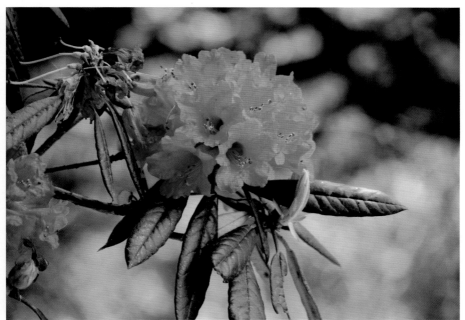

裂叶茶藨子

Ribes laciniatum Hook. f. et Thoms.

【别　　名】狭萼茶藨

【基　　原】来源于茶藨子科茶藨子属裂叶茶藨子**Ribes laciniatum** Hook. f. et Thoms.的根入药。

【形态特征】落叶灌木，高1～3 m；嫩枝红褐色。叶宽卵圆形至近圆形，长2～5 cm，宽1.8～4.5 cm，基部截形，上面深绿色，下面色较浅，掌状3～5裂，顶生裂片菱状卵圆形。花单性，雌雄异株，组成总状花序；雄花序长3～5 cm，直立，具花9～20朵；雌花序几与雄花序等长，具花较少；苞片披针形或椭圆状披针形，长3～6 mm，宽1～1.5 mm，先端急尖或具凸尖头，边缘具短腺毛；花萼近辐状，红褐色或紫褐色，外面无毛；萼筒碟形，长1～2 mm，宽大于长；萼片披针形长2～3.2 mm，宽0.8～1.3 mm；花瓣扇形或近楔状圆形，长0.5～0.6 mm，宽0.6～0.7 mm，先端圆钝，紫红色；子房无毛，长约0.6 mm，雄花几无子房；花柱先端2裂。果实球形，直径5～7 mm，红色或暗紫红色。花期6～7月；果期8～10月。

【生　　境】生于海拔2700～4300 m的阔叶林下、灌丛中或林间草地。

【分　　布】云南和西藏。缅甸、不丹、尼泊尔、印度也有分布。

【采集加工】全年可采集，去除杂质枝叶，切片晒干。

【性味功能】味辛，性温。止咳祛痰，祛风活血。

【主治用法】主治慢性气管炎，关节炎，跌打损伤，风湿筋骨痛，痨伤吐血等。内服：煎汤,9～15 g。

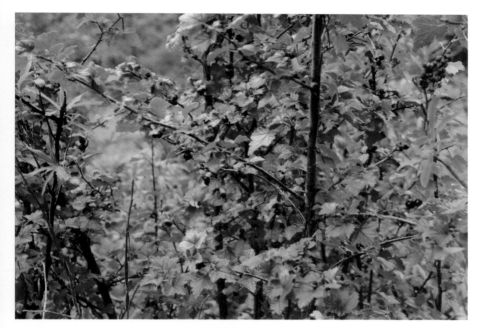

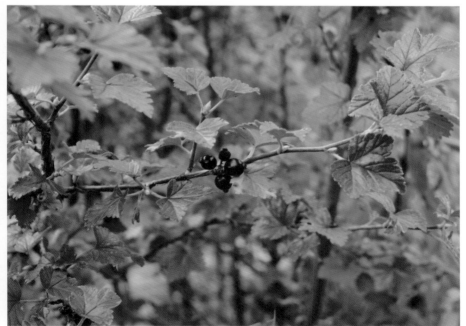

三裂茶藨子

Ribes moupinense Franch. var. **tripartitum**（Batal.）Jancz.

【基　　原】来源于茶藨子科茶藨子属三裂茶藨子 **Ribes moupinense** Franch. var. **tripartitum**（Batal.）Jancz.的根入药。

【形态特征】落叶灌木，高2～3 m；小枝暗紫褐色，嫩枝棕褐色。叶卵圆形或宽三角状卵圆形，长宽5～9 cm，基部心脏形，3～5裂，裂片三角状长卵圆形或长三角形。花两性，直径4～6 mm；总状花序长5～10 cm，下垂，具9～25朵花；花序轴具短柔毛；苞片宽卵圆形或近圆形，长宽1.5～2 mm；花萼绿色而有红晕；萼筒钟形，长2.5～4 mm；萼片卵圆形或舌形，长2～3.5 mm，宽1.5～2.2 mm，先端圆钝；花瓣倒三角状扇形，长1～1.8 mm；雄蕊几与花瓣等长，着生在与花瓣同一水平上，花丝丝形，花药圆形；子房无毛；花柱短于雄蕊，先端2裂。果实球形，直径5～7 mm，黑色，无毛。花期5～6月；果期7～8月。

【生　　境】生于海拔1500～2900 m的山谷针叶林下、杂木林缘或灌丛中。

【分　　布】甘肃、湖北、重庆、四川、云南和西藏。

【采集加工】全年可采集，去除杂质也枝叶，切片晒干。

【性味功能】味辛，性温。止咳祛痰，祛风活血。

【主治用法】主治关节炎，跌打损伤，风湿筋骨痛，痨伤吐血等。内服：煎汤，6～9 g。

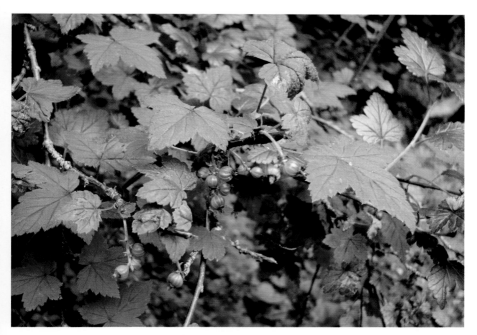

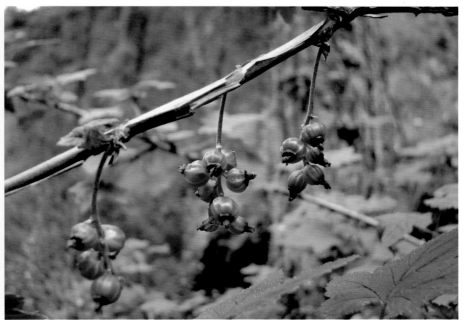

高薷菜

Rorippa elata（Hook. f. et Thoms.）Hand.-Mazz.

【别　　名】苦菜、莛苈

【基　　原】来源于十字花科薷菜属高薷菜**Rorippa elata**（Hook. f. et Thoms.）Hand.-Mazz.的全草入药。

【形态特征】二年生草本，高25～100 cm，植株具单毛。茎直立，表面有纵沟。基生叶丛出，大头羽裂，顶裂片长4～7 cm，宽2～3.5 cm，长椭圆形，下部叶片3～5对，向下渐小，基部扩大成圆耳状抱茎；茎下部叶及中部叶大头羽状浅裂，基部耳状抱茎。总状花序顶生，花黄色；萼片宽椭圆形，长2～3 mm，宽约1 mm；花瓣长倒倒卵形，长3～4 mm，边缘微波状，基部渐狭；雄蕊 6,2枚稍短。长角果圆柱形，长1～2 cm，宽2～4 mm，果瓣隆起。种子卵形而扁，灰褐色，表面具细密网纹。花期5～7月；果期7～10月。

【生　　境】生于海拔2600～5000 m的高原阳坡草地、林下水沟边、路旁及高山灌丛草地。

【分　　布】陕西、青海、四川、云南和西藏。印度也有分布。

【采集加工】7～8月采全草，切段，晒干备用。

【性味功能】味甘、淡，性凉。清热利尿，解毒消肿。

【主治用法】主治黄疸，水肿，淋病，咽痛，痈肿，乳痈，汤火伤等。内服：煎汤,10～20 g。

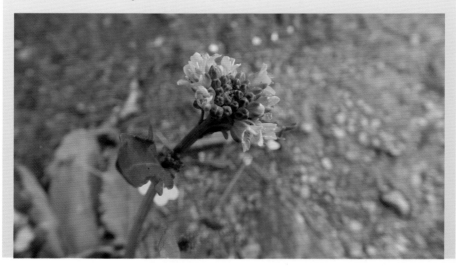

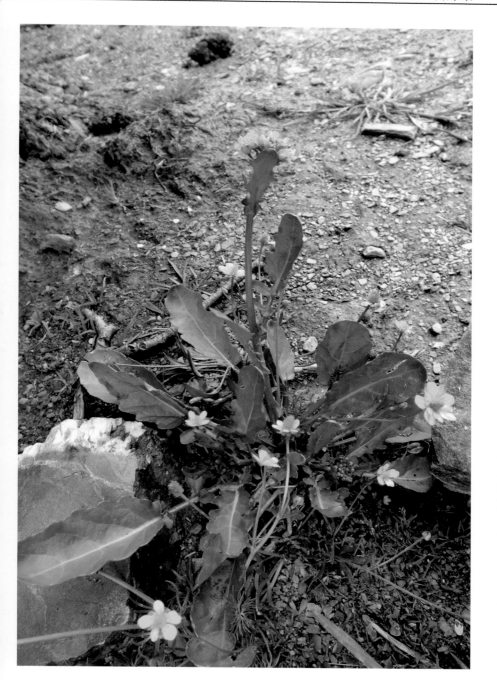

绢毛蔷薇

Rosa sericea Lindl.

【别　　名】蜂糖罐、山刺梨

【基　　原】来源于蔷薇科蔷薇属绢毛蔷薇 **Rosa sericea** Lindl. 的根入药。

【形态特征】直立灌木，高1～2 m；枝粗壮，弓形；皮刺散生或对生，基部稍膨大，有时密生针刺。小叶7～11，连叶柄长3.5～8 cm；小叶片卵形或倒卵形，长8～20 mm，宽5～8 mm，先端圆钝，基部宽楔形；叶轴、叶柄有极稀疏皮刺和腺毛；托叶大部贴生于叶柄，仅顶端部分离生，呈耳状。花单生于叶腋，无苞片；花直径2.5～5 cm；萼片卵状披针形，先端渐尖；花瓣白色，宽倒卵形，先端微凹，基部宽楔形；花柱离生，被长柔毛，稍伸出萼筒口外，比雄蕊短。果倒卵球形或球形，直径8～15 mm，红色或紫褐色，有宿存直立萼片。花期5～6月；果期7～8月。

【生　　境】生于海拔2000～3800 m的山顶、山谷斜坡或向阳燥地。

【分　　布】云南、四川、贵州和西藏。印度、缅甸、不丹也有分布。

【采集加工】8～10月采挖，洗净，切片晒干。

【性味功能】味甘、微酸涩，性平。消食健脾，止痢。

【主治用法】主治积食腹胀，肠鸣腹泻。内服：煎汤，9～15 g。

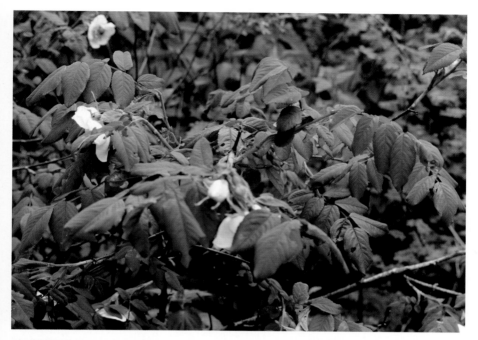

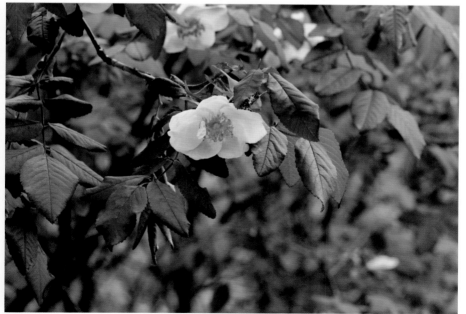

早花象牙参

Roscoea cautleoides Gagnep.

【别　　名】鸡脚参、鸡脚玉兰

【基　　原】来源于姜科象牙参属早花象牙参 **Roscoea cautleoides** Gagnep. 的根入药。

【形态特征】株高15～30 cm；根粗，棒状；茎基具2～3枚薄膜质的鞘。叶2～4片，披针形或线形，长5～15 cm，宽1.5～3 cm，稍折叠，无柄；叶舌长仅1 mm。花后叶而出或与叶同出；穗状花序通常有花2～5朵，基部包于卷成管状的苞片内，总花梗显著，长3～9 cm或更长，高举花序于叶丛之上，苞片长3.5～5 cm；花黄色或蓝紫色，深紫色，白色；花萼管长3～4 cm，一侧开裂至中部，顶端2裂；花冠管纤细，较萼管稍长，裂片披针形，长2.5～3 cm，后方的1枚兜状而具小尖头；侧生退化雄蕊近倒卵形，长1.5～2 cm；唇瓣倒卵形，长2.5～3 cm，2深裂几达基部，稍重叠，外缘皱波状；花药线形，连距长1～1.5 cm。蒴果长圆形，长达1.8 cm。花期6～7月；果期8～9月。

【生　　境】生于海拔2100～3500 m的山坡草地、灌丛或松林下。

【分　　布】云南和四川。

【采集加工】秋季采挖，去除枯叶，洗净晒干。

【性味功能】味苦，性凉。清肺，定喘。

【主治用法】主治咳嗽哮喘。内服：煎汤，10～15 g，兑白糖服或炖肉吃。

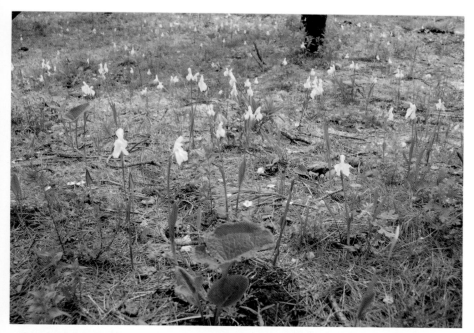

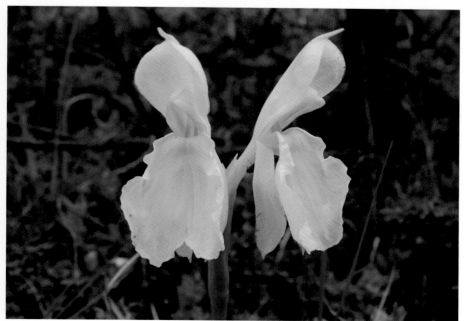

大花象牙参

Roscoea humeana Balf. f. et W. W. Smith

【别　　名】双唇象牙参

【基　　原】来源于姜科象牙参属大花象牙参**Roscoea humeana** Balf. f. et W. W. Smith的根入药。

【形态特征】粗壮草本，高达20 cm；根纺锤形，簇生。叶于花后发出，4～6片，阔披针形或卵状披针形，长10～30 cm，宽3～6 cm。穗状花序有花4～8朵；苞片披针形，花青紫色、紫红、粉红或黄色；花萼狭管状，长达10 cm，花冠管略较萼长，后方的1枚花冠裂片宽卵形，长3～4 cm，宽2.5～3 cm；侧生退化雄蕊倒披针形，长1.5～1.7 cm；唇瓣不整齐四方形，长2～2.5 cm，宽约3 cm，边缘皱波状；花丝长约5 mm，花药长约1.2 cm，距长5 mm，黄绿色；花柱长达10 cm，柱头陀螺形，被长柔毛；子房圆柱形，长约1 cm。蒴果长圆形，长约2.5 cm，宽5 mm。花期5～6月；果期8～9月。

【生　　境】生于海拔3200 m左右的山地松林下或林缘草地上。

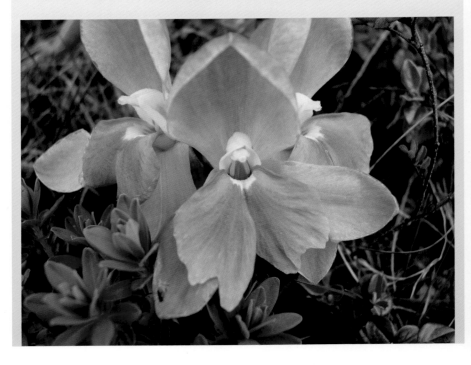

【分　　布】云南和四川。

【采集加工】秋季采挖，去处枯叶，洗净晒干。

【性味功能】味苦，性凉。清肺定喘。

【主治用法】主治咳嗽哮喘。内服：煎汤，10～15 g，兑白糖服或炖肉吃。

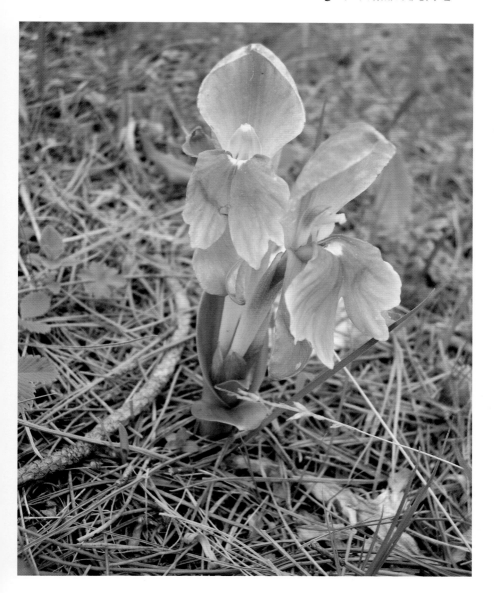

雪山鼠尾草

Salvia evansiana Hand.-Mazz.

【别　　名】雪山鼠尾、紫花丹参

【基　　原】来源于唇形科鼠尾草属雪山鼠尾草**Salvia evansiana** Hand.-Mazz.的根入药。

【形态特征】多年生草本；根茎粗大，密生鳞片，鳞片卵圆状三角形或披针形，长达2 cm。茎高13～45 cm，具条纹，密被棕色长柔毛。叶片卵圆形或三角状卵圆形，长2～11 cm，先端急尖，基部心形；茎生叶向上渐短小。轮伞花序长10～20 cm，每轮具6花，上部密集，下部疏离。花萼阔钟形，长14～17 mm。花冠蓝紫色或紫色，长2.6～3.5 cm，冠檐二唇形，上唇半圆形，长5～7 mm，下唇3裂，中裂片长约5 mm，宽约8 mm。能育雄蕊位于上唇下方，花丝扁平，长约4.5 mm，药隔长2～3 mm，弯成弧形；退化雄蕊长不及1 mm。花柱内藏，2浅裂。花期7～8月；果期9～10月。

【生　　境】生于海拔3400～4200 m的高山草地、山坡或林下。

【分　　布】云南、四川和西藏。

【采集加工】秋季采挖，去除须根和杂质，洗净晒干。

【性味功能】味淡、微苦，性凉。补肾壮骨，活血调经，凉血止血。

【主治用法】主治月经不调，痛经，经闭，瘀血腹痛，崩漏，症瘕，瘰疬，跌打损伤等。内服：煎汤，6～15 g。

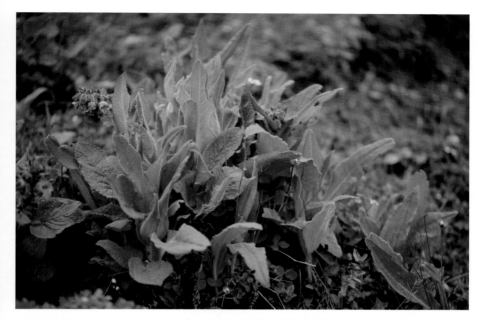

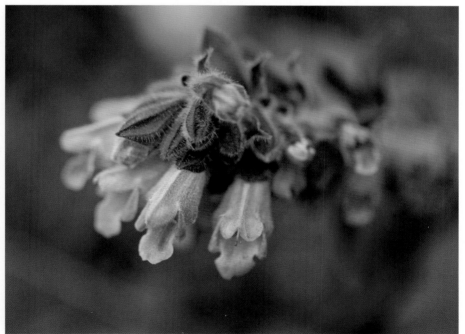

西藏鼠尾草

Salvia wardii Stib.

【基　原】来源于唇形科鼠尾草属西藏鼠尾草**Salvia wardii** Stib. 的根入药。

【形态特征】直立高大草本，高40~80 cm。茎单生，具四槽，不分枝，疏具叶，上部密被腺毛。基出叶多数，卵圆形或近戟形，长7~16 cm，宽4~8 cm，基部深心形，上面疏布短毛，下面脉上密被柔毛及红色腺点；叶柄长约为叶片二倍。茎生叶圆形，具较短的叶柄。花序单一，花序轴密被柔毛；下部苞片叶状，狭卵圆形，上部苞片较小，近披针形。花长3.5~4 cm，蓝色，下唇白色或淡紫色。花萼宽钟形，长12~15 mm，口部宽约10 mm。花冠长为花萼二倍以上，冠筒自基部圆筒形，向上渐扩大，上唇宽卵圆形，先端微凹，被细小疏柔毛，下唇比上唇长，3裂，中裂片倒心形，侧裂片半卵圆形。药隔半圆状，无毛。花期5~8月；果期8~9月。

【生　境】生于海拔3600~4500 m的高山石砾草地灌木丛中。

【分　布】特产于西藏东部。

【采集加工】秋季采挖根，去除茎叶和须根，洗净晒干。

【性味功能】润肺止渴，消炎。

【主治用法】藏医药中用于治疗慢性咳嗽，肝炎，胃出血，肺病，肺结核咯血，肺炎等《藏本草》《青藏药鉴》。

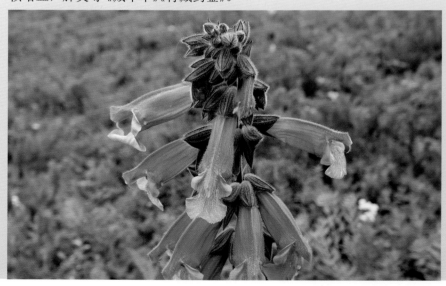

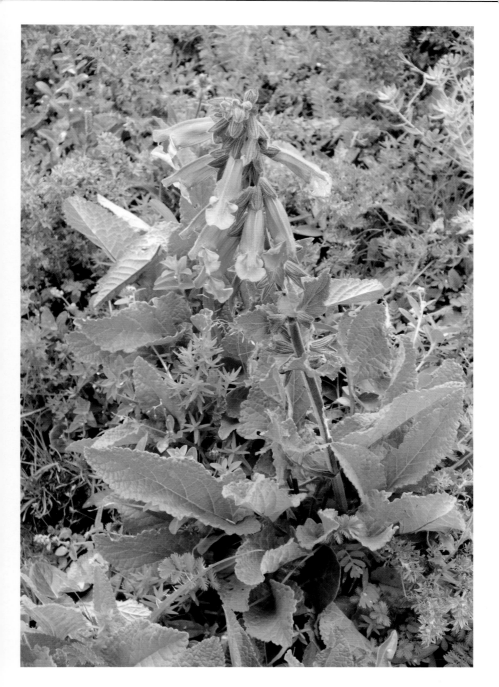

禾叶风毛菊

Saussurea graminea Dunn

【别　　名】条叶风毛菊、线叶风毛菊

【基　　原】来源于菊科风毛菊属禾叶风毛菊 **Saussurea graminea** Dunn 的全草入药。

【形态特征】多年生草本，高 3～25 cm。根状茎多分枝，颈部被褐色纤维状残鞘。茎密被白色绢状柔毛。基生叶狭线形，长 3～15 cm，宽 1～3 mm，顶端渐尖，基部稍呈鞘状，边缘全缘，内卷，上面被稀疏绢状柔毛，下面密被茸毛；茎生叶与基生叶同形，较短。头状花序单生茎端。总苞钟状，直径 1.5～1.8 cm；总苞片 4～5 层，密或疏被绢状长柔毛，外层卵状披针形，长 1～1.2 cm，宽 2～3 mm，顶端长渐尖，反折，稀不反折，中层披针形，长 1.2 cm，宽 2 mm，内层线形，长 1.2 cm，宽 1 mm。小花紫色，长 1.2～1.6 cm，管部长约 7 mm，檐部长约 9 mm。瘦果圆柱状，长 3～4 mm。冠毛黄褐色。花、果期 7～8 月。

【生　　境】生于海拔 3400～5350 m 山坡草地、草甸、河滩草地、杜鹃灌丛。

【分　　布】四川、甘肃、云南、西藏等地。

【采集加工】夏季采挖全草，去除枯叶和杂质，晒干。

【性味功能】味微苦，性凉。清热凉血。

【主治用法】主治肝炎，吐泻，内脏出血等。用量 10～15 g。藏医药中用于治疗赤巴病，脉病，肝炎，胆囊炎，经络热病，感冒发烧，内脏出血等《中国藏药》《藏本草》。

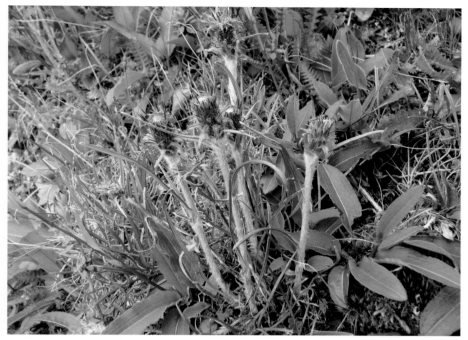

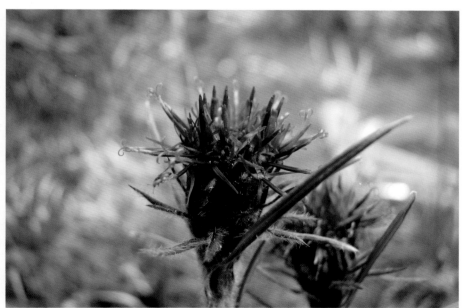

黑毛雪兔子

Saussurea hypsipeta Diels

【基　　原】来源于菊科风毛菊属黑毛雪兔子**Saussurea hypsipeta** Diels 的全草入药。

【形态特征】多年生草本，高5～13 cm。根状茎被稠密的黑色叶柄残迹，有数个莲座状叶丛。茎被淡褐色茸毛。莲座状叶丛叶及下部茎叶狭倒披针形或狭匙形，长3～6 cm，宽达1 cm，羽状浅裂，基部渐狭成柄，叶两面被稠密黑色茸毛。头状花序密集于膨大茎端成半球形，总花序直径达4 cm。总苞片3层，外面被长棉毛，外层线形，长约7 mm，宽约1 mm，中层长披针形，长约8 mm，宽约1.5 mm，内层椭圆形，长7～8 mm，宽1～2 mm；总苞片外面紫色。小花紫红色，长约9 mm，管部长约4 mm，檐部长约5 mm。瘦果长3 mm。冠毛黑色，长1.5 mm。花、果期7～9月。

【生　　境】生于海拔4700～5400 m的高山流石滩。

【分　　布】四川、青海、西藏和云南。

【采集加工】夏季采挖全草，去除枯叶和杂质，晒干。

【性味功能】味苦，性凉。清热解毒，祛湿通络，强心。

【主治用法】主治月经不调，炭疽病，中风，风湿关节炎，胞衣不下，高山反应等。内服：煎汤，15～25 g。

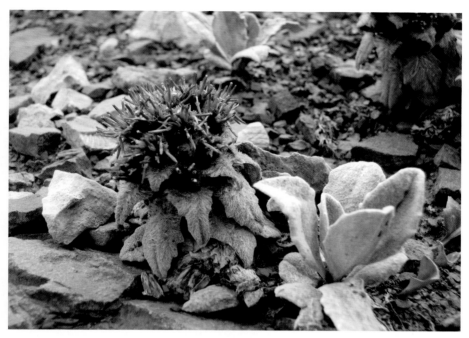

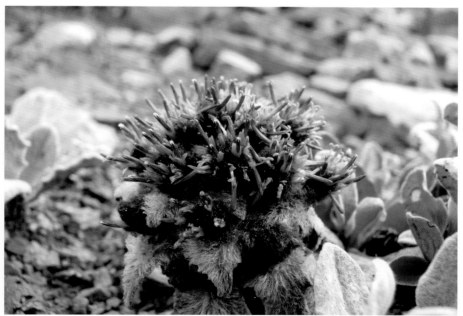

丽江风毛菊

Saussurea likiangensis Franch.

【基　　原】来源于菊科风毛菊属丽江风毛菊 **Saussurea likiangensis** Franch. 的全草入药。

【形态特征】多年生草本，高 10～80 cm。根茎颈部被暗褐色的残叶柄。茎被白色蛛丝状绵毛。基生叶窄矩圆形，长 6～18 cm，宽 2～3 cm，羽状浅裂，裂片三角形，上面绿色，被疏蛛丝状毛，下面密被白色棉毛，叶柄基部扩大成鞘状；茎生叶 2～5，下部的有短柄，上部的无柄，最上部的叶条状披针形。头状花序几无梗，3～12 个集聚生于茎端，集成球状，直径 0.8～1.2 cm；总苞卵形，长 10～12 mm，总苞片上部或全部紫色，被疏柔毛，卵状披针形，先端渐尖，外层长 7～8 mm，宽约 2 mm，内层与外层几相等；花紫色，长 1.3～1.5 cm。瘦果长 2.5～4 mm；冠毛淡褐色，外层短，糙毛状，内层羽毛状。花期 5～6 月；花果期 7～8 月。

【生　　境】生于海拔 3800～5100 m 的高山草地、云杉林缘和灌丛下。

【分　　布】陕西、四川、云南和西藏。

【采集加工】夏季采挖全草，去除枯叶和杂质，晒干。

【性味功能】味苦、微甘，性凉。清热凉血，利湿，止血。

【主治用法】主治肝胆发炎，胃肠炎，内脏出血，感冒发热，湿润黄疸，泄泻，吐血，便血，黄疸，胆囊炎，结膜炎，疖肿及传染病引起的发热等。内服：煎汤，20～30 g。

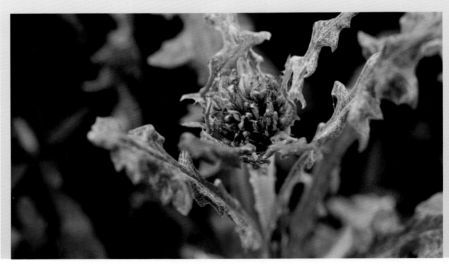

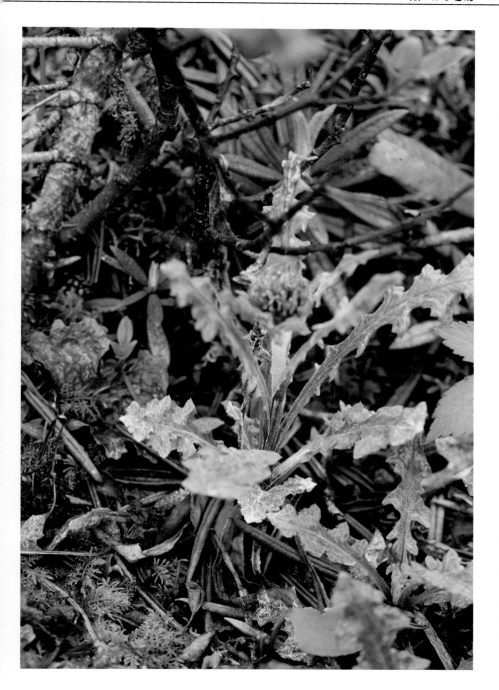

水母雪兔子

Saussurea medusa Maxim.

【别　　名】水母雪莲花

【基　　原】来源于菊科风毛菊属水母雪兔子**Saussurea medusa** Maxim. 的全草入药。

【形态特征】多年生草本。根茎有黑褐色残存的叶柄。茎密被白色棉毛。叶密集，下部叶倒卵形，扇形至菱形，连叶柄长达10 cm，宽0.5～3 cm，顶端钝，基部楔形；上部叶渐小；全部叶被稠密的白色长棉毛。头状花序多数，在茎端密集成半球形的总花序，苞叶线状披针形，两面被白色长棉毛。总苞狭圆柱状，直径5～7 mm；总苞片3层，外层长椭圆形，紫色，长约11 mm，宽约2 mm，外面被白色棉毛，中层倒披针形，长约10 mm，宽约4 mm，顶端钝，内层披针形，长约11 mm，宽约2 mm，顶端钝。小花蓝紫色，长约10 mm，细管部与檐部等长。瘦果纺锤形，浅褐色，长8～9 mm。冠毛白色，2层，外层糙毛状，长约4 mm，内层羽毛状，长约12 mm。花、果期7～9月。

【生　　境】生于海拔3000～5600 m的多砾石山坡、高山流石滩。

【分　　布】甘肃、青海、四川、云南和西藏。

【采集加工】雪莲花在6～7月间开花时采收，拔起全株，除去泥沙，晾干。

【性味功能】味微苦，性热。强筋活络，补肾壮阳，通经活血。

【主治用法】主治阳萎，腰膝软弱，妇女崩带，月经不调，经闭，胎衣不下，风湿性关节炎，外伤出血，肺寒咳嗽，麻疹不透等。内服：煎汤，15～20 g。

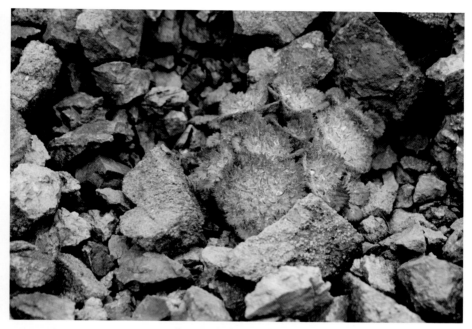

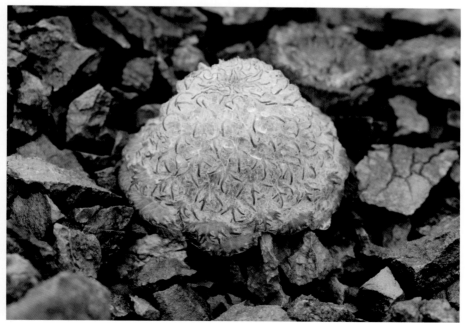

川滇风毛菊

Saussurea wardii Anth.

【基　　原】来源于菊科风毛菊属川滇风毛菊**Saussurea wardii** Anth.的全草入药。

【形态特征】多年生草本，高18～25 cm。茎基部紫红色，有条纹，被蛛丝状毛。基生叶基部渐狭成柄。叶片长椭圆形，长6～8 cm，宽1～2 cm，羽状半裂，侧裂片3～5对；下部茎叶与基生叶同形并等样分裂；中部与上部茎叶渐小，叶片上面绿色，下面灰白色，被蛛丝状茸毛。头状花序单生茎端。总苞钟状，直径2.5～3 cm；总苞片5～6层，被稠密的长柔毛，外层长三角形，长约9 mm，宽约2 mm，中层三角状披针形或披针形，长约1.5 cm，宽约2 mm，内层长三角形，长约1.1 cm，宽约1 mm。小花紫色，长约1.1 cm，管部长约7 mm，檐部长约4 mm。瘦果圆柱形，长3～4 mm。冠毛长约3 mm。花、果期7～8月。

【生　　境】生于海拔3500～4000 m的山坡草地。

【分　　布】湖北、四川、云南和西藏。

【采集加工】夏季采挖全草，去除枯叶和杂质，晒干。

【性味功能】味苦、涩，性寒。泻水逐饮，清热利尿。

【主治用法】主治水肿，腹水，胞腔积液，膀胱炎，小便不利等症。内服：煎汤，6～9 g。

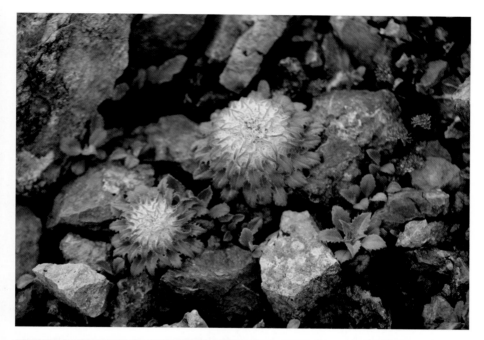

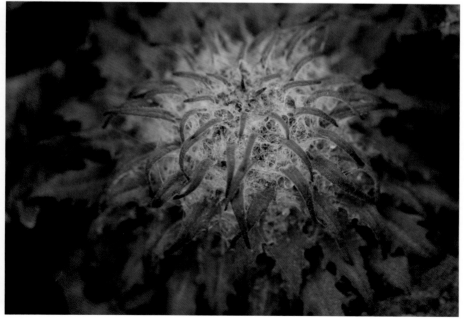

羌塘雪兔子

Saussurea wellbyi Hemsl.

【基　　原】来源于菊科风毛菊属羌塘雪兔子Saussurea wellbyi Hemsl. 的全草入药。

【形态特征】多年生无茎草本。根状茎被褐色残存的叶。叶莲座状，线状披针形，长2～5 cm，宽2～8 mm，顶端长渐尖，基部扩大，卵形，宽约8 mm，上面中部以下被白色茸毛，下面密被白色茸毛。头状花序密集成半球形，直径达4 cm。总苞圆柱状，直径约6 mm；总苞片5层，外层长椭圆形或长圆形，长约7 mm，宽约4 mm，紫红色，外面密被白色长柔毛，中层长圆形，长约1.2 cm，宽约2.5 mm，内层长披针形，长约9 mm，宽约2 mm。小花紫红色，长约1 cm，细管部与檐部各长约5 mm。瘦果圆柱状，黑褐色，长约3 mm。冠毛淡褐色。花、果期8～9月。

【生　　境】生于海拔4800～5500 m的高山流石滩、山坡沙地或山坡草地。

【分　　布】青海、新疆、四川和西藏。

【采集加工】夏季采挖全草，去除枯叶和杂质，晒干。

【性味功能】味苦，性寒。清热解毒，止痛。

【主治用法】主治黄水病，咽喉肿痛，风湿疼痛等，骨折等。内服：煎汤，15～25 g。

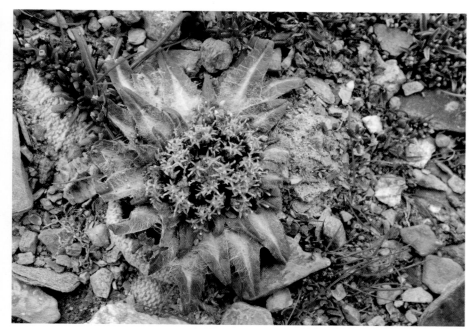

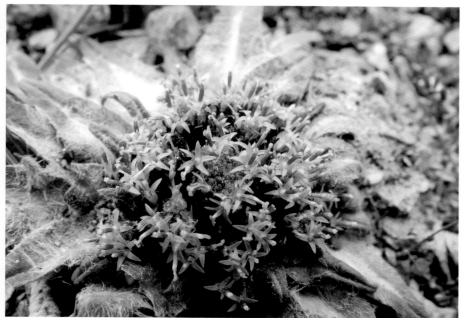

黑蕊虎耳草

Saxifraga melanocentra Franch.

【别　　名】黑心虎耳草、针色达奥

【基　　原】来源于虎耳草科虎耳草属黑蕊虎耳草 **Saxifraga melanocentra** Franch.的全草入药。

【形态特征】多年生草本，高3.5～22 cm。根状茎短。叶基生，卵形至长圆形，长0.8～4 cm，宽0.7～1.9 cm，先端急尖或稍钝，基部楔形，两面疏生柔毛。花葶被卷曲腺柔毛；苞叶卵形，椭圆形至长圆形，长5～15 mm，宽1.1～11 mm。聚伞花序伞房状，长1.5～8.5 cm，具2～17花；萼片反曲，三角状卵形至狭卵形，长2.9～6.5 mm，宽1.2～3 mm；花瓣白色至紫红色，基部具2黄色斑点，阔卵形至椭圆形，长3～6.1 mm，宽2.1～5 mm，先端钝，基部狭缩成爪；雄蕊长2.2～5.5 mm，花药黑色，花丝钻形；花盘环形；心皮黑紫色；子房阔卵球形，长2.8～4 mm，花柱2，长0.5～3 mm。花、果期7～9月。

【生　　境】生于海拔3000～5300 m的高山灌丛、高山草甸和高山碎山石隙。

【分　　布】陕西、甘肃、青海、四川、云南和西藏。尼泊尔、印度也有分布。

【采集加工】夏季采集全草，去除杂质晒干。

【性味功能】味甘，性温，无毒。补血，散瘀，清热，利胆。

【主治用法】主治湿热黄疸，带下，湿疮，咯血，吐血，跌打损伤等。内服：煎汤，10～15 g。藏医药中用于滋补明目，通窍，主治血病，胆病，眼病等《藏标》。

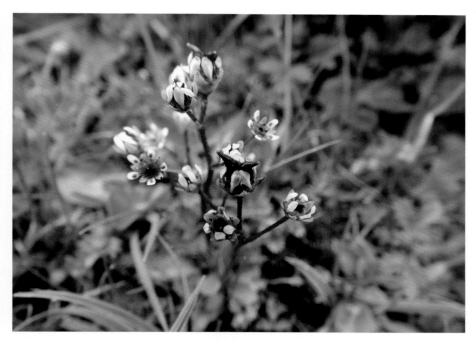

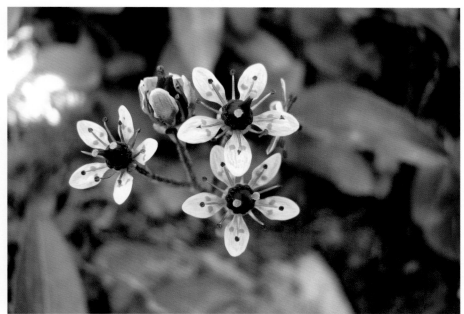

垂头虎耳草

Saxifraga nutans Hook. f. et Thoms.

【基　　原】来源于虎耳草科虎耳草属垂头虎耳草*Saxifraga nutans* Hook. f. et Thoms.的全草入药。

【形态特征】多年生草本，高15～40 cm。茎不分枝，中下部仅于叶腋具黑褐色长柔毛，上部被黑褐色短腺毛。基生叶阔椭圆形至长圆形，长1.5～4 cm，宽1～1.65 cm；茎生叶披针形至长圆形，长1.3～7.5 cm，宽0.3～2.2 cm。聚伞花序总状，长2～12.5 cm，具2～14花；花常垂头，多偏向一侧；萼片三角状卵形至披针形，长3.5～5.4 mm，宽1.4～3 mm，先端急尖或钝；花瓣黄色，近匙形至狭倒卵形，长7.4～9.6 mm，宽2.5～3 mm，3～5脉；雄蕊长4～7 mm，花丝钻形；子房半下位，长2～4.8 mm，花柱长1.2～1.4 mm。花、果期7～10月。

【生　　境】生于海拔2700～5350 m的山坡林下、林缘、高山灌丛或草甸。

【分　　布】四川、云南和西藏。不丹至尼泊尔也有分布。

【采集加工】夏季采集全草，去除杂质晒干。

【性味功能】味甘，性温，无毒。补血，散瘀，清热，利胆。

【主治用法】可用于治疗眼病，肺热咳喘等。内服：煎汤，6～12 g。

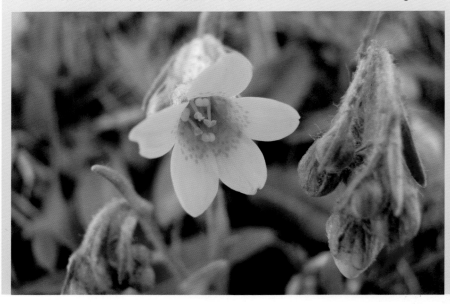

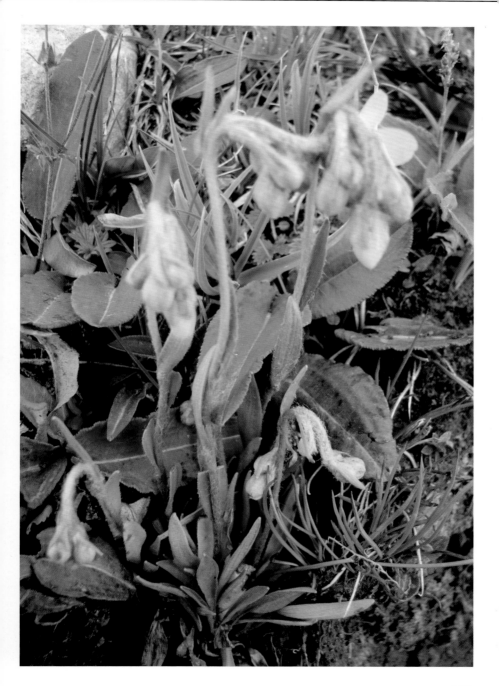

毛茎虎耳草

Saxifraga prattii Engl. et Irmsch. var. **obtusata** Engl.

【别　　名】康定虎耳草、无爪虎耳草

【基　　原】来源于虎耳草科虎耳草属毛茎虎耳草 **Saxifraga prattii** Engl. et Irmsch. var. **obtusata** Engl. 的全草入药。

【形态特征】多年生草本，高约5 cm，疏丛生。小主轴生于地下，短而纤细，匍匐，其低出叶倒卵形，长1～1.5 mm；不育枝长1.5～2.5 cm，其低出叶较疏，倒卵形至长圆状倒卵形，长1～2 mm，其顶生叶密集，呈莲座状，短匙形，边缘具睫毛；花茎无毛。茎生叶，下部者较小，先端反曲，边缘具睫毛，中部以上者匙形，长3～5 mm，宽1.2～1.7 mm，先端钝或急尖。聚伞花序具2花，或单花生于茎顶；花梗长2～2.5 cm，无毛；萼片在花期开展，阔卵形，长1.5～2 mm，先端近圆形，无毛，5～7脉于先端汇合成1疣点；花瓣黄色，倒卵形，长6～7 mm，宽3～3.5 mm，先端近急尖，基部无爪，8脉；雄蕊长3～4.5 mm；子房近上位，卵球形，花柱短，柱头小。花期7～8月。

【生　　境】生于海拔4200～5250 m的山坡石隙。

【分　　布】四川西部和西藏东南部。

【采集加工】夏季采收，晾干备用。

【性味功能】味苦，性寒。清热利胆，健胃。

【主治用法】主治肝炎，胆囊炎，流行性感冒发热，消化不良等。内服：煎汤，9～15 g。

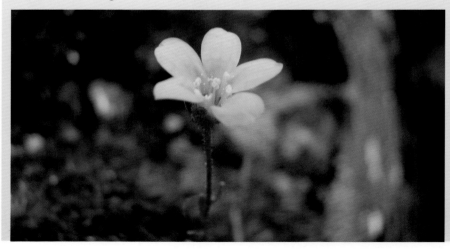

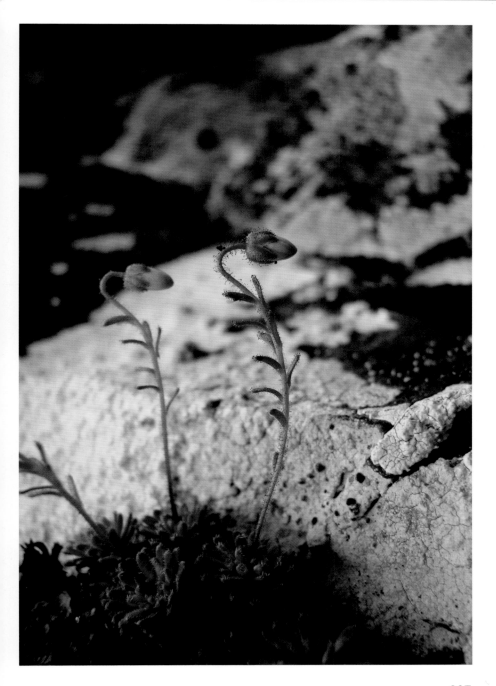

纤细蝇子草

Silene gracilenta H. Chuang

【基　　原】来源于石竹科蝇子草属纤细蝇子草**Silene gracilenta** H. Chuang的全草入药。

【形态特征】多年生草本，高5～10 cm，全株被紫色节腺毛。根具多头根颈。基生叶簇生，叶片线形，长3～5 cm，宽1～1.5 mm，两面被白色柔毛；茎生叶常1～3对，比基生叶短小。花单生，花梗长1.5～4.5 mm；花萼钟形，长10～13 mm，直径5～7 mm，被紫色腺毛，萼齿宽三角形，长约3 mm，顶端钝或急尖，具缘毛；雌雄蕊柄短，无毛；花瓣淡红色，爪狭倒卵状楔形，无毛，瓣片露出花萼，轮廓狭长倒卵形，深2裂达瓣片中部，裂片近条形；副花冠片小，具缺刻；雄蕊不外露或微外露，花丝无毛；花柱3，长1.5～2 mm。蒴果卵圆形；种子细小，肾形，长约1 mm，脊锐。花、果期7～9月。

【生　　境】生于海拔3700～3800 m的林缘石壁上。

【分　　布】云南西北部。

【采集加工】秋季采集，洗净晒干。

【性味功能】味辛、涩，性凉。清热利湿，解毒消肿。

【主治用法】主治痢疾，肠炎；外治蝮蛇咬伤，扭挫伤，关节肌肉酸痛。内服：煎汤，15～30 g；外用：适量，鲜品捣敷。

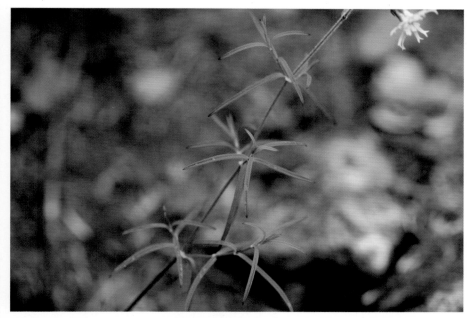

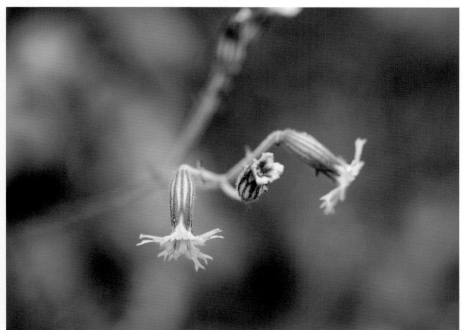

长梗蝇子草

Silene pterosperma Maxim.

【基　原】来源于石竹科蝇子草属长梗蝇子草 **Silene pterosperma** Maxim. 的全草入药。

【形态特征】多年生草本，高 20～50 cm。根粗壮，具多头根颈。基生叶倒披针状线形或线形，长 15～30 cm，宽 1～3 mm，基部渐狭呈柄状，顶端渐尖；茎生叶 1～2 对，叶片比基生叶短小，基部半抱茎。总状花序，花常对生，微俯垂；花梗比花萼长 2 倍以上；苞片披针形，基部合生呈鞘状；花萼狭钟形，长 8～9 mm，脉淡紫色；雌雄蕊柄长约 2 mm，被微柔毛；花瓣黄白色，爪倒披针形，不外露，耳近圆形；瓣片狭长圆形，深 2 裂，裂片条形。蒴果长圆卵形，种子三角状肾形，长约 1 mm，褐色。花期 7 月；果期 8 月。

【生　境】生于海拔 2100～4000 m 的山地林缘或灌丛草地。

【分　布】甘肃、陕西、青海、内蒙古、西藏、云南和四川。

【采集加工】秋季采集，洗净晒干。

【性味功能】味苦，性平。破血，清热，利尿。

【主治用法】主治小便不利，淋漓涩痛，血尿，经闭不通，尿痛等症。内服：煎汤，10～15 g。

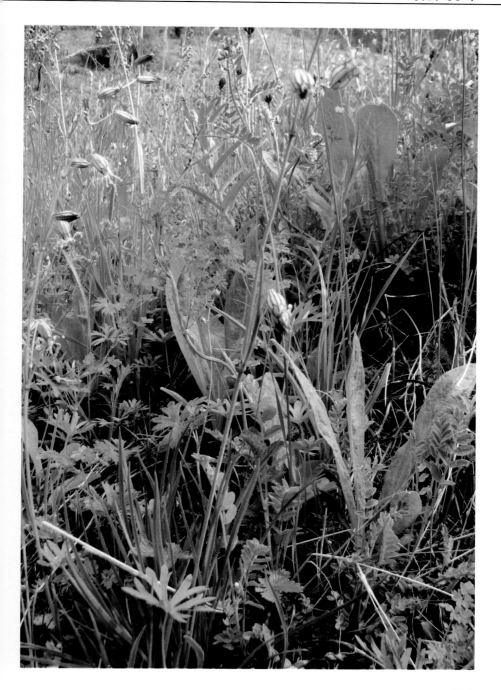

桃儿七

Sinopodophyllum hexandrum（Royle）Ying

【别　　名】鬼臼、铜筷子、小叶莲

【基　　原】来源于小檗科桃儿七属桃儿七**Sinopodophyllum hexandrum**（Royle）Ying的根和根茎入药。

【形态特征】多年生草本，高20～50 cm。茎直立，单生，基部被褐色大鳞片。叶2枚，基部心形，3～5深裂；叶柄长10～25 cm。花单生，大型，先叶开放，两性，整齐，粉红色；萼片6，早萎；花瓣6，倒卵形或倒卵状长圆形，长2.5～3.5 cm，宽1.5～1.8 cm，先端略呈波状；雄蕊6，长约1.5 cm，花丝较花药稍短，花药线形，纵裂，先端圆钝，药隔不延伸；雌蕊1，长约1.2 cm，子房椭圆形，1室，侧膜胎座，含多数胚珠，花柱短，柱头头状。浆果卵圆形，长4～7 cm，直径2.5～4 cm，熟时橘红色；种子卵状三角形，红褐色，无肉质假种皮。花期5～6月；果期7～9月。

【生　　境】生于海拔2200～4300 m的山林下、草丛中、林缘湿地或灌丛中。

【分　　布】云南、四川、西藏、甘肃、青海和陕西等地。

【采集加工】秋季采挖，去除枯叶和杂质，洗净晒干。

【性味功能】味苦、微辛，性温，有毒。祛风除湿，活血化淤，止咳止痛，解毒，祛痰。

【主治用法】主治风湿关节痛，跌打损伤，心胃痛，风寒咳嗽，月经不调，解铁棒锤中毒等。内服：煎汤，3～6 g。藏医药中用于治疗妇女血瘀症，胎盘不下，经闭，腰痛等症《藏本草》。

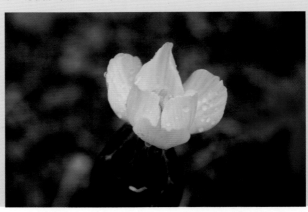

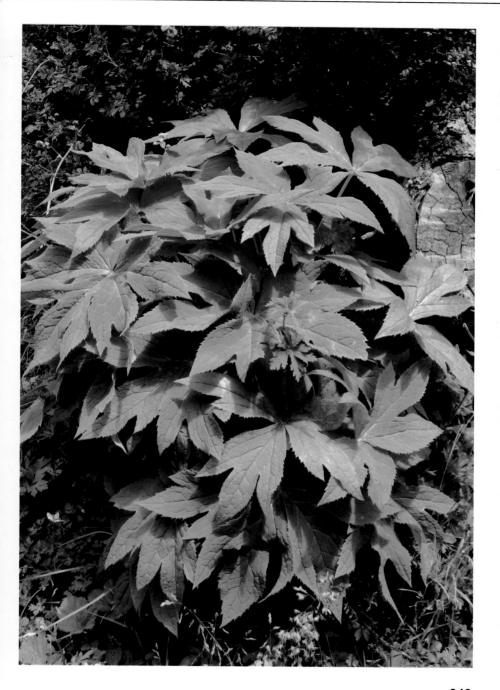

管花鹿药

Smilacina henryi（Baker）Wang et Tang

【别　　名】盘龙七、狮子七、铁拐子

【基　　原】来源于百合科鹿药属管花鹿药 **Smilacina henryi**（Baker）Wang et Tang 的根状茎入药。

【形态特征】植株高50～80 cm；根状茎粗1～2 cm。茎中部以上有短硬毛或微硬毛，少有无毛。叶纸质，椭圆形，卵形或矩圆形，长9～22 cm，宽3.5～11 cm，先端渐尖或具短尖，两面有伏毛或近无毛，基部具短柄或几无柄。花淡黄色或带紫褐色，单生，通常排成总状花序，有时基部具1～2个分枝或具多个分枝而成圆锥花序；花序长3～7 cm，有毛；花梗长1.5～5 mm，有毛；花被高脚碟状，筒部长6～10 mm，为花被全长的2/3～3/4，裂片开展，长2～3 mm；雄蕊生于花被筒喉部，花丝通常极短，极少长达1.5 mm，花药长约0.7 mm；花柱长约2～3 mm，稍长于子房，柱头3裂。浆果球形，直径7～9 mm，未成熟时绿色而带紫斑点，熟时红色，具2～4颗种子。花期5～6月；果期8～10月。

【生　　境】生于海拔1300～4000 m的林下、灌丛下、水旁湿地或林缘。

【分　　布】山西、河南、陕西、甘肃、四川、云南、湖北、湖南和西藏。

【采集加工】秋季采挖，去除须根和枯枝叶，洗净晒干。

【性味功能】味甘、微苦，性温。祛风止痛，活血消肿。

【主治用法】主治风湿骨痛，神经性头痛，痈疖肿毒，跌打损伤，腹胀，急性胃炎，黄疸型肝炎等。内服：煎汤，15～20 g；外用适量捣敷。

【附　　方】1.治瘩背：盘龙七8 g，刺老包、红岩百合各5 g，鲜百味连、天南星各4 g，同捣绒，拌鸡蛋一个，用布包在疮上。

2.治乳痈：鲜盘龙七、青菜叶各50 g，共捣细，用布包好，放在开水里烫热后，取出熨乳部。

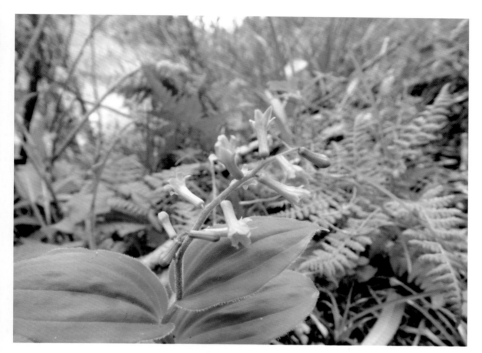

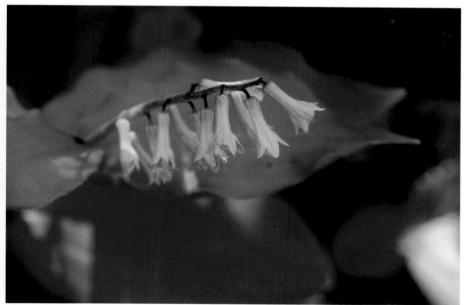

丽江鹿药

Smilacina lichiangensis（W.W. Smith）W.W. Smith

【基　　原】来源于百合科鹿药属丽江鹿药 **Smilacina lichiangensis**（W. W. Smith）W.W. Smith的根茎入药。

【形态特征】植株高7～20 cm；根状茎细长，粗1～1.5 mm。茎下部无毛，中部以上有硬毛，具2～4叶。叶纸质，卵形、宽卵形或矩圆状卵形，长2.5～5.5 cm，宽1.6～3.3 cm，先端急尖或渐尖，基部钝或稍心形，两面有短粗毛，老叶有时近无毛；叶柄明显，长 3～10 mm。花序通常总状，长1～2 cm，具2～4花；花梗长2～3 mm；花白色，花被片下部合生成钟状筒，筒高2.5～3 mm；上部裂片展开，近矩圆形，长4～5 mm；雄蕊生于筒的喉部；花丝三角状披针形，长约2 mm，约为花药长的3～4倍；花柱长2.5～3 mm，明显高于雄蕊之上；柱头3裂；子房长1.5～2 mm，明显短于花柱。浆果球形，直径5～6 mm，熟时红色，具1～2颗种子。花期6～7月；果期9～10月。

【生　　境】生于海拔2800～3500 m的山坡林下或灌丛下。

【分　　布】云南、四川和甘肃。

【采集加工】秋季采挖，去处须根和枯枝叶，洗净晒干。

【性味功能】味甘、微苦，性温。祛风止痛，活血消肿。

【主治用法】主治风湿骨痛，神经性头痛，痈疖肿毒，跌打损伤，腹胀，急性胃炎，黄疸型肝炎等。内服：煎汤，15～20 g。

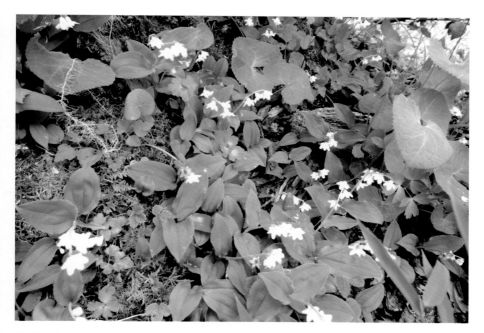

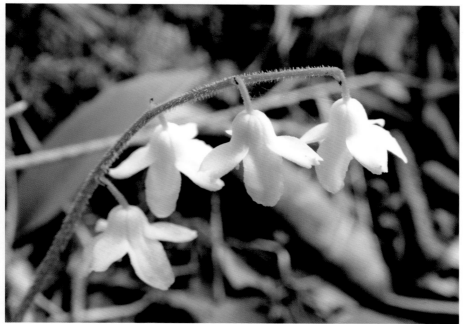

高丛珍珠梅

Sorbaria arborea Schneid.

【别　　名】干柴狼、火筒柴、珍珠花

【基　　原】来源于蔷薇科珍珠梅属高丛珍珠梅 **Sorbaria arborea** Schneid. 的树皮入药。

【形态特征】落叶灌木，高达6 m，枝条开展，小枝圆柱形。羽状复叶，小叶片13～17枚，连叶柄长20～32 cm；小叶片对生，相距2.5～3.5 cm，披针形至长圆披针形，长4～9 cm，宽1～3 cm，先端渐尖，基部宽楔形；托叶三角卵形，长8～10 mm，宽4～5 mm，先端渐尖，基部宽楔形。顶生大型圆锥花序，分枝开展，直径15～25 cm，长20～30 cm，总花梗与花梗微具星状柔毛；苞片线状披针形至披针形，长4～5 mm；花直径6～7 mm；萼筒浅钟状，萼片长圆形至卵形，先端钝，稍短于萼筒；花瓣近圆形，基部楔形，长3～4 mm，白色；雄蕊20～30，着生在花盘边缘。蓇葖果圆柱形，长约3 mm，花柱弯曲；萼片宿存，反折。花期6～7月；果期9～10月。

【生　　境】生于海拔2500～3500 m的山坡灌丛中。

【分　　布】陕西、甘肃、新疆、湖北、江西、四川、云南、贵州和西藏。

【采集加工】春秋采取茎枝外皮，切段晒干。

【性味功能】味苦，性寒。活血祛瘀，消肿止痛。

【主治用法】主治骨折，跌打损伤，关节扭伤，红肿疼痛，风湿关节炎等。内服：煎汤，9～15 g。

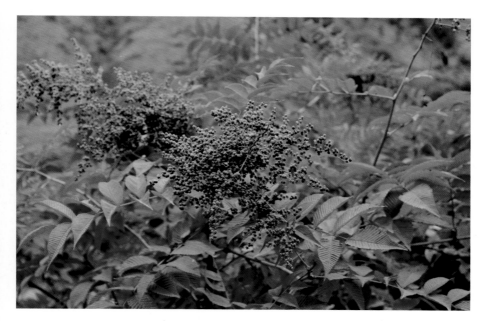

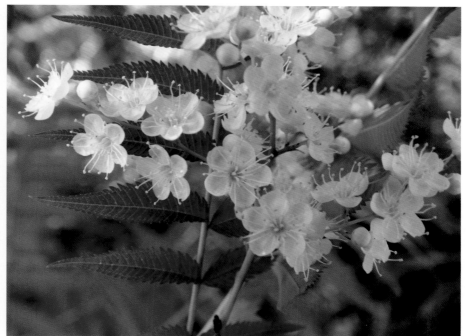

金沙绢毛菊

Soroseris gillii（S. Moore）Stebbins

【基　　原】来源于菊科绢毛苣属金沙绢毛菊**Soroseris gillii**（S. Moore）Stebbins的全草入药。

【形态特征】多年生草本。茎常呈莲座状，直径达3 cm。叶倒披针形至长椭圆形，长2～8 cm，宽0.5～2 cm，倒向羽状深裂，侧裂片三角形至椭圆形，顶裂片三角状椭圆形，叶柄长达8 cm，有狭翼。头状花序多数集生成团伞状，直径7～12 cm。总苞狭圆柱状，宽约3 mm；总苞片2层，外层2枚，线形，长达1.5 cm，紧贴内层总苞片，内层总苞片4枚，长椭圆形或披针状长椭圆形，长约1.2 cm，宽约2 mm，顶端钝。舌状花4枚，黄色。瘦果圆柱状，长约4 mm，顶端截形。冠毛黄色或灰色，长达1.1 cm，细锯齿状。花、果期7～9月。

【生　　境】生于海拔3300～4450 m的高山流石滩及草甸。

【分　　布】青海、四川和西藏。

【采集加工】夏季采挖全草，去除枯叶和杂质，晒干。

【性味功能】味辛，性凉。平肝，降压，凉血，止痛。

【主治用法】主治感冒发热，支气管炎，风湿痹痛，跌打损伤等。内服：煎汤，5～10 g。

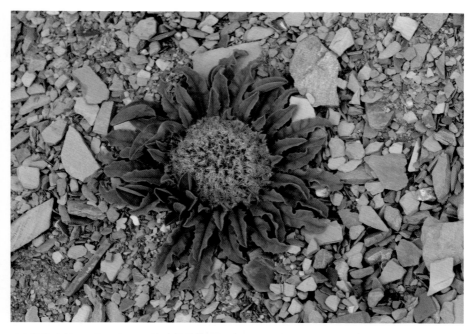

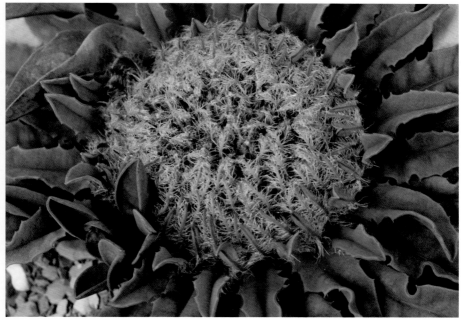

绢毛苣

Soroseris glomerata（Decne.）Stebbins

【别　　名】空桶参、空洞参、空空参

【基　　原】来源于菊科绢毛苣属绢毛苣**Soroseris glomerata**（Decne.）Stebbins的全草入药。

【形态特征】多年生草本，高3～20 cm。根直伸，有不分枝或不分枝。地下根状茎直立，为流石覆埋，被退化的鳞片状叶；鳞片状叶卵形至长披针形，长0.7～1.5 cm，宽3～5 mm；地上茎极短，被稠密的莲座状叶，莲座状叶匙形至倒卵形，含叶柄长2～3.5 cm，宽0.4～1 cm。头状花序多数，莲座状叶丛中集成直径为3～5 cm的团伞花序。总苞狭圆柱状，直径2 mm；总苞片2层，外层线状长披针形，长0.9～1.3 cm，内层长椭圆形，长0.7～1.1 cm，宽2～3 mm，均被稀疏或稠密的白色长柔毛。舌状小花4～6枚，黄色。瘦果微扁，长圆柱状，长约6 mm，顶端截形。冠毛灰色或浅黄色，长约1 cm。花、果期5～9月。

【生　　境】生于海拔3200～5600 m的高山流石滩及高山草甸。

【分　　布】四川、云南和西藏。印度、尼泊尔也有分布。

【采集加工】夏季采挖全草，去除枯叶和杂质，晒干。

【性味功能】味苦、微辛，性寒。清热解毒，凉血止血。

【主治用法】主治感冒发热，咽喉肿痛，支气管炎，疮疖肿毒，乳腺炎，风湿痹痛，衄血，崩漏，带下，跌打损伤等。内服：煎汤，6～13 g。

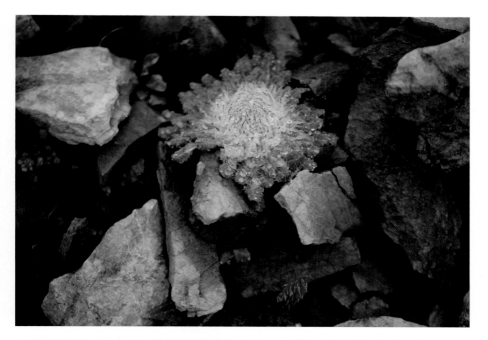

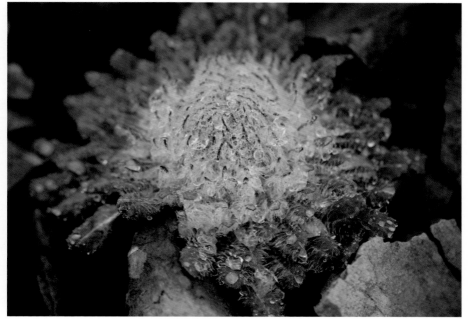

黄三七

Souliea vaginata（Maxim.）Franch.

【别　　名】太白黄连、土黄连、长果升麻

【基　　原】来源于毛茛科黄三七属黄三七 **Souliea vaginata**（Maxim.）Franch.的根茎入药。

【形态特征】根状茎粗壮，茎高25～75 cm，基部生2～4片膜质宽鞘。叶二至三回三出全裂，叶片三角形，长达24 cm；一回裂片卵形至卵圆形，中央二回裂片卵状三角形，长4～7.5 cm，宽3.5～6.5 cm，中央三回裂片菱形，再1～2回羽状分裂，侧生小裂片似中央三回裂片但略狭小并稍斜。总状花序有4～6花；花梗约与花等长；花先叶开放，直径1.2～1.4 cm；萼片长8～11 mm，宽4～7 mm；花瓣长为萼片的1/2～1/3；雄蕊长4～7 mm；心皮长7～9 mm，柱头中央微洼陷。蓇葖1～2，长3.5～7 cm；种子12～16粒，长3～4 mm，黑色，表面密生网状洼陷。花期5～6月；果期7～9月。

【生　　境】生于海拔2800～4000 m的山地林中、林缘或草坡中。

【分　　布】西藏、云南、四川、青海、甘肃和陕西。缅甸、不丹、印度也有分布。

【采集加工】秋季采，洗净，晒干。

【性味功能】味苦，性凉。泻火燥湿，清心除烦，抗菌消炎，健胃。

【主治用法】主治咽炎，结膜炎，口腔炎，骨蒸潮热，心慌心悸，烦躁不安，菌痢，肠炎，痈疮肿毒等。内服：煎汤，10～15 g。藏医药中用于治疗溃疡，疮疖痈肿，鼻窦炎，头痛，风湿痛等《藏本草》。

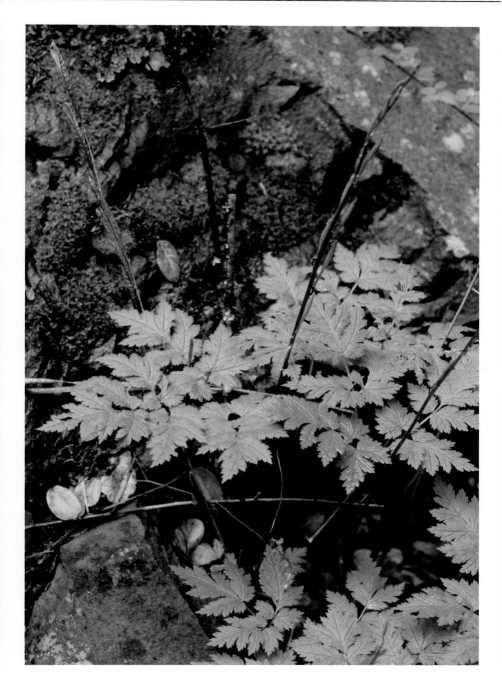

马蹄黄

Spenceria ramalana Trimen

【别　　名】白地榆、黄地榆、小地榆

【基　　原】来源于蔷薇科马蹄黄属马蹄黄 **Spenceria ramalana** Trimen 的根入药。

【形态特征】多年生草本，高18～32 cm；根茎木质，顶端有旧叶柄残痕；茎圆柱形，带红褐色。基生叶为奇数羽状复叶，连叶柄长4.5～13 cm，小叶片13～21个，宽椭圆形或倒卵状矩圆形，长1～2.5 cm，宽5～10 mm，先端2～3浅裂，基部圆形；茎生叶有少数小叶片或成单叶。总状花序顶生，长5～20 cm，有12～15朵花；苞片倒披针形，3浅裂或深裂；花梗长1.5～4 cm；花直径约2 cm；萼筒长约2 mm，萼片披针形，长7～8 mm，先端锐尖；花瓣黄色，倒卵形，长10～12 mm，宽7～8 mm，先端圆形，基部成短爪；雄蕊花丝黄色，长6 mm，宿存；子房卵状矩圆形，花柱2，丝状。瘦果近球形，直径3～4 mm，黄褐色。花期7～8月；果期9～10月。

【生　　境】生于海拔3000～5000 m的高山草原石灰岩山坡。

【分　　布】四川、云南和西藏。

【采集加工】春秋采取茎枝外皮，切段晒干。

【性味功能】解毒消炎，收敛止血，止泻，止痢。

【主治用法】藏医药中以全草治疗腹胀，痢疾等症《藏本草》。

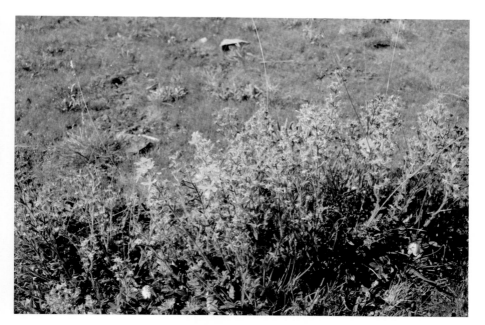

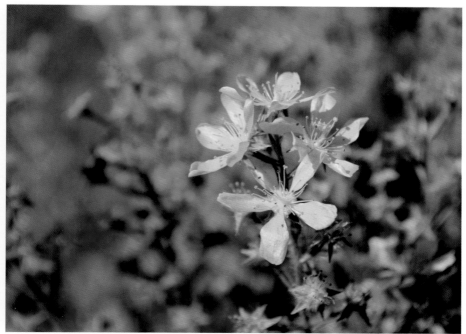

川滇绣线菊

Spiraea schneideriana Rehd.

【基　　原】来源于蔷薇科绣线菊属川滇绣线菊**Spiraea schneideriana** Rehd.的叶片入药。

【形态特征】灌木，高1～2 m；枝条开展，小枝有棱角，幼时暗褐色。叶片卵至卵状长圆形，长8～15 mm，宽5～7 mm，先端圆钝或微急尖，基部楔形至圆形，全缘。复伞房花序着生在侧生小枝顶端，具多数花朵；花梗长4～9 mm；苞片披针形，先端急尖，基部楔形；花直径5～6 mm；萼筒钟状，内外两面均被细柔毛；萼片卵状三角形，先端急尖，外面近无毛，内面具短柔毛；花瓣圆形至卵形，先端圆钝或微凹，白色，长2～2.5 mm，宽约2 mm；雄蕊20，比花瓣稍长；花盘圆环形，具10个裂片，裂片先端有时微凹；子房微被细柔毛，花柱短于雄蕊。蓇葖果开张，花柱生于背部先端，萼片直立。花期5～6月；果期7～9月。

【生　　境】生于海拔2500～4000 m的杂木林内或高山冷杉林边缘。

【分　　布】四川、云南和西藏等地。

【采集加工】春、秋采收，鲜用或晒干研末用。

【性味功能】味淡，性平。解毒消肿，去腐生肌。

【主治用法】主治阴疽瘘管，慢性骨髓炎。内服：煎汤，5～10 g。外用：适量，鲜叶捣敷。

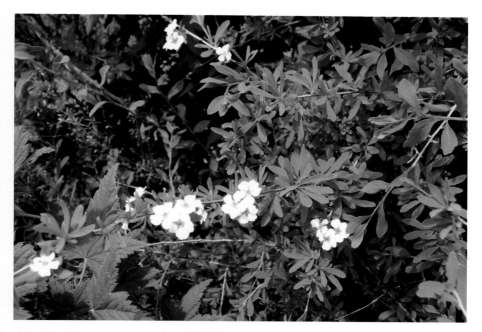

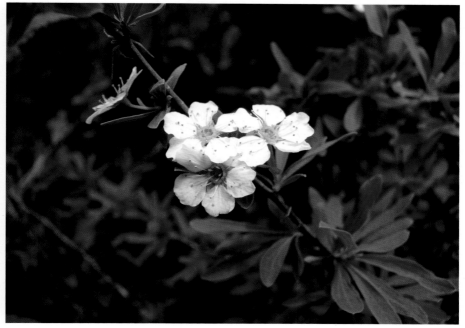

扭柄花

Streptopus obtusatus Fassett

【别　　名】曲梗算盘七、曲梗蒜盘七

【基　　原】来源于百合科扭柄花属扭柄花 **Streptopus obtusatus** Fassett
的根入药。

【形态特征】植株高15～35 cm；根状茎纤细，粗约1～2 mm；根多而
密，有毛。茎直立，不分枝或中部以上分枝，光滑。叶卵状披针形或矩圆
状卵形，长5～8 cm，宽2.5～4 cm，先端有短尖，基部心形，抱茎，边缘
具有睫毛状细齿。花单生于上部叶腋，貌似从叶下生出，淡黄色，内面有
时带紫色斑点，下垂；花梗长2～2.5 cm，中部以上具有关节，关节处呈膝
状弯曲，具一腺体；花被片近离生，长8～9 mm，宽1～2 mm，矩圆状披
针形或披针形，上部呈镰刀状；雄蕊长不及花被片的一半，花药长箭形，
长3～4 mm；花丝粗短，稍扁，呈三角形；子房球形，无棱；花柱长4～
5 mm，柱头3裂至中部以下。浆果直径6～8 mm。种子椭圆形。花期7月；
果期8～9月。

【生　　境】生于海拔2000～3600 m的山坡针叶林下。

【分　　布】云南、四川、陕西和甘肃。

【采集加工】8～9月采挖，除去茎叶，洗净，捆成小把，晒干。

【性味功能】味淡、微甘，性寒。清肺止咳，健脾和胃。

【主治用法】主治肺热咳嗽，脾胃不和，心慌气短，筋骨疼痛等。内
服：煎汤，6～15 g。

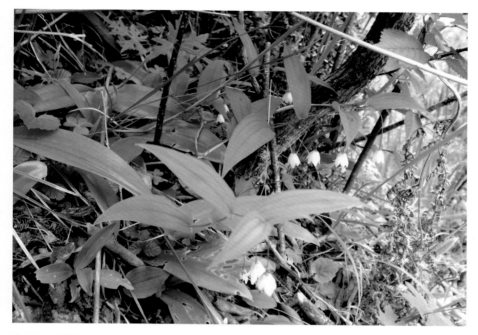

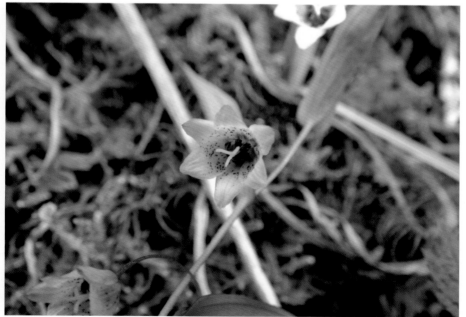

抱茎獐牙菜

Swertia franchetiana H. Smith

【基　　原】来源于龙胆科獐牙菜属抱茎獐牙菜Swertia franchetiana H. Smith的全草入药。

【形态特征】一年生草本，高15～40 cm。主根明显，茎棱形，棱上具窄翅，下部常带紫色。基生叶匙形，长1～1.5 cm，先端钝，基部渐狭；茎生叶披针形或卵状披针形，长达37 mm，宽1.5～8 mm，茎上部叶基部耳形，半抱茎。复聚伞花序具多花；花梗四棱形，长至4 cm；花5数，直径1.5～2.5 cm；花萼裂片线状披针形，长7～12 mm；花冠淡蓝色，裂片披针形至卵状披针形，长9～15 mm，基部有2个囊状腺窝，边缘具长柔毛状流苏；花丝线形，花药深蓝灰色，线形；子房窄椭圆形，花柱不明显，柱头2裂。蒴果椭圆状披针形，长1.2～1.6 cm；种子近圆形，直径约0.5 mm，表面具细网状凸起。花、果期8～11月。

【生　　境】生于海拔2200～3600 m的沟边、山坡、林缘或灌丛。

【分　　布】西藏、四川、青海和甘肃。

【采集加工】夏、秋季采收，晒干。

【性味功能】味苦、微甘，性寒。清肝利胆，健胃。

【主治用法】主治急性传染性肝炎，胆囊炎，高热不退，湿热烦渴，胃脘胀痛等。内服：煎汤，15～20 g。

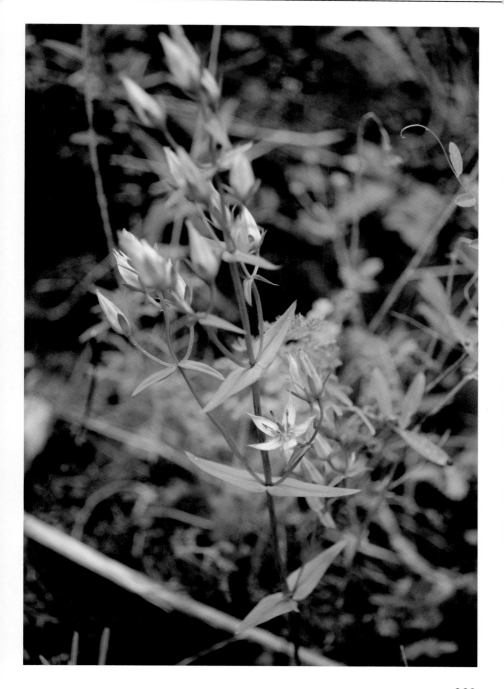

黄花合头菊

Syncalathium chrysocephalum（Shih）Shih

【基　　原】来源于菊科合头菊属黄花合头菊**Syncalathium chrysocephalum**（Shih）Shih的全草入药。

【形态特征】多年生莲座状草本，高3～5 cm。根细，垂直直伸。茎极短或几无茎。叶圆形或卵圆形，长3～8 mm，宽3～7 mm，基部截形或近截形，顶端钝，急尖或圆形，边缘有锯齿，两面几无毛或多少有柔毛，叶柄长1.1 cm。头状花序含5枚舌状小花，少数或多数在茎顶莲座状叶丛中密集成直径2 cm的团伞花序，花序梗有1枚线形小苞片。总苞狭圆柱状，直径3 mm；总苞片1层，5枚，几等长，长椭圆形，长1.1 cm，宽3 mm，顶端圆形，外面上部被白色长柔毛，外面下部被少数硬毛或无硬毛。舌状小花黄色，5枚。瘦果未成熟，压扁，长倒卵形，一面有1条细脉纹，另一面有2条细脉纹。冠毛等长，长7 mm，稀微锯齿状。花期8月；果期9～10月。

【生　　境】生于海拔4100 m左右的高山流石滩。

【分　　布】西藏昌都。

【采集加工】夏季采挖全草，去除枯叶和杂质，晒干。

【性味功能】味辛、微甘，性凉。疏风解毒，清热解毒。

【主治用法】主治外感风热，恶风，头痛，头晕，跌打损伤，红肿疼痛等。内服：6～12 g，水煎服。

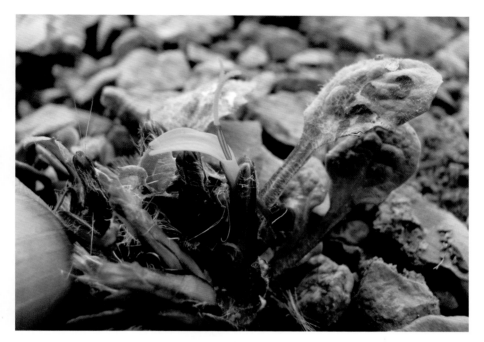

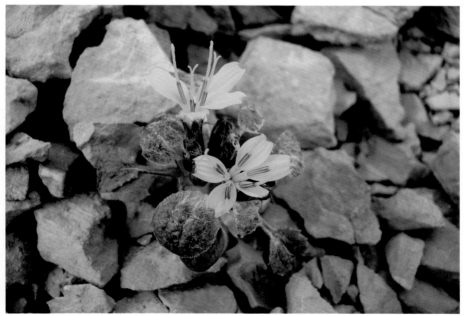

云南丁香

Syringa yunnanensis Franch.

【别　　名】滇丁香

【基　　原】来源于木犀科丁香属云南丁香**Syringa yunnanensis** Franch. 的树叶入药。

【形态特征】灌木，高2～5 m。枝直立，具皮孔，小枝红褐色，圆柱形。叶片椭圆形至倒披针形，长2～8 cm，宽1～3.5 cm，先端锐尖，基部楔形，上面深绿色，下面粉绿色。圆锥花序塔形，长5～18 cm，宽3～12 cm；花序轴、花梗紫褐色；花萼无毛，长1～2.5 mm，截形，萼齿锐尖；花冠白色、淡紫红色或淡粉红色，漏斗状，长0.7～1.2 cm，花冠管长0.5～0.8 cm，中部以上变粗，裂片长圆形，长2～3.5 mm，先端向内弯曲呈兜状而具喙；花药黄色，长1.8～3 mm，通常位于距花冠管喉部0～2 mm之间。果长圆柱形，长1.2～1.7 cm，先端锐尖。花期5～6月；果期8～9月。

【生　　境】生于海拔2000～3900 m的山坡灌丛或林下、沟边或河滩地。

【分　　布】云南、四川和西藏。现欧美各国有栽培。

【采集加工】夏季采收树叶，晒干。

【性味功能】味苦，性寒。清热燥湿，解毒，止咳，止泻。

【主治用法】主治咳嗽痰咳，泄泻痢疾，疟腮，肝炎等。内服：煎汤，12～15 g。

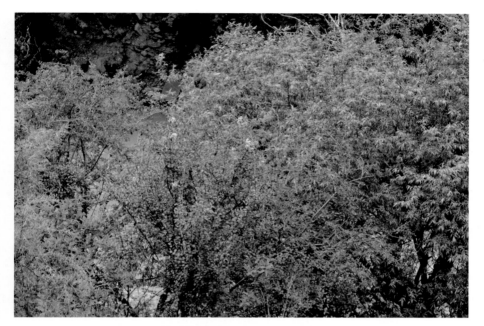

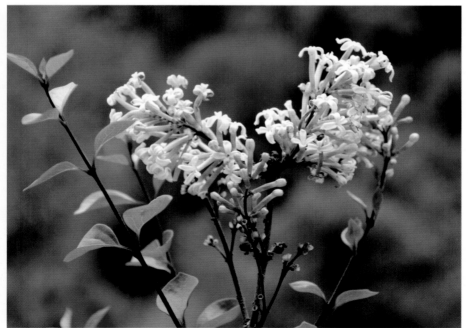

藏蒲公英

Taraxacum tibetanum Hand.-Mazz.

【基　　原】来源于菊科蒲公英属藏蒲公英 **Taraxacum tibetanum** Hand.-Mazz.的全草入药。

【形态特征】多年生草本。叶倒披针形，长4～8 cm，宽5～10 mm，通常羽状深裂，少为浅裂，具4～7对侧裂片；侧裂片三角形，相互连接或稍有间距，倒向，近全缘。花葶1或数个，高3～7 cm，无毛或在顶端有蛛丝状柔毛；头状花序直径28～32 mm；总苞钟形，长10～12 mm，总苞片干后变墨绿色至黑色；外层总苞片宽卵形至卵状披针形，宽于内层总苞片，先端稍扩大，无膜质边缘或为极窄的不明显的膜质边缘；舌状花黄色，边缘花舌片背面有紫色条纹，柱头和花柱干后黑色。瘦果倒卵状长圆形至长圆形，淡褐色，长2.8～3.5 mm，上部1/3具小刺，顶端常突然缢缩成长约0.5 mm的圆锥至圆柱形喙基，喙纤细，长2.5～4 mm；冠毛长约6 mm，白色。花、果期5～10月。

【生　　境】生于海拔3600～5300 m的山坡草地、台地及河边草地上。

【分　　布】青海、四川、云南和西藏。印度、不丹也有分布。

【采集加工】春至秋季花初开时采挖，除去杂质，洗净，晒干。

【性味功能】味甘、微苦，性寒。清热解毒，消肿散结，利尿通淋。

【主治用法】主治疔疮肿毒，乳痈，瘰疬，目赤，咽痛，肺痈，肠痈，湿热黄疸，热淋涩痛等。内服：煎汤，9～15 g。

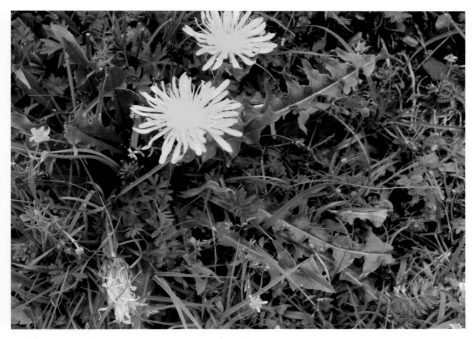

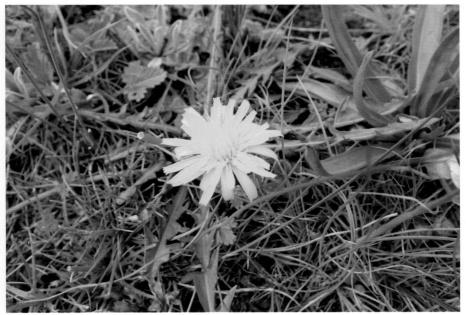

高山唐松草

Thalictrum alpinum Linn.

【别　　名】草岩连、马尾黄连

【基　　原】来源于毛茛科唐松草属高山唐松草 **Thalictrum alpinum** Linn.的全草入药。

【形态特征】多年生小草本，全部无毛。叶4～5个或更多，均基生，为二回羽状三出复叶；叶片长1.5～4 cm；小叶薄革质，有短柄或无柄，圆菱形，菱状宽倒卵形或倒卵形，长和宽均为3～5 mm，基部圆形或宽楔形，三浅裂，浅裂片全缘，脉不明显；叶柄长1.5～3.5 cm。花葶1～2条，高6～20 cm，不分枝；总状花序长2.2～9 cm；苞片小，狭卵形；花梗向下弯曲，长1～10 mm；萼片4，脱落，椭圆形，长约2 mm；雄蕊7～10，长约5 mm，花药狭长圆形，长约1.2 mm，顶端有短尖头，花丝丝形；心皮3～5，柱头约与子房等长，箭头状。瘦果无柄或有不明显的柄，狭椭圆形，稍扁，长约3 mm，有8条粗纵肋。花期5～6月；果期6～8月。

【生　　境】生于海拔4360～5300 m的高山草地、山谷阴湿处或沼泽地。

【分　　布】西藏、新疆。亚洲北部和西部、欧洲、北美洲也有分布。

【采集加工】夏、秋季采挖，洗净，晒干。

【性味功能】味苦，性寒。清热泻火，解毒。

【主治用法】主治头痛目赤，泄泻痢疾，疮疡等。内服：煎汤，3～10 g。

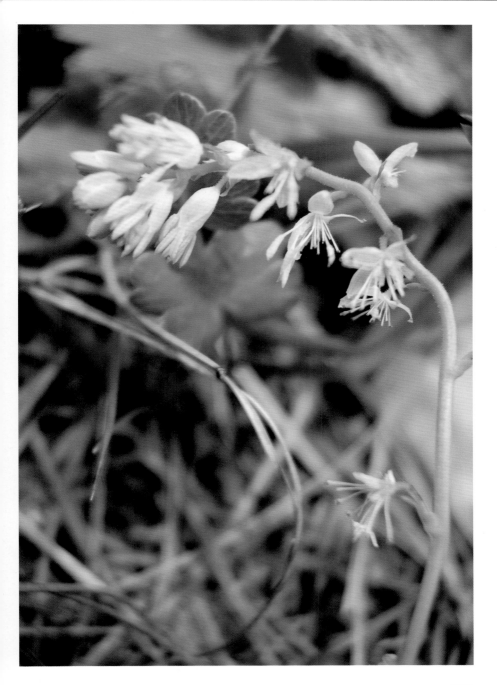

多叶唐松草

Thalictrum foliolosum DC.

【基　　原】来源于毛茛科唐松草属多叶唐松草**Thalictrum foliolosum** DC. 的根和根茎入药。

【形态特征】植株全部无毛。茎高90～200 cm，上部有长分枝。茎中部以上叶为三回三出或近羽状复叶；叶片长达36 cm；小叶草质，顶生小叶菱状椭圆形或卵形，长1～2.5 cm，宽0.5～1.5 cm，顶端钝或圆形，基部浅心形或圆形，三浅裂，裂片有少数钝齿；叶柄长1.5～5 cm，有狭鞘。圆锥花序生茎或分枝顶端，具多数花，长15～20 cm；萼片4，狭椭圆形，长3～4.5 mm；雄蕊多数，长6～7 mm，花药狭长圆形，长约2.5 mm，花丝丝形；心皮4～6，子房无柄，花柱与子房近等长，柱头生花柱腹面，线形。瘦果纺锤形，长约3 mm，有8条纵肋。花期7～8月；果期8～9月。

【生　　境】生海拔1500～3200 m间山地林中或草坡。

【分　　布】云南、四川和西藏。尼泊尔、印度也有分布。

【采集加工】春秋季采挖根，去除茎叶，切段晒干。

【性味功能】味苦，性寒。清热燥湿。

【主治用法】主治肝炎，痢疾，目赤，小儿热疳，痘疹难透等。内服：煎汤，15～20 g。民族药中分别用于治疗腹泻，痢疾，肠炎，结膜炎，痈疖疮肿《滇药录》；肝炎，痢疾，眼结膜炎，小儿热症，痘疹难透《怒江药》等。

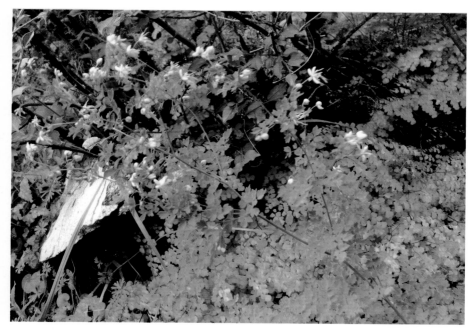

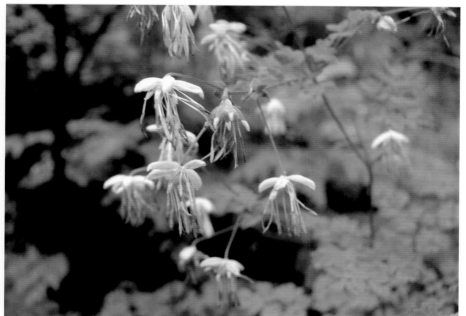

石砾唐松草

Thalictrum squamiferum Lecoy.

【别　　名】札阿中、鳞唐松草

【基　　原】来源于毛茛科唐松草属石砾唐松草**Thalictrum squamiferum** Lecoy.的全草入药。

【形态特征】植株全部无毛，有白粉。须根长达15 cm。根状茎短。茎长6～20 cm，下部常埋在石砾中，在节处有鳞片，自露出地面处分枝。茎中部叶长3～9 cm，有短柄，三至四回羽状复叶，上部叶渐小；叶片长2～4.5 cm；小叶近无柄，互相覆压，薄革质，顶生小叶卵形，三角状宽卵形或心形，长1～2 mm，宽约0.6 mm，侧生小叶较小，卵形、椭圆形或狭卵形。花单生于叶腋；萼片4，淡黄绿色带紫色，椭圆状卵形，长2.1～3 mm；雄蕊10～20，长约6 mm，花药狭长圆形，长1.8～2 mm，有短尖头，花丝丝形；心皮4～6，柱头箭头状，与子房近等长。瘦果宽椭圆形，长约3 mm，有8条粗纵肋，宿存柱头长约0.8 mm。花期6～7月；果期7～8月。

【生　　境】生于海拔3600～5000 m的山地多石砾山坡、河岸石砾砂地或林边。

【分　　布】云南、四川、西藏和青海。印度也有分布。

【采集加工】春、秋季挖取，洗净，切段晒干。

【性味功能】味苦，性寒。清热泻火，燥湿解毒。

【主治用法】主治眼结膜炎，传染性肝炎，痢疾及痈肿疔毒等症。内服：煎汤，12～15 g。藏医药中用于治疗感冒发热，咳嗽，咽喉热毒《滇省志》《藏本草》。

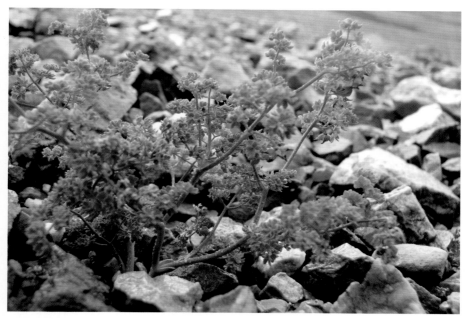

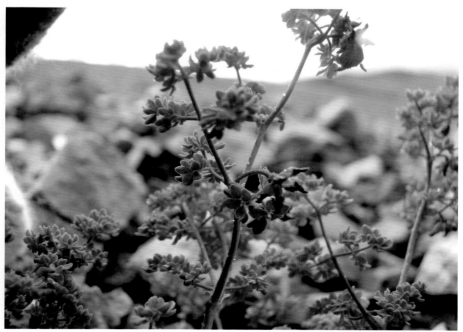

菥 蓂

Thlaspi arvense Linn.

【别　　名】遏蓝菜、败酱草、犁头草

【基　　原】来源于十字花科菥蓂属菥蓂 **Thlaspi arvense** Linn. 的全草和种子入药。

【形态特征】一年生草本，高9～60 cm，无毛；茎直立，不分枝或分枝，具棱。基生叶倒卵状长圆形，长3～5 cm，宽1～1.5 cm，顶端圆钝或急尖，基部抱茎，两侧箭形，边缘具疏齿；叶柄长1～3 cm。总状花序顶生；花白色，直径约2 mm；花梗细，长5～10 mm；萼片直立，卵形，长约2 mm，顶端圆钝；花瓣长圆状倒卵形，长2～4 mm，顶端圆钝或微凹。短角果倒卵形或近圆形，长13～16 mm，宽9～13 mm，扁平，顶端凹入，边缘有翅宽约3 mm。种子每室2～8个，倒卵形，长约1.5 mm，稍扁平，黄褐色，有同心环状条纹。花期3～4月；果期5～6月。

【生　　境】生于平地路旁、沟边或村落附近。

【分　　布】全国各省区。亚洲、欧洲、非洲北部均有分布。

【采集加工】春夏采集全草，晒干；夏秋采果枝，晒干，打下种子。

【性味功能】全草：味甘，性平。和中益气，利气，消肿，清热解毒，利肝明目。种子：味辛，性凉。清热解毒，明目，利尿。

【主治用法】全草治小儿消化不良，水肿，肝炎，肺痈，关节痛，痈肿疔毒等；内服：煎汤，6～9 g。种子治目赤红肿，风湿关节痛，脘腹痛等。内服：煎汤，3～5 g。

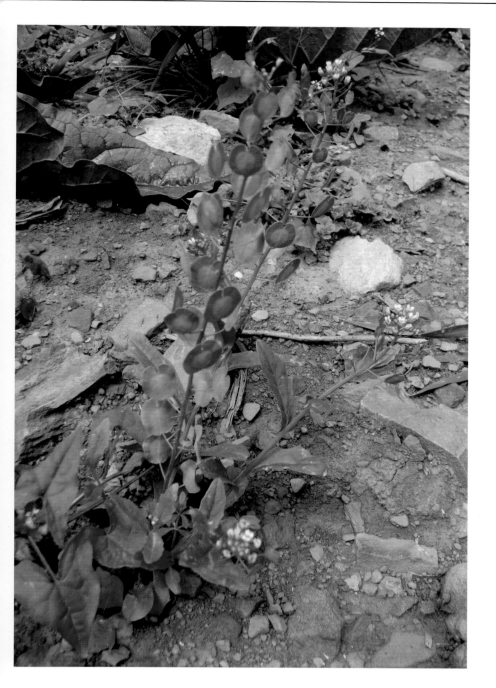

高山豆

Tibetia himalaica（Baker）H. B. Cui

【别　　名】单花米口袋、异叶米口袋

【基　　原】来源于蝶形花科高山豆属高山豆**Tibetia himalaica**（Baker）H. B. Cui的全草入药。

【形态特征】多年生草本，主根直下，上部增粗，分茎明显。叶长2～7 cm，叶柄被稀疏长柔毛；托叶密被贴伏长柔毛；小叶9～13，圆形至椭圆形，长1～9 mm，宽1～8 mm，顶端微缺，被贴伏长柔毛。伞形花序具1～3朵花；总花梗具稀疏长柔毛；苞片长三角形。花萼钟状，长3.5～5 mm，被长柔毛，上2萼齿较大，长1.5～2 mm，基部合生至一1/2处，下3萼齿较狭而短；花冠深蓝紫色；旗瓣卵状扁圆形，长6.5～8 mm，宽4.5～7.5 mm，顶端微缺至深缺，瓣柄长2 mm；翼瓣宽楔形具斜截头，长6～7 mm，宽2～3 mm，线形瓣柄长1.5 mm，龙骨瓣近长方形。长3～4 mm，宽1～2 mm，瓣柄长约1.5 mm；子房被长柔毛，花柱折曲成直角。荚果圆筒形或有时稍扁，被稀疏柔毛或近无毛。种子肾形，光滑。花期5～6月；果期7～8月。

【生　　境】生于海拔3000～5000 m的山坡草地或林缘。

【分　　布】甘肃、青海、四川和西藏。印度、不丹、尼泊尔、巴基斯坦也有分布。

【采集加工】夏季采收全草，去除杂质，洗净泥沙，晒干。

【性味功能】味苦、涩，性寒。解毒消肿，利尿。

【主治用法】主治水肿，痈肿，疔毒，淋巴结结核等症。内服：煎汤，15～20 g。

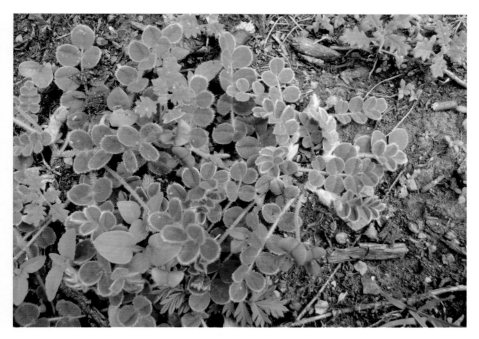

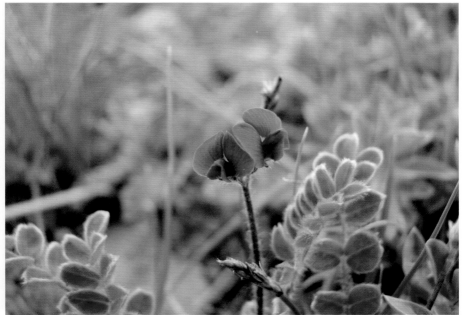

黄花高山豆

Tibetia tongolensis (Ulbr.) Tsui

【别　　名】黄花米口袋

【基　　原】来源于蝶形花科高山豆属黄花高山豆**Tibetia tongolensis** (Ulbr.) Tsui的全草入药。

【形态特征】多年生草本，分茎纤细。小叶5～9，倒卵形、宽椭圆形或宽卵形，先端截形，长约12 mm，宽约9 mm，叶上面常有小黑点，下面被疏柔毛。伞形花具2～3朵花；花萼钟状，长约5 mm，宽约2.5 mm，密被棕色贴伏长硬毛；花冠黄色，旗瓣宽卵形，长约9.5 mm，宽约9.5 mm，先端微缺，基部骤狭成柄，瓣柄长约2 mm，翼瓣宽斜卵形，长约9 mm，宽约5 mm，线形瓣柄长约1.5 mm，龙骨瓣倒卵形，长约4 mm，宽约1.5 mm，线形瓣柄长约1.5 mm；子房棒状，光滑无毛，花柱向前曲折成直角。荚果圆棒状，无毛，腹缝线及背缝浅具明显边缘。种子肾形，平滑。花期4～7月；果期8～9月。

【生　　境】生于海拔3000 m以上的山坡草地。

【分　　布】四川和云南。

【采集加工】夏季采收全草，去除杂质，洗净泥沙，晒干。

【性味功能】味苦、涩，性寒。清热解毒，消肿，利尿。

【主治用法】主治化脓性炎症，痈疖疔疮，高热烦躁，黄疸，肠炎，痢疾，瘰疬。内服：煎汤，15～20 g。

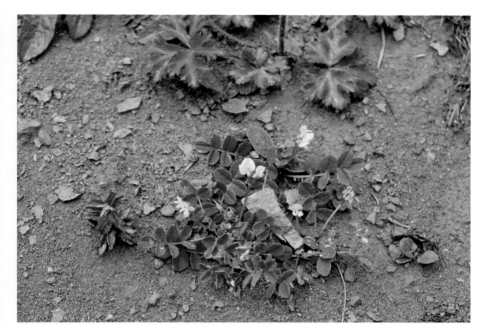

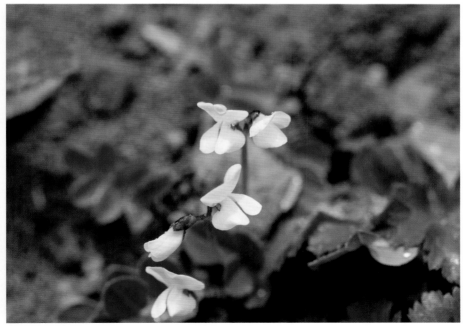

海韭菜

Triglochin maritima Linn.

【别　　名】三尖草

【基　　原】来源于水麦冬科水麦冬属海韭菜**Triglochin maritima** Linn. 的全草入药。

【形态特征】多年生草本，植株稍粗壮。根茎短，着生多数须根，常有棕色叶鞘残留物。叶全部基生，条形，长7～30 cm，宽1～2 mm，基部具鞘，鞘缘膜质，顶端与叶舌相连。花葶直立，较粗壮，圆柱形，光滑，中上部着生多数排列较紧密的花，呈顶生总状花序，无苞片，花梗长约1 mm，开花后长可达2～4 mm。花两性；花被片6枚，绿色，2轮排列，外轮呈宽卵形，内轮较狭；雄蕊6枚，分离，无花丝；雌蕊淡绿色，由6枚合生心皮组成，柱头毛笔状。蒴果6棱状椭圆形或卵形，长3～5 mm，径约2 mm，成熟后呈6瓣开裂。花、果期6～10月。

【生　　境】生于湿砂地或海边盐滩上。

【分　　布】东北、华北、西北、西南各省区。北半球温带及寒带地区均广泛分布。

【采集加工】6～7月采收全草，洗净，切段，晒干。

【性味功能】味甘，性平。清热养阴，生津止渴。

【主治用法】主治胃热烦渴，口干舌燥等。内服：煎汤，10～20 g。

【附　　方】1. 治高热脱水，面赤，舌绛，烦躁，肢冷，自汗，脉微欲绝：海韭菜配玉竹、白薇、白芍、牡蛎，煎汤服。

2. 治脾虚泄泻：海韭菜籽配党参、香青、老鹳草，煎汤服。

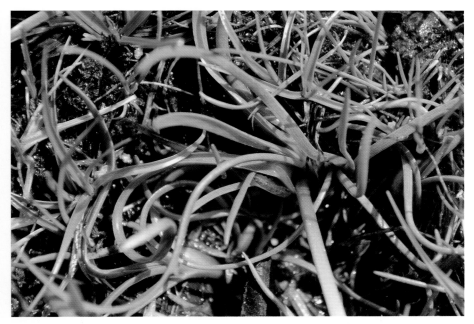

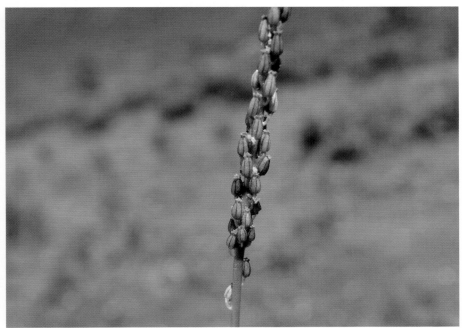

矮金莲花

Trollius farreri Stapf

【别　　名】五金草、一枝花

【基　　原】来源于毛茛科金莲花属矮金莲花 **Trollius farreri** Stapf的花入药。

【形态特征】植株全部无毛。根状茎短。茎高5～17 cm，不分枝。基生叶3～4枚，五角形，长0.8～1.1 cm，宽1.4～2.6 cm，基部心形，三全裂；叶柄长1～4 cm，基部具宽鞘。花单独顶生，直径1.8～3.4 cm；萼片黄色，外面常带暗紫色，宽倒卵形，长1～1.5 cm，宽0.9～1.5 cm，顶端圆形；花瓣匙状线形，比雄蕊稍短，长约5 mm，宽0.5～0.8 mm，圆形；雄蕊长约7 mm；心皮6～9。聚合果直径约8 mm；蓇葖长0.9～1.2 cm，喙长约2 mm；种子椭圆球形，长约1 mm，具4条不明显纵棱，黑褐色，有光泽。花期6～7月；果期8月。

【生　　境】生于海拔2000～4700 m的山坡草地或林缘。

【分　　布】云南、四川、西藏、青海、甘肃及陕西。

【采集加工】夏季花开放时采，晾干。

【性味功能】味苦，性微寒。清热解毒。

【主治用法】主治伤风感冒，急慢性扁桃体炎，急性中耳炎，急性鼓膜炎，急性结膜炎，急性淋巴管炎等。内服：煎汤，20～30 g。藏医药中用于治疗食物中毒，热性病，胆热病，胆囊炎，疮疖痈肿，外伤溃烂等《藏本草》。

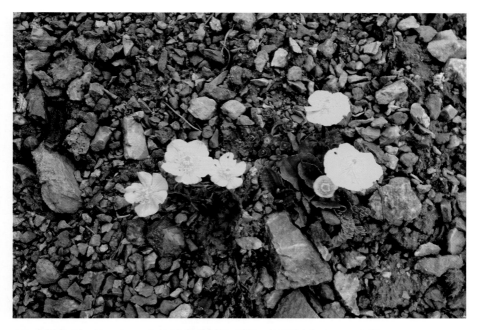

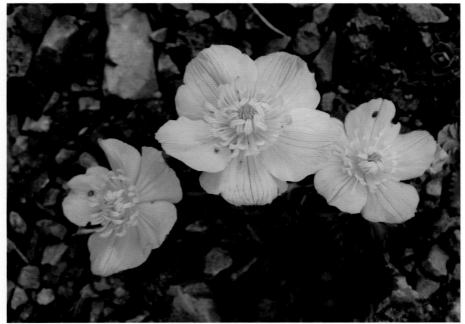

毛茛状金莲花

Trollius ranunculoides Hemsl.

【别　　名】榜色曼巴

【基　　原】来源于毛茛科金莲花属毛茛状金莲花 **Trollius ranunculoides** Hemsl.的花入药。

【形态特征】植株全部无毛。茎1～3条，高6～18 cm，不分枝。基生叶数枚，茎生叶1～3枚，较小；叶片圆五角形或五角形，长1～1.5 cm，宽1.4～2.8 cm，基部深心形，三全裂，裂片互相覆压；叶柄长3～13 cm，基部具鞘。花单独顶生，直径2.2～3.2 cm；萼片黄色，5～8片，倒卵形，长1～1.5 cm，宽1～1.8 cm，顶端圆形；花瓣比雄蕊稍短，匙状线形，长4.5～6 mm，宽约1 mm，上部稍变宽，顶端钝或圆形；雄蕊长5～7 mm，花丝长4～4.5 mm，花药狭椭圆形，长2.5～3 mm；心皮7～9。聚合果直径约1 cm；蓇葖长约1 cm；喙长约1 mm；种子椭圆球形，长约1 mm，有光泽。花期5～7月；果期8月。

【生　　境】生于海拔2900～4100 m的山地草坡、水边草地或林中。

【分　　布】云南、西藏、四川、青海及甘肃。

【采集加工】夏季花开放时采，晾干。

【性味功能】味苦，性微寒。清热解毒。

【主治用法】主治伤风感冒，风湿，淋巴结核等。内服：煎汤，10～15 g。藏医药中用于治疗食物中毒，疮疖痈肿，外伤溃烂，痈疽等《藏本草》。

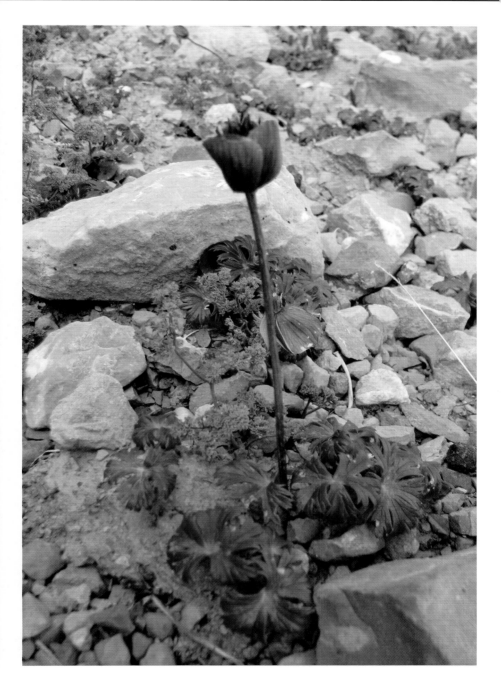

羽裂荨麻

Urtica triangularis Hand.-Mazz. subsp. **pinnatifida**（Hand.-Mazz.）C.J. Chen

【别　　名】花叶活麻、火麻

【基　　原】来源于荨麻科荨麻属羽裂荨麻 **Urtica triangularis** Hand.-Mazz. subsp. **pinnatifida**（Hand.-Mazz.）C.J. Chen的全草入药。

【形态特征】多年生草本，根状茎粗达1 cm。茎高60～150 cm，四棱形，带淡紫色，疏生刺毛和细糙毛。叶狭三角形至三角状披针形，长2.5～11 cm，宽10～15 cm。花雌雄同株，雄花序圆锥状，生下部叶腋；雌花序近穗状，生上部叶腋。雄花径约2.7 mm；花被片4，合生至中下部，裂片长圆状卵形，退化雌蕊杯状，长约0.3 mm；雌花近无梗，外面二枚花被狭卵形，常有刺毛。瘦果卵形，长约2 mm；宿存花被片4，内面的花被片卵形，与果近等大，外面二枚卵形，比内面的短2～3倍。花期6～8月；果期8～9月。

【生　　境】生于海拔2700～4100 m的山坡草甸、灌丛或石砾上。

【分　　布】云南、西藏、甘肃和青海等地。

【采集加工】夏、秋季采，切段晒干。

【性味功能】味苦、辛，性寒，有毒。祛风通络，平肝定惊，消积通便，解毒。

【主治用法】主治风湿痹痛，产后抽风，小儿惊风，小儿麻痹后遗症，高血压，消化不良，大便不通，跌打损伤，虫蛇咬伤，荨麻疹等。内服：煎汤，5～15 g；或炖肉。

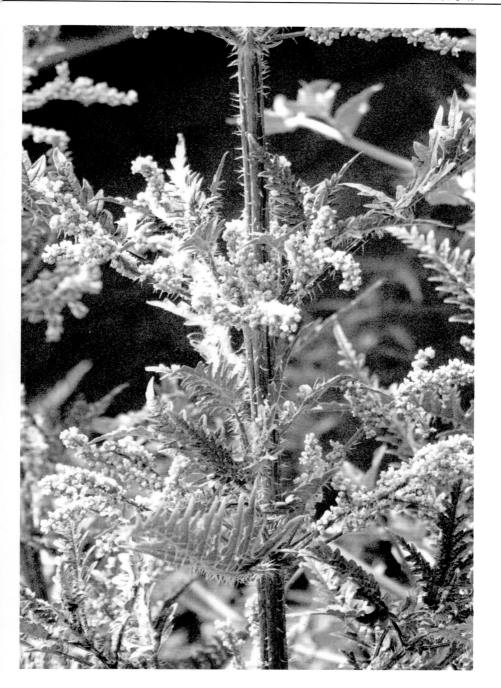

小缬草

Valeriana tangutica Batal.

【别　　名】麝香草、西北缬草

【基　　原】来源于败酱科缬草属小缬草 **Valeriana tangutica** Batal. 的带根全草入药。

【形态特征】细弱小草本，高10～15 cm，全株无毛；根状茎斜升，顶端包有膜质纤维状老叶鞘；根细带状，根状茎及根均具有浓香味。基生叶薄纸质，心状宽卵形或长方状卵形，长1～2～4 cm，宽约1 cm，全缘或大头羽裂，顶裂片圆或椭圆形，长宽约1 cm，全缘，侧裂片1～2对，小椭圆形或狭椭圆形，两端均钝圆，全缘；叶柄长达5 cm；茎上部叶羽状3～7深裂，裂片线状披针形，全缘。半球形的聚伞花序顶生，直径1～2 cm；小苞片披针形，边缘膜质。花白色或有时粉红色，花冠筒状漏斗形，长5～6 mm，花冠5裂，裂片倒卵形；雌雄蕊近等长，均伸出于花冠之外。子房椭圆形，光秃。花期6～7月；果期7～8月。

【生　　境】生于海拔1200～3600 m的山沟或潮湿草地。

【分　　布】内蒙古、宁夏、甘肃和青海。

【采集加工】夏秋季节采收带根全草，去除枯叶，洗净泥沙，晒干。

【性味功能】味甘、微辛苦，性平。止血，止咳，止痛。

【主治用法】主治功能性子宫出血，产后阴道出血，胃出血，肺出血，鼻出血，咳嗽，风湿性关节炎，腰腿痛等。内服：3～5 g，水煎服。

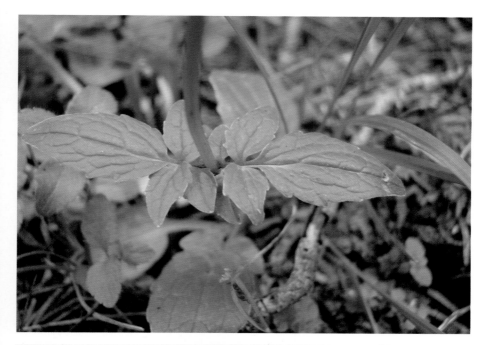

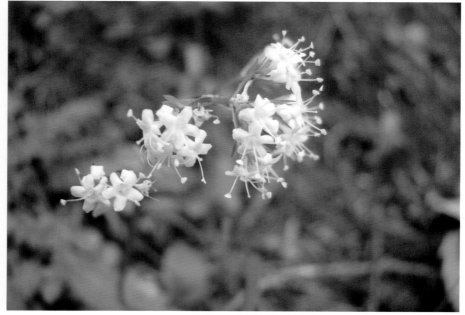

黄秦艽

Veratrilla baillonii Franch.

【别　　名】滇黄芩、大苦参、黄龙胆

【基　　原】来源于龙胆科黄秦艽属黄秦艽**Veratrilla baillonii** Franch.的根入药。

【形态特征】多年生草本，高30～60 cm，全株光滑，基部有枯存的黑褐色残叶，主根粗壮，圆锥形。基部叶莲座状，具长柄，叶片矩圆状匙形，长5～14 cm，宽1.2～2.5 cm；茎生叶多对，卵状椭圆形，长3.5～8 cm，宽1.3～3.5 cm。复聚伞花序，雌株花少，花序狭窄，疏松，雄株花甚多，花序宽大，密集；花4数；雌花萼片长4～5 mm，卵状披针形，雄花萼片长2～2.5 mm，线状披针形；花冠黄绿色，长6～7 mm，冠筒长1.5～2 mm，雌花的先端常凹形，基部具2个紫色腺斑，雌花的雄蕊退化，长仅0.5 mm，雄花的雄蕊发育，花丝线形，长1.5～2 mm。蒴果无柄，卵圆形，长6～7 mm；种子深褐色，近圆形，直径1.7～2 mm，表面具细网纹。花、果期5～8月。

【生　　境】生于海拔3200～4600 m的山坡草地、灌丛中、高山灌丛草甸。

【分　　布】西藏、云南和四川。印度也有分布。

【采集加工】夏季采挖，除去茎叶，洗净，晒干。

【性味功能】味苦，性寒，有毒。清热解毒，活络止痛，消炎，杀虫。

【主治用法】主治肺热咳嗽，扁桃体炎，胃炎，痢疾，慢性胆囊炎，肾炎，乳腺炎，蛔虫病，烧伤，跌打损伤，痈疮肿毒等。内服：煎汤，6～12 g。

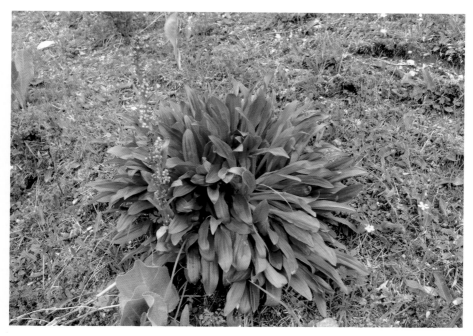

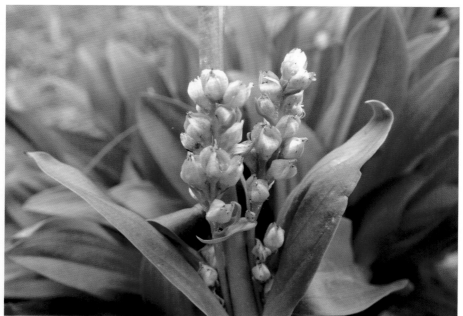

长果婆婆纳

Veronica ciliata Fisch.

【基　　原】来源于玄参科婆婆纳属长果婆婆纳**Veronica ciliata** Fisch. 的全草入药。

【形态特征】高10～30 cm。茎丛生，不分枝或基部分枝。叶片卵形至卵状披针形，长1.5～3.5 cm，宽0.5～2 cm，两端急尖，两面被柔毛。总状花序侧生于茎顶；苞片宽条形，长于花梗，花梗长1～3 mm；花萼裂片条状披针形，花期长3～4 mm，果期稍伸长，宽达1.5 mm；花冠蓝色或蓝紫色，长3～6 mm，筒部短，占全长1/5～1/3，内面无毛，裂片倒卵圆形至长矩圆形；花丝大部分游离。蒴果卵状锥形，狭长，顶端钝而微凹，长5～8 mm，宽2～3.5 mm，几乎遍布长硬毛，花柱长1～3 mm。种子矩圆状卵形，长0.6～0.8 mm。花期6～8月；果期8～9月。

【生　　境】生于海拔2000～4500 m的高山草地。

【分　　布】西北各省区及四川和西藏。蒙古、俄罗斯西伯利亚和中亚地区也有分布。

【采集加工】夏、秋季采收，洗净泥土，晒干，切段备用。

【性味功能】味苦、涩，性寒。清热解毒，祛风利湿。

【主治用法】主治肝炎，胆囊炎，风湿关节痛，乳腺炎，跌打损伤等。内服：煎汤，10～15 g。藏医药中用于治疗血热病，赤巴病，陈旧热症，高血压，胆囊炎，瘫痪，疮疖，创伤等《部藏标》。

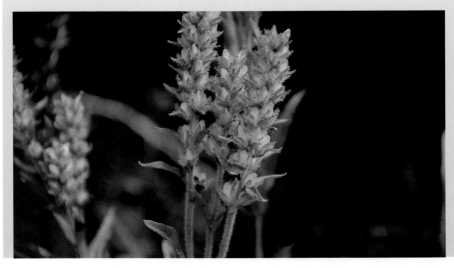

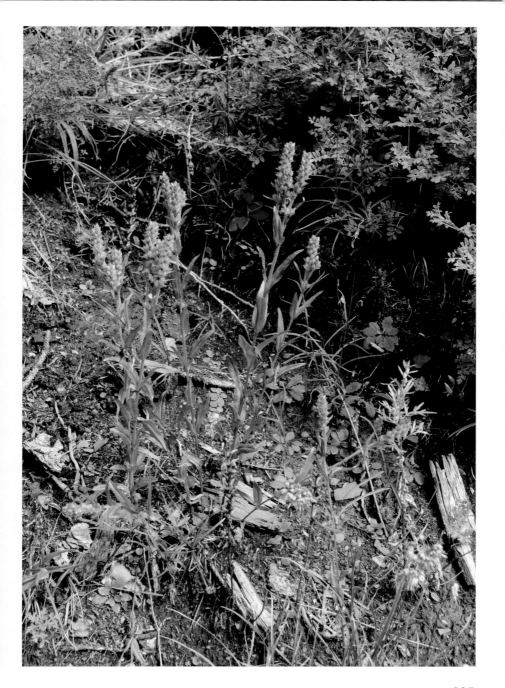

毛果婆婆纳

Veronica eriogyne H. Winkl

【别　　名】唐古拉婆婆纳

【基　　原】来源于玄参科婆婆纳属毛果婆婆纳**Veronica eriogyne** H. Winkl的全草入药。

【形态特征】植株高20～50 cm。茎直立，不分枝。叶片披针形至条状披针形，长2～5 cm，宽4～15 mm，边缘有整齐的浅锯齿。总状花序侧生于茎顶端，长2～7 cm，花密集，果期伸长达20 cm；苞片宽条形，远长于花梗；花萼裂片宽条形或条状披针形，长3～4 mm；花冠紫色或蓝色，长约4 mm，筒部长占花全长的1/2～2/3，筒内微被毛，裂片倒卵圆形至长矩圆形；花丝大部分贴生于花冠上。蒴果长卵形，上部渐狭，顶端钝，被毛，长5～7 mm，宽2～3.5 mm，花柱长2～3.5 mm。种子卵状矩圆形，长0.6 mm。花期6～7月；果期8～9月。

【生　　境】生于海拔2500～4500 m的高山草地。

【分　　布】西藏、四川、青海和甘肃。

【采集加工】夏季采集全草，去除杂质晒干。

【性味功能】味苦、微甘，性寒。清热解毒，生肌止血。

【主治用法】主治热性病，疮疖，外伤出血，疮疡等。内服：煎汤，3～9 g。

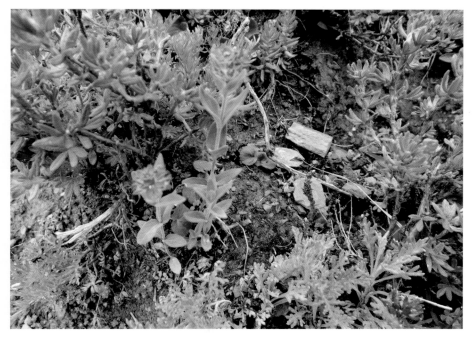

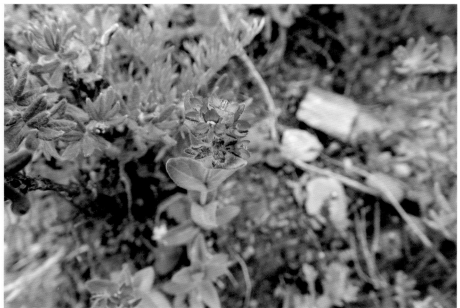

参考文献

[1]《全国中草药汇编》编写组. 全国中草药汇编：上册. 北京：人民卫生出版社，1975.

[2]《全国中草药汇编》编写组. 全国中草药汇编：下册. 北京：人民卫生出版社，1976.

[3]《广东中药志》编辑委员会. 广东中药志：第一卷. 广州：广东科技出版社，1994.

[4]《广东中药志》编辑委员会. 广东中药志：第二卷. 广州：广东科技出版社，1996.

[5] 叶华谷等. 华南药用植物. 武汉：华中科技大学出版社，2013.

[6] 湖南中医药研究所. 湖南药物志：第一辑. 长沙：湖南人民出版社，1962.

[7] 湖南中医药研究所. 湖南药物志：第二辑. 长沙：湖南人民出版社，1972.

[8] 湖南中医药研究所. 湖南药物志：第三辑. 长沙：湖南人民出版社，1979.

[9] 陈立卿. 广西药用植物名录. 南宁：中国科学院华南植物研究所广西分所，1956.

拉丁名索引

399

中文名索引

403

404